The 150 Healthiest Foods on Earth, Revised Edition

The Surprising, Unbiased Truth about What You Should Eat and Why

暢銷
增修版

地球上最健康的
150種 食材

「該吃什麼？為什麼吃？」的驚人真相

全美知名減重與營養專家
強尼·包登（Jonny Bowden）——著
曾育慧——譯

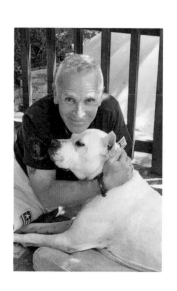

本書獻給我的家人
（如果你在想這是否包括你，有可能！）

"包登在這本發人深省的新書中，挑戰了許多未經檢驗的健康飲食觀念。讀者最好預做心理準備，有些鐵律可能要被顛覆了。"

——紐約時報暢銷書《土療》作者 喬許‧艾克斯醫師（Jose Axe）

"……這不僅是另一篇舊作改寫，包登博士勇於推翻被視為健康聖品的東西，同時還給被大家汙名的食物一個公道。本書值得高度推薦。"

——紐約時報暢銷書《新健康法則，人變老又變胖的十大理由》
作者 法蘭克‧利普曼醫師（Frank Lipman）

"強尼‧包登是我心中的營養學專家不二人選。若你想擁有充滿活力又健全的大腦與身體，快去讀《地球上最健康的150種食材》。"

——紐約時報暢銷書《改變腦袋，改變你的人生》與《大腦戰士之道》
作者 戴尼爾‧艾曼醫師（Daniel G. Aman）

"本書詳載讓你決定自己健康的知識，而且是從你的碗開始做起。"

——紐約時報暢銷書《防彈腦力》與《防彈飲食》
作者 戴夫‧亞斯普雷（Dave Asprey）

"對所有關心自己健康的人來說，這是一本絕佳的必讀參考書。強尼‧包登以妙趣橫生的筆觸提供實用知識，讓吃變成超級健康的享受。"

——美國公共電視網「30天強心計畫」特別節目主持人，暢銷書《強健大腦指南》
作者 史蒂芬‧麥斯利醫師（Steven Masley）

"告訴你哪些食材最能促進健康的必讀好書。我是本書的忠實愛用者，經常翻閱。新版的推出，不僅讓我們得知最新的研究發現和趨勢，食材陣容也豐富許多，令人躍躍欲試。"

——紐約時報暢銷書《讓腎上腺分泌重新來過》
作者 艾倫‧克里斯帝森醫師（Alan Christianson）

"沒有任何東西能夠替代真正的、營養豐富、正確烹調和無毒的食物。正因為如此，每個人都應該讀讀包登這本好書！"

——巴斯帝爾大學創辦人，《自然醫學教科書》、《自然醫學百科》與暢銷書《毒素解方》
作者 喬瑟夫‧皮佐諾醫師（Joseph Pizzorno）

3

"……棒極了！不但資料詳實，內容的編排更是視覺饗宴。總而言之，閱讀本書就像品嘗一次美妙的經驗。"
——暢銷書《不老女神》與《更年期智慧》作者克莉絲迪安·諾斯樂醫師（Christiane Northrup）

"坊間很多書教我們什麼不該吃，現在總算有包登來告訴我們什麼才該吃，而且用他風趣而美味的筆觸，讓這本書既有知識性又富娛樂性！"
——暢銷書《健美與營養師飲食》與《傑傑維珍的糖影響飲食》作者
傑傑·維珍（J.J. Virgin）

"包登再次證明他是美國最傑出的營養學作家之一。我強力向所有想達到最佳健康的人推薦此書。"
——紐約時報暢銷書《區域減肥法》與《地中海食譜》作者巴瑞·席爾博士（Barry Sears）

"採納包登的建議，會讓你遠離病痛、精力充沛，達到健康高峰。聽他的話準沒錯！"
——美國心臟病學會會員、暢銷書作者《膽固醇大迷思》
作者 史蒂芬·辛納屈醫師（Stephen T. Sinatra）

"一本不可錯過的好書，提供大量營養資訊與常識，也是研究營養學的人必備。"
——暢銷書《蛋白質能量》
作者 麥克·伊德斯醫師與瑪麗·丹·伊德斯醫師（Michael and Mary Dan Eades）

"提供可信又實用的資訊，幫助你做正確的選擇，吃得健康又愉快。"
——《抗脂肪飲食法》與《恢復健康四大支柱》作者 李奧·葛藍醫師（Leo Galland）

"包登在這本絕妙好書裡，點出理想營養學的精髓。書中完整的資訊，以及幽默、透澈和簡潔的風格，使它成為近幾十年來最佳健康食物手冊之一。每個人的桌上都應該擺一本，才能真正體會『吃什麼，像什麼』。"
——范德堡大學醫學副教授，《關於高血壓 醫師可能不會說的事》
作者 馬克·休士頓醫師（Mark Houston）

"這是我讀過討論此議題最中肯的著作，我迫不及待要推薦給我所有的病人。"
——紐約時報暢銷書《漢普頓飲食》與《艾氏飲食》
作者 弗瑞德·培斯卡托醫師（Fred Pescatore）

目錄

Chapter
1
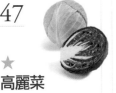
蔬菜

40

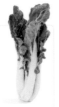

小白菜

如假包換的芸苔屬植物，含有可降低罹癌風險的吲哚素。

40

★

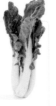

綠花椰菜

蔬菜之王，十大健康食材專家榜單上的人氣明星。

42

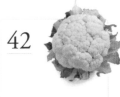

白花椰菜

「抗癌」家族成員，白色飲食中少數例外的優選食材。

44

羽衣甘藍

營養的發電站，氧自由基吸收力積分王，抗氧化力最好。

45

球花甘藍

綠花椰菜遠房親戚，味道特殊，有相同的健康功效。

46

球莖甘藍

多汁清脆，和蘋果一樣甜，葉子和莖都可食用。

46

★

球芽甘藍

富含甘藍菜類抗癌營養素，偶爾食用可遠離大腸癌。

47

★

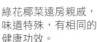

高麗菜

有數不清的抗氧化神效，還是補充維生素與礦物質的來源。

49

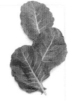

芥藍

甘藍家族成員之一，含珍貴的抗氧化植化物，可以抗癌。

50

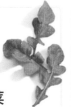

芝麻菜

一碗只有5大卡，營養價值極高，含鈣量跟菠菜差不多。

51

★

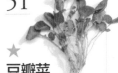

豆瓣菜

鈣質是牛奶的四倍，口味刺激辛辣，能中和致癌物質。

52

四季豆

穩當的投資組合成員，所含葉酸佔建議每日攝取量一成。

53

豆薯

低卡、低油、高纖，怎麼料理都吃得到它提供的營養素。

53

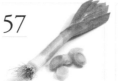

秋葵

高纖食品，所含天然穀胱甘肽是協助肝臟排毒的好幫手。

54

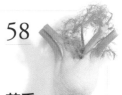

芹菜（西洋芹）

可克制食慾，幫助消化，是最有效的治療高血壓食材。

55

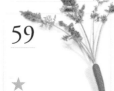

★

洋蔥

抗癌功效無庸置疑，也是抗發炎、抗菌、抗病毒的聖品。

57

蒜苗

與洋蔥、蒜頭和青蔥是一家人，含有多種健康成分。

58

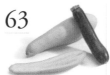

苦白苣

營養素非常豐富，吃起來特別爽口，稍微帶點苦味。

58

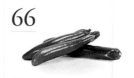

茴香

帶有與生俱來的藥效，可幫助排氣和治療腹部絞痛。

59

★

胡蘿蔔

富含類胡蘿蔔素，是抗癌又顧眼睛的星級優質蔬菜。

61

南瓜

Pumpkin是冬南瓜，熱量超低，是重量級的含鉀食物。

63

美洲南瓜（冬、夏）

外形摩登，低熱量，高纖維，是減重計畫首選食材。

66

茄子

深紫色外皮含花青素，是功效強大的抗氧化物。

67

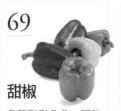

番茄

是水果、漿果，也是蔬菜，所含茄紅素可抗攝護腺癌。

69

甜椒

各種形形色色，可強健骨骼，降低吸菸者罹患肺癌風險。

70

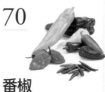

番椒

能促進血液循環，提高體溫，是鎮痛膏常見成分之一。

72

馬齒莧

內含的omega-3脂肪酸高於其他綠葉蔬菜，也可入藥。

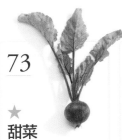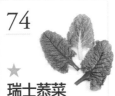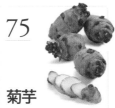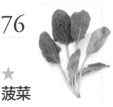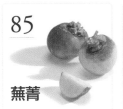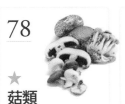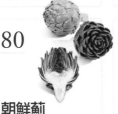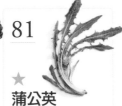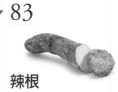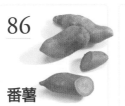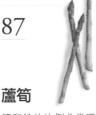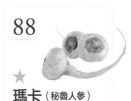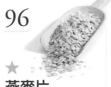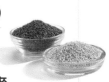

100

苔麩

擁有古老靈魂，天然零麩質，是世上顆粒最迷你的穀類。

101

{ 叫我第二名 }

糙米

Chapter 3

豆類

106

青豆

種類多，易栽種、價格便宜、吃得飽，又能補充蛋白質。

110

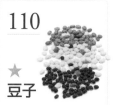

★

豆子

地球上最好的纖維來源之一，可以調節血糖、抗氧化。

112

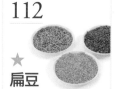

★

扁豆

品種很多，含大量可溶性纖維，跟豆子差別在於不含硫。

113

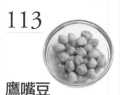

鷹嘴豆

最早被人類耕種的作物之一，很適合用來補充纖維攝取。

115

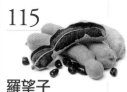

羅望子

顏色偏橘，外形像毛豆，是具抗菌等多種效用的果實。

Chapter 4

水果類

120

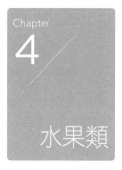

桃

抗氧化，低升糖負荷，未來可能升等為「明星級」水果。

121

杏桃

小巧美味、熱量低，和杏仁果是絕佳的健康配對。

122

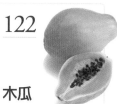

木瓜

強化免疫力的水果，可助消化、舒緩疼痛和發炎。

123

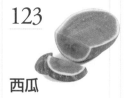

西瓜

含水量很高，是減重良伴，非常典型的高分量食物。

125

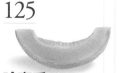

哈密瓜

富含鉀和維生素A，是增進免疫力最好的食物之一。

127

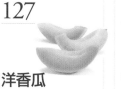

洋香瓜

高分量又低熱量，易飽足，既營養又可以幫助減重。

128

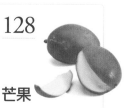

芒果

甜蜜多汁的水果之王，有濃濃果香，含酵素及多種營養素。

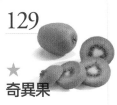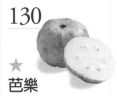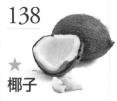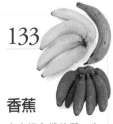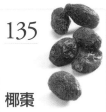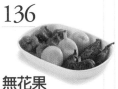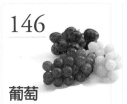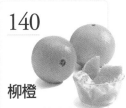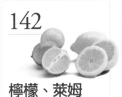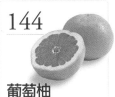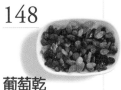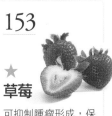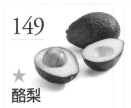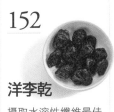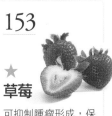

154

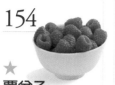

★
覆盆子

天然的關節炎良藥，
內含鞣花酸還能打擊
癌細胞。

156

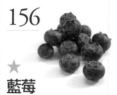

★
藍莓

含有抗氧化和抗發炎
的花青素，是公認的
頭腦食物。

158

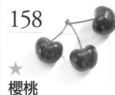

★
櫻桃

熱量低，含多項隱藏
版抗發炎、抗老化、
抗癌成分。

159

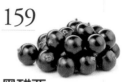

黑醋栗

葉子、果實與種子皆
可入藥，有強大的抗
發炎功效。

160

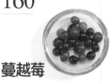

蔓越莓

有效果最強大的抗氧
化物，可幫助預防泌
尿道感染。

161

黃金莓（燈籠果）

和番茄是近親，甜中
帶酸，是強效的天然
抗發炎物。

162

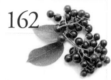

接骨木莓

大腦超級食物第一
名，不但營養，更是
強大無比的良藥。

163

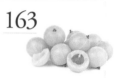

鵝莓與印度醋栗

個頭小，味道多變，
富含抗氧化的多酚和
多種維生素。

164

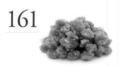

桑椹

花青素含量很高，對
健康的許多好處也都
得到證實。

165

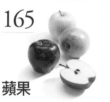

蘋果

好處多多，有強大的
抗氧化力，酚含量也
是排名第二。

168

波羅蜜

成熟果肉可預防膽汁
分泌過量、強化體能
並增加元氣。

169

山竹

有「水果皇后」的美
稱，果肉中B群和礦
物質含量也不少。

169

{ 叫我第二名 }

苦瓜、西洋梨、
柿子、木梨、
楊桃

Chapter
5
堅果
與種子類

177

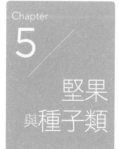

★
杏仁果、杏仁醬

含大量單元不飽和脂
肪，對心臟的好處遠
超過降膽固醇。

178

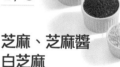

芝麻、芝麻醬
白芝麻

植物固醇最多，可降
膽固醇，木酚素還能
促進脂肪燃燒。

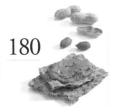
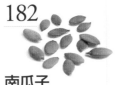
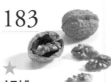
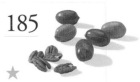
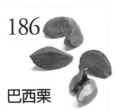
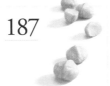
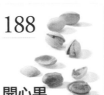
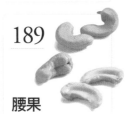
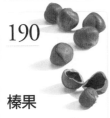
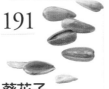
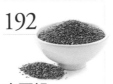
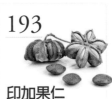
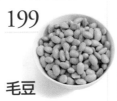
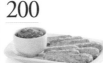
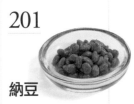

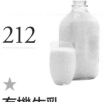
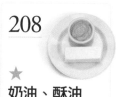
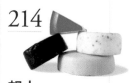
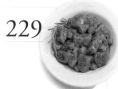
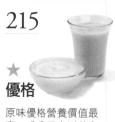

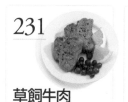
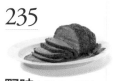
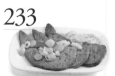
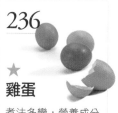

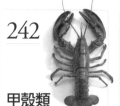
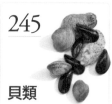
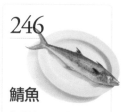

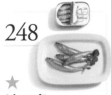
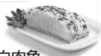

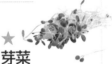

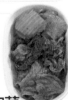

282

橄欖

提供了多項支持生命的營養素,是小而美的醃漬水果。

283

膠原蛋白粉

有益皮膚和骨骼健康,可改善膝蓋或髖骨疼痛不適。

285

{叫我第二名}

啤酒酵母

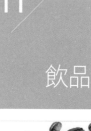

Chapter 11 / 飲品

288

巴西莓汁

抗老超級食品,糖分少,味道是紅酒和巧克力的綜合體。

289

★

水

會把代謝物帶走,把油脂和毒素經由肝臟和腎臟「沖走」。

292

★

石榴汁

含有強效抗氧化物,可減低自由基造成的傷害。

294

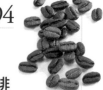

咖啡

會提高血液中抗氧化成分,適量飲用,好處多於壞處。

298

紅酒

是抗癌與抗老營養素白藜蘆醇的主要膳食來源。

301

蔓越莓果汁

可提供豐富的植物營養素,補充體內排毒所需的能量。

303

★

諾麗果汁

諾麗果不但是食物的補充來源,也具備悠久的藥用歷史。

305

蘆薈汁

能減輕消化系統發炎症狀,常用來治療胃灼熱和便祕。

307

★

新鮮蔬果汁

吃不到大部分的纖維,一次喝足數百種健康營養素。

314

★

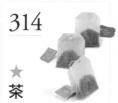
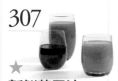

茶

綠茶、紅茶都抗癌,喝紅茶還能改善血管功能異常。

Chapter 12 / 香草與香辛料

322

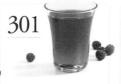

丁香

有抗菌功效的香料,可促進氣血循環、增加代謝率。

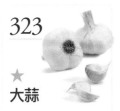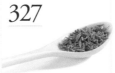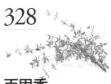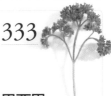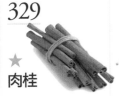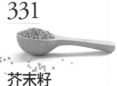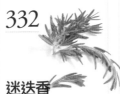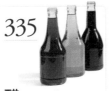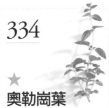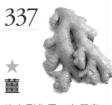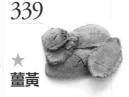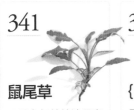
15

目錄

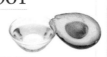
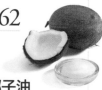

※星號標記★為具高營養價值的食材

※{叫我第二名} 所列食材營養素沒有明星食材多，或者不夠普遍，歸納在類別最後介紹

科學家與實踐者的健康飲食結晶

台北醫學大學保健營養學系教授 楊淑惠

生命能夠生生不息、永遠持續，是藉由食物獲得維持生命現象與成長的營養素，不正確的食物或營養素攝取促進了慢性疾病及老化現象發生。營養不是光靠一些元素錠劑即可符合身體需求，營養在乎食物的「本質」，除了營養素的含有量和各營養素之間的含量比例之外，更重要的必須注意到食物食用、烹調的方法，以及食物和食用者的身心靈契合，方能達到最完美的平衡境界。如此說來似乎懸不可及。雖然不懂得營養理論依然也成長甚至活到百歲人瑞，但是如果能更正確的了解如何選擇食物，應用於生活當中，破除不正確的飲食迷思，可以幫助我們更健康。

誠如包登博士所言，「沒有一種食物可以營養全包」，所以如果要做到均衡營養的健康飲食，就得先全方面了解食物中的營養成分，比較食物內各種必要維生素、礦物質和微量元素的成分與含量，看看哪些食物營養素比較豐富？如果食物的內在條件是熱量高但是營養素成分少，就會被歸屬在垃圾食物中。「沒有十全十美的飲食法」，其實每一種食物都有它的存在價值，如果吃東西都是本著「它是不是好東西」的心態，姑且不論食物營養與否，進食的心理就已經不健康，如此就算是好食物也會傷害健康，所以我非常喜歡包登博士以正向的態度來看待食物──「地球上最健康的150種食材」。

包登博士以科學的證據來說明食物的真相，教我們懂得珍惜好的食材與正確的吃法，「怎麼吃跟吃什麼一樣重要」，就是用更健康的方法選擇與進食食物。包登博士還提醒我們要注意的是：「吃下肚子的東西究竟含有多少加工成分。真正的食物，也就是加工最少的東西，會帶給你各種營養素……」接觸自然原味永遠是最正確的進食方法。「要小心地吃、有意識地吃」，「仔細品嘗人生當中的每一刻和每一口」，「保持注意力絕對會讓結果有所不同」，看似用感恩和

感動的心情去進食食物，不也就是強調正確的進食速度——「細嚼慢嚥」。

營養是一門科學，既然是科學，講究的是證據與統計資料。書中包登博士皆很仔細的提出對於各種食材的科學證據，提出「有機」或「生機」食物的個人科學性意見；也還原了飽和脂肪酸、膽固醇等營養素的真相；更以亞麻籽油和魚油為例，說明了在魚與熊掌不可兼得時如何比較。「咖啡」是許多人認為的壞東西，其實在文獻中確實有不少的科學證據提出咖啡對人體有益的影響，但是任何食物都不可以「過與不及」，食物一旦氾濫就會傷害身體。包登博士不是用靈性的懸疑說法或者是街坊鄰居的經驗值，以風趣手法在科學證據下提出健康食物150種，維持了科學家小心求證的客觀態度。

對於包登博士亦在每類食材後面提出「聽專家怎麼說」單元，更可以讓讀者聽聽其他專家的說法，加強專業性與可信度。個人認同他本著作的見解，也在此推薦它為一本值得閱讀的營養書籍！

但，最後仍想善盡個人的責任提醒讀者一件事情：因為書中推薦的有許多是西方較常用的食材，近年來雖然貿易盛行，國內也許買得到較西方獨有的食材，但是在經濟的前提下，較不能被接受時，可以考慮用國內盛產的相似成分食材取代，較符合在地性、季節性與時效性的精神，更可以得到食材中最大的營養含量。

做自己的營養師

癌症關懷基金會董事長　陳月卿

很高興又有一本有關食物的專書出版了。

食物最近已經成為顯學，因為越來越多的研究證實，食物與人體健康關係密切。其實這也不算新發現。早在兩千多年前，西方醫聖希波克拉底就說：「你的食物就是你的良藥。」有藥王之稱的唐代名醫孫思邈也說：「夫為醫道者，當洞曉病源，以食治之。食治不癒，然後命藥。」可見東西方的智者早就知道，吃對飲食是預防疾病、強化身體自癒力的第一步，也是很重要的一步。

要吃對飲食，當然先要了解食物。拜科學之賜，我們對食物的營養成分越來越清楚，不過爭議仍然很大，譬如該不該喝牛奶？吃蛋會增加膽固醇嗎？大豆好不好？即使專家之間也莫衷一是；尤其昨是今非的情況經常發生，搞得大家頭痛不已，不知道還該不該信賴專家。

這本書的作者強尼・包登，本身就是一位傑出的營養學家，所以他在書中提供許多最新的研究發現和建議，資料的可信度和實用性都非常高。最特別的是，他並不同行相忌，邀請了一、二十位專家列出他們心目中前十名自己實際會吃的食物，而這些專家不僅跨領域，同時也是實踐者，使讀者彷彿走進這些專家的餐廳，一窺餐桌上的奧祕，也讓我們有同時讀到好多本書的錯覺。

本書的另一個優點是，它包羅的範圍非常廣泛，從蔬菜、水果、穀類、豆類到魚、肉、禽、蛋、奶，以及香草、油類和特殊食品，幾乎我們日常生活會碰到的食物都包括在裡面，所以有了這本書，你隨時可以查考食物的營養，久而久之，你也可以成為自己的營養師，這是健康管理很重要的一步。

我特別喜歡作者的幾個觀點，第一是「吃真正的食物」，這也是我在《全食物密碼》一書中所列健康飲食七大原則的第一條。第二是「多吃蔬菜水果」，他認為這是唯一可以被

稱為普世真相的飲食法則，跟我的見解完全相同。但是如何攝取生鮮蔬果中好處多多的活性酵素？如何解決「沒時間煮菜」和「討厭吃青菜」的問題？作者認為榨汁來喝是答案，他認為榨汁雖然會損失纖維，但可以一次吃到成千上百種營養素、植物化學物質、酚類、抗氧化物和酵素。不過纖維好處很多，而且榨汁後的渣事實上還夾裹著許多營養，幾乎三分之一到三分之二的維生素、礦物質、微量元素還殘留在上面，所以最好的辦法是喝「全蔬果汁」，不僅可以保留纖維，而且可以吃到完整食物的全部營養，尤其一台好的調理機能擊破細胞壁，讓你吸收到更多營養，這也是許多美國癌症中心採用的方法。過去十多年來我就是用蔬菜、水果加上堅果調理成的「精力湯」來照顧全家人的健康，擺脫了癌症和藥罐子的陰影，重拾健康快樂的生活。

這本書還有許多新觀點，譬如：養殖鮭魚和野生鮭魚是完全不同的食物，因為養殖鮭魚並不含野生鮭魚體內所有的omega-3脂肪酸；吃草的牛肉比吃有機穀類的牛肉營養價值高好幾倍，因為大量的玉米會使牛產生酸中毒。還有蛋和豆該不該吃？怎麼吃？作者都有獨到的見解。此外，作者還細心的列出了哪些蔬果含農藥較多、哪些農藥較少的調查報告，可惜的是，這都是美國的資料。我們都知道土壤氣候不同，種出來的蔬果營養也不同，譬如作者提到加州酪梨就比佛羅里達的酪梨營養成分更高，所以我們盼望未來國內也能有類似的著作或報告，讓我們更了解本土的食物真相。

健康可以信手拈來

預防醫學博士、家庭醫學科醫師　陳皇光

　　追求健康的生活是現代人最重視的課題，所以各式各樣的養生書籍及方法都變得相當熱門。當一個個體在未生病的狀態所做的任何預防疾病或健康促進的方法在預防醫學上稱為「初段預防」。不論是使用疫苗、正確的運動、注重休閒、追求心靈的平靜、改善職場工作環境、調整飲食習慣或補充營養品都可以算是初段預防的方法。

　　其中以調整飲食來促進健康是一般民眾接受度最高的方法，所以用食物來促進健康的任何方法都非常具有吸引力。進食的目的在吃飽及補充熱量的基本需求外，食物還能扮演不同的角色：食物可以帶來心靈的滿足，食物可補充如維生素、纖維素或礦物質等各種基本營養素，或者食物可能具有預防疾病及治療疾病的療效！

　　但我們關心的是，坊間各式各樣的飲食養生或飲食療法真的有效嗎？證據在哪裡？到底可信嗎？疾病用藥物或手術治療可以很快驗收成效；但食物或營養補充品到底可不可以收到疾病預防的成果，往往要歷經數十年才會見真章，研究事實上也非常地難做。所以很多無效甚至昂貴的方法往往矇混其中，並沒有證據可以有效預防疾病，但已經浪費掉民眾太多的時間及金錢，甚至有些方法還號稱可以治病，讓民眾延誤治療而喪失寶貴的性命。

　　以食物來促進健康的方法，我們必須知道至少要符合一些重要的條件：應該要有科學證據證實其有效性、應該不具危害性或危害很小、價格不應該是昂貴的、取得應該是方便的，料理方法應該簡單而容易實行的。畢竟很多讀者一定和我一樣，為了養家活口，每天忙於工作及照顧家人生活，我們為自己設身處地去想一想：我真的有錢去買昂貴的營養品養生嗎？我有空每天準備一大堆養生的食材，打成果汁或花時間燉煮給自己及家人嗎？還有我們有很多時間去追求這些食材嗎？其實最好、最簡單

的手法就是學習辨認健康食材！我們只要熟悉健康的食材，就可以在菜市場、超市、便利商店及餐廳為自己及家人準備及購買到健康的食物。而且購買符合時令的當季食材是最方便、最便宜及最可行的方法。

我們很高興看到營養學專家強尼・包登博士撰寫出版這一本非常實用的《地球上最健康的150種食材》。包登博士將自己的專業知識結合多位營養學專家的研究結果，共同為一般民眾選出這150種健康的食材，不但詳列了各種食材的營養成分，更重要的是還告訴我們這些好食物含有哪些特殊成分可以預防消化道、心血管及癌症等疾病。甚至還告訴我們一些非常重要的資訊，就是這些食材的來源到底安不安全？因為看似健康的食材往往因種植方式（農藥）及加工的方法（不正當的加熱、保存及添加物）混入了很多不健康的因子，反而為健康帶來危害。

我建議讀者可以熟讀這本好書，從此無須刻意購買罕見的食材，就能讓自己、家人及孩童經常可以食用及學習選擇這些健康食材，再也不必花費太多時間、精力及金錢去追求不實用及無科學證據的養生方法。

意在「食」外的智慧

自然醫學博士、自然醫學科醫師　**王宥驊**

身為一個自然醫學醫師，最常被病人問到的問題就是：

「醫師，請問我該怎麼吃、吃什麼才是對的？怎樣才是最健康的？」

其實，這也是我一直在思考並追尋的答案。困擾我的理由很簡單，因為這個答案有太多可能性；俗話說「一樣米養百樣人」，每個人因先天體質上的差異，以及生活環境、飲食喜好的不同，身體自然會對食物產生不同的需求。

因此，自然醫學問診時會請病人作飲食日記，把一週內每天早中晚三餐的飲食內容、分量記錄下來，過程中若有任何身心上的異常反應或不適，也要仔細記錄；包括排便狀況、睡眠時間，以及運動量等等，再藉此日記上的訊息提出改善建議。

然而最令我頭痛的是，世界上的食材種類萬千，在有限的諮詢時間裡我沒辦法一一列舉，更何況還得注意病人身體酸鹼性、體質寒熱屬性，以及過敏原等潛在變數。此外，在食材選擇和採購上也是一道難題，有時身為醫師可能給予了正確的飲食建議，病人卻因對食材認識不足，而做了錯誤的採購。舉一個書中強尼·包登博士所提的例子來說：

養殖的鮭魚因為是餵食飼料，體內並沒有多少omega-3脂肪酸。野生鮭魚則因食物攝取源的不同，體內含有豐富omega-3脂肪酸。但是當我建議病人要吃鮭魚時，病人往往不知道養殖鮭魚與野生鮭魚的差異，因此再怎麼吃都吃不到應補充的omega-3脂肪酸。諸如此類雞同鴨講的案例還有很多很多，換句話說，醫師所傳達的訊息，有時和病人所接收到的是兩回事；因此，如何選擇正確的食材，真正做到吃得對又吃得健康，真的是一門很大的學問。

「飲食」永遠是當代主流話題之一，因為這是在日常生活中最貼近我們並影響健康最深的因素。活在資訊爆炸的二十一世紀，每個人都能從生活周遭輕易取得關於飲食的知識與軼

聞，但是到底哪些是可信的？現代人的飲食習慣又有什麼不足？我只能說，現代人的飲食除了熱量不缺，什麼都缺！因此當我拜讀強尼‧包登博士寫的《地球上最健康的150種食材》一書時，不禁覺得真是遇到知音了！

打開這本書，喚醒了我在加拿大自然醫學院（CCNM）的求學回憶，除了有我熟記到連作夢都會背誦的植物名稱及功效資料之外，包登博士亦將乳製品做出了一個新的詮釋；同時也有肉類、香料等經過詳細蒐證與訪問，所撰寫的臨床營養學精華。這本書完全地將我在短暫諮詢時間，無法詳盡傳達的理念清楚闡述；包登博士更以實用的分類方式，讓讀者認識特定種類的食材中，有哪些是特別對人體有助益。除了這些不可多得的珍貴資訊，更令人驚喜的是包登博士還提供了貼心又實用的食譜，透過簡單的步驟就能把健康的食材烹調得更加美味，連我看了都不禁躍躍欲試。

正確的飲食，就像呼吸一樣，是維持生命不可欠缺的條件。

我認為「飲食」是讓我們跟大自然維持連繫的一個關鍵；純淨的食材來自乾淨的空氣、水與土壤，因此唯有透過健康的食材，才能維持健康的身體，並同時讓我們學會尊重環境，熱愛地球生命。

我想，面對病人們千篇一律對「吃得健康」的提問，包登博士這本《地球上最健康的150種食材》提供了最好的答案，它不僅專業客觀、資訊豐富，而且非常實用！我衷心推薦它給任何想要藉由飲食來促進身心健康的朋友們！

「讓食物變成你的藥，讓藥做為你的食物。」

——醫學之父 希波克拉底（Hippocrates）

某日，有人問我蜂蜜算不算是好的甜味劑。

我回答：「不一定。」

如果這個「蜂蜜」是指在超市買到的，裝在可愛的塑膠小熊罐裡的東西，那答案是否定。但如果是指未經加工、過濾、消毒的有機生蜂蜜，那麼我會毫不遲疑地給你肯定的答案。

這讓我想到一個小故事。

某天晚上，我跟著週五晚間看完電影的大批人潮從紐約林肯中心走出來，想不到竟然在下去大廳的手扶梯碰到多年不見的老友，我們便決定到附近咖啡店敘敘舊。一坐下來便先聊起剛才看的電影。

「故事真感人。」我說。

「感人？」她不可置信地回應，「我覺得那根本是灑狗血又幼稚。」

「才怪呢，電影很精采，而且編劇也不落俗套。」

「什麼叫不落俗套？」她不屑地說，「好吧，也許你真的覺得亞當‧山德勒演得很不落俗套。」

一陣沉默。

我們彼此對望……

……然後才發現……

……原來我們看的並不是同一部電影。

這個小故事的啓示跟食物有關，跟用字也有關。

問我「蜂蜜」的那個人並沒有區分塑膠瓶裝的蜂蜜和未經過濾的生蜂蜜，這是兩種完全不同的東西。如果我沒先搞清楚朋友講的是哪一部電影就做回應，我們的對話就會像是討論電影，一方講的是嚴肅的戲劇，另一方講的卻是喜劇。我跟你可能會針對養寵物展開討論，但如果你心中想的是猴子，而我想的卻是狗，雖然我們以為說的是同一回事，但重點絕對不會一樣。

這一點在我寫這本書時，體會更是深刻。舉例來說，鮭魚是很好的食物，大家都同意吧？所有的營養師都會推薦。可是有個問題：養殖鮭魚不等於野生鮭魚。讀了這本書，你會知道野生鮭魚富含omega-3脂肪酸，魚肉的鮮豔顏色是因為鮭魚通常食磷

蝦維生，而磷蝦提供有高營養價值的蝦紅素（astaxanthin），這是天然類胡蘿蔔素的一種，鮭魚肉的鮮豔外表就是這麼來的。而養殖的鮭魚壓根沒見過磷蝦，牠們平常吃的是穀類，這有點像是用巧克力脆片來養獅子的感覺。因此這種鮭魚體內的omega-3脂肪酸含量比野生鮭魚少，魚肉的顏色是養殖工人用我們不知道的染料染出來的。不僅如此，根據美國環境工作組織（Environmental Working Group）的報告，養殖鮭魚很可能是美國食品供應鏈當中多氯聯苯汙染最嚴重的蛋白質來源。野生鮭魚和養殖鮭魚是完全不一樣的食物。只是，我們依然毫無所知地使用相同的字眼來描述兩樣東西。

這問題很大。

我還是不要離題太遠，重點就是我認為用語的問題，會導致我們在研究「葷食者」或「素食者」時難以驟下結論。「素食者」可以是吃奶油蛋糕跟白米的人，也可能是只吃青菜、全穀類、水果和蛋的人。而同樣地，「葷食者」可以指餐餐吃熱狗，覺得每樣蔬菜都討厭的人，也可以指吃草食動物（如果有抓到）和大量野菜、野生水果與堅果的狩獵 - 採集部落民族。

知道我的意思嗎？

從本書發行第一版到十多年後的現在，不管是用語或是食物本身，問題都更加嚴重了。我們幾乎每天都會接觸到某種飲食健康功效（或害處）的報導，不管是史前飲食，或生食、無麩質、蔬食、全素、低碳水、低醣、高纖等，一般消費者能夠確切知道這些名詞的內涵嗎？很遺憾，答案是否定的。

即使健康專家在使用這些名詞時也沒有好的操作定義。營養學史上最負盛名的莫過於地中海飲食，一般的描述包括攝取大量魚類、堅果、蔬菜、豆類、全穀和橄欖油，但它的科學嚴謹度就跟我們用「今天超熱」來表達氣溫是同等級的。

CNN不是報導過低醣飲食的研究嗎？這是指低醣加高蛋白質？還是低醣加高脂？（記者可能也沒提）那麼，研究者有控制纖維質的攝取量嗎？提到肉或大豆時，有沒有明確的定義？不管什麼肉都一樣嗎？（當然不）有發酵和沒發酵的大豆也一樣嗎？（不！）野生鮭魚和養殖鮭魚一樣嗎？（不！）所有的omega-3脂肪酸生而平等嗎？（不！）

我想大家應該都清楚了。

我們犯了一個大錯，那就是試圖

在蛋白質、碳水化合物和脂肪當中找出完美的飲食組合，努力地分別從不同的營養素取得該有的熱量。我們專注在這上面，反倒忽略蛋白質、碳水化合物和脂肪的角色。各式各樣的食譜和減重書寫的那些理想公式，多少碳水化合物，多少脂肪，蛋白質的比例之類的，其實食物的品質可能遠比營養素的比例更重要。

這便是我提筆寫這本書的開端。

當我接下挑選地球上150種健康食材的重任之後，我面臨不少棘手的抉擇。有些很好挑，用膝蓋想就知道（蔬菜一定不會被判出局，除非把薯條也算進來）；有些則是因為用語的關係，像前面提到的例子，就必須詳加說明。牛奶如果是生的，沒有處理過，就是健康食物，可是我認為由於現在很普遍的均質化（譯註：均質化指打斷牛奶中的脂肪球，破壞後令其解散的製作法），經過殺菌後的牛奶，根本是一場災難。

所以當你開始閱讀時，請注意每一項食材入選的條件和警語。你也許會訝異有些食材竟然中選了，有些卻不在榜內。（比方說大豆類食品，項目就很少。）

曾經有人建議我為每一類食材「排名」，但最後我決定不採用這個做法。理由是食物就跟朋友一樣，可以帶給我們不同的好處。你不可能只跟某個特定朋友去看球賽，而完全不跟他分享內心深處的感受。有些食物含有大量的omega-3脂肪酸，但不提供鈣質；有些給你豐富的維生素和礦物質，但沒有蛋白質。沒有一種食物可以營養全包，所以如果要排名，就得先比較各種必要維生素、礦物質和微營養素，看看哪些比較重要，但這同樣是做不到的事，因為這些都是人體不可缺少的。話說如此，具備高營養價值的食物，我還是會以星號特別標記出來。

特 別 說 明

關於星號★

要決定哪些食材可以拿到星號真的很困難，而且我相信一定有人會為沒拿到星星的好食材抱屈。別忘了，被選入本書的每一項，在個別領域本來就是大牌明星。所以，拿到星號的，表示它們在眾星如雲的健康食材當中，充滿獨特且豐富的營養素、纖維、抗癌植化物，值得特別注意。

在看這本書之前，有四點關鍵概念，先熟悉這些概念會有助於你對內容的了解。因此，我在這裡先做個簡單介紹，之後書中再提到時，很快便

能進入狀況。第一項是omega-3脂肪酸，食物中只要有這個東西，幾乎就是上榜的保證；其次是纖維，再來是升糖負荷，最後是抗氧化物。現在我們就一一來認識它們。

脂肪簡介：Omega-3脂肪酸

　　脂肪以不同的形式出現，對健康也產生不同的影響。大多數的人都知道飽和脂肪要盡量避免，也約略聽過單元不飽和脂肪（比如橄欖油所含的脂肪）和多元不飽和脂肪（比如蔬菜油、堅果類和魚當中所含的脂肪）。雖然我很想針對脂肪詳細說明，但由於篇幅限制，只能簡要列出，然後再針對omega-3這類特別的多元不飽和脂肪加以介紹。以下是希望你能記住的重點：

■ 飽和脂肪並非一無是處。通過同儕審查機制，發表在重要醫學與營養期刊的研究論文，都指出飽和脂肪並不像過去大家所想的，是造成心臟病的成因，有些飽和脂肪，像是椰子油、馬來西亞棕櫚油、黑巧克力，還有草飼動物的油脂，都很健康。所以無需把飽和脂肪視為洪水猛獸，它不是毒藥！

■ 反式脂肪就完全不一樣，它是代謝毒藥。餅乾、蘇打餅、烘焙類食物和零嘴、甜甜圈、炸薯條，還有大部分人造奶油所含的都是反式脂肪。不管標示內容說什麼，只要成分中有「半氫化油脂」就含有反式脂肪。簡單一句話：不要碰反式脂肪。（只有共軛亞麻油酸CLA是唯一例外，它是在草飼動物乳品和肉品當中自然形成，不是人造的。）

■ 單元不飽和脂肪是很好的東西，存在於堅果類與橄欖油中，對心臟有益。

■ 多元不飽和脂肪有兩種：omega-3家族和omega-6家族。omega-6雖然不錯，但我們已經吃下太多，而omega-3卻是不夠的。

　　omega-3家族有三名成員。其中包括存在於亞麻籽的ALA（α-次亞麻油酸）。ALA被認為是必需脂肪酸，因為身體無法自行製造，必須從飲食當中攝取（詳見第350頁：亞麻籽與亞麻籽油）。另外兩種omega-3分別是DHA（二十二碳六烯酸）和EPA（二十碳五烯酸），可以從魚類當中攝取，比如野生鮭魚。後兩者對我們的重要性可能比ALA還大。

　　雖然人體可藉由ALA製造另外兩種omega-3，但實際上效率不佳。所以我們才需要從魚肉或魚油獲取這些

重要脂肪酸「成品」，因爲它們對我們健康的好處眞的難以言喻。

　　那麼爲什麼人體需要omega-3？它的功效爲何？這得從細胞膜開始談起。omega-3脂肪酸是細胞膜的重要成分，能增加細胞膜的流動，促進細胞的傳導功能。舉例來說，讓血清素和多巴胺等「好心情」神經傳導物質輕易進出細胞，就能夠帶給我們好心情。事實上，科學家們正在努力研究omega-3對於憂鬱症的正面效果。

　　另外，科學家也想找出omega-3脂肪酸對於行爲、感覺與思考的影響。幾乎所有和問題行爲相關的研究，都發現研究對象的血中omega-3濃度非常低，不管是單純的精神不集中，或是受刑人的侵略行爲，都是如此。這並不是說omega-3可以解決所有的問題行爲，不過在學術興趣之外，我們的確經常發現兩者之間有相關。順道一提，魚肉中的omega-3對於胎兒腦部發育有非常大的影響。因爲脂肪佔嬰兒腦部重量的六成（成人也是），而腦部脂肪又多爲DHA（儲存於魚肉中的omega-3），因此懷孕的婦女食用魚油（或是從健康的野生魚類當中攝取），對寶寶的發育最有幫助。魚類可說是頭腦的食物，孕婦飲食中的omega-3分量多寡，可以決定

孩子的智力、精細肌動技能（比如操作小物件與手眼協調的能力），以及反社會行爲的傾向。

　　omega-3還具有消炎功能。幾乎所有的退化性疾病，從心臟病、糖尿病到阿茲海默症，都跟發炎有關，發炎一向有「沉默的殺手」的惡名。因此抗發炎食品和補充品對健康是很有幫助的。我個人認爲，我們之所以每日都應攝取omega-3，主要就是爲了得到它的抗發炎功效。

　　此外，omega-3成員也可以促進循環，幫助紅血球將氧氣輸送到各組織，預防血球凝結成塊。（別忘了，血塊很可能導致心臟病和中風！）omega-3與阿斯匹靈一樣，都有稀釋血液的功能，但不會帶來副作用。研究顯示，攝取適量的omega-3，光是在美國，每年可以挽救7萬人的生命，致命的心律不整風險也可以減少三成。omega-3可以降血壓，同時也能有效改善糖尿病人的胰島素與葡萄糖代謝。

纖維

　　纖維，特別是水溶性纖維，也可降低血中膽固醇並減緩血糖吸收，這對糖尿病患和血糖異常的人（代謝症候群）很有幫助。高纖飲食可降低罹

患第二型糖尿病的風險。豆子、覆盆子、麥麩、燕麥片、黑棗、酪梨、葡萄乾，還有大部分的綠色蔬菜，都是含有豐富纖維質的食物，跟馬鈴薯或小麥類食物相比，更能降低血糖。

高纖食品也有助於減重。我跟史蒂芬‧麥斯利醫師（Steven Masley）在2015年美國營養學年會上發表一篇研究，指出纖維有助於長期維持減重成果。高纖食物由於纖維多，自然會增加咀嚼時間，給身體額外的時間向腦部傳遞飽足感，減少吃過量的機會。胃裡的纖維也會延長飽的時間，可多吃卻不會攝取過多熱量。賓州大學芭芭拉‧羅斯（Barbara Rolls）博士的研究顯示，纖維的體積大，熱量低，很適合體重管理。而我在另一本書裡也告訴讀者，纖維是減肥的最佳伴侶！（請參閱《纖維的好處：遠超出我們的期待》*The Real Deal on Fiber: It's Much More Important Than We Thought*）

食物GI值：為什麼它很重要？

升糖指數（GI值）是反映食物讓血糖上升的數值。很甜的東西或是會在體內迅速轉換成糖分的，就屬於高GI值食品。

為什麼要注意GI值？因為血糖升高會刺激胰島素分泌。經常、大量而長時間的胰島素分泌，會導致糖尿病、心臟病並加速老化。越來越多證據顯示高血糖與失智的關聯，無怪乎學者已開始將阿茲海默症稱為「第三型糖尿病」。吃低GI食品絕對可以保證你的健康，這是我一向強力推銷低GI食品的原因。

不過，不談分量，光只是注意GI值可能會造成誤導，主要該關切的其實是食物升糖負荷（glycemic load）的數值，因為它考慮到食物中碳水化合物的實際含量。現在只要記住一點：少吃甜食，少吃會在體內迅速轉換成糖分的食品（也就是所有加工過的碳水化合物）。對升糖指數與升糖負荷很有興趣的人，我也建議大家多去了解，不妨先進去我的部落格，讀讀我寫的一些文章。只要在搜尋引擎輸入這幾個關鍵字：「強尼‧包登、升糖指數 vs. 升糖負荷」，即可找到。

如果想要查詢較詳細的科學資訊，可參考奧瑞崗州立大學（Oregon State University）網站上的相關文章（lpi.oregonstate.edu/infocenter/foods/grains/gigl.html）。此外，也可以上網找到各種食物的升糖指數與升糖負荷（www.mendosa.com/gilists. htm）。請注意看升糖負荷那一欄。

抗氧化物：究竟是什麼？

我會在整本書裡重複提到食物中的抗氧化物。顧名思義，抗氧化物的功能就是在對抗氧化作用。削完皮的蘋果放在空氣中所產生的反應，我們肉眼很容易觀察到，這就是氧化作用。人體內也會有這個作用，事實上是每天都在發生，對細胞和器官都形成莫大的傷害。

幾乎所有退化性疾病都跟體內氧化（或稱氧化壓力）脫不了關係。而抗氧化物就是在抵抗這種過程。抗氧化物一旦不足，便會導致心臟病、癌症、眼疾，和因老化帶來的記憶力衰退。所以當我推薦含高抗氧化物的食物時，你就會了解用意何在了。

膽固醇：想知道內情嗎？

我超愛吃蛋！蛋的好處實在太多了，我在書裡還給它一個星星。我幾乎每天吃一顆蛋，這是大自然最美好的食物之一。我最後一次挑掉蛋黃，只吃蛋白煮成的煎蛋，已經是1991年的事了。

你馬上就會發現到，我不會建議你完全不吃飽和脂肪。但大家一定會問：「那膽固醇的問題呢？」

這本書在出了第一版之後，我跟心臟科醫師史蒂芬・辛納屈（Stephen Sinitra）合寫了一本《膽固醇大迷思》（The Great Cholesterol Myth），也是熱銷書。美國電視節目歐茲醫師秀曾以此書為主題特別製作了一集，而頗負聲望的澳洲廣播公司也在一部討論心臟病的記錄片中提到這本書。說真格的，它幾乎引發了一場國際風暴，因為我們直言膽固醇和心臟病的關聯被過度誇大，並提出解釋。委婉的說，就是產值高達三兆美元的降膽固醇藥品產業不太能接受書裡傳達的訊息。但過了幾年，我很高興地說，即使是傳統藥廠也開始懂得膽固醇迷思這回事。

膽固醇大概是世界上被誤解最深的物質了。哈佛大學醫療照護政策教授約翰・亞布朗森（John Abramson）表示，「膽固醇本身對健康無害，而且還是身體許多必要功能不可或缺的必需品。它是組成身體大部分主要化合物的成分之一，包括性荷爾蒙和維生素D，也是細胞膜的主要成分。」

很多人不知道，人體內的膽固醇大多是由肝臟自行製造而成，從食物當中攝取得多，肝就製造得少，吃得少，肝就製造得多。沒有人不需要膽固醇，否則就會喪命。

要在這麼短的篇幅為膽固醇平反是一大挑戰，所以只要記住重點就

可以了。首先談飲食當中的膽固醇，比如說蛋黃裡的膽固醇對血中膽固醇（醫生幫你量的那一種）的影響就不大，可以說非常、非常的低。我能夠開心的跟大家報告，本書上市之後，美國政府總算認清事實，在新版《飲食指南》（*Dietary Guidelines*）中指明，「膽固醇是一種營養素，並沒有攝取過量的問題。」我只有一句話，時間終於還它清白了。

蛋對於心臟病的影響，跟它所含的膽固醇完全沒有關係。蛋可提供許多有益身體健康的營養素，包括蛋白質、膽鹼（顧腦）、明星級的護眼營養素（如葉黃素和玉米黃質、健康的脂肪），還有一些維生素與礦物質。蛋的膽固醇也是好的，沒有壞處。正如哈佛大學公衛學院營養學系主任沃爾特·威立特（Walter Willet）所說，「目前還沒有研究顯示，蛋吃多的人心臟病發作次數高於不吃蛋的人。」

第二點跟飽和脂肪被籠統的汙名化有關。沒錯，飽和脂肪會使膽固醇上升，但我們在《膽固醇大迷思》中說了，當你進一步檢視，便會發現飽和脂肪對膽固醇的整體效果是正面的。飽和脂肪讓LDLa（無害的LDL膽固醇）增加，讓LDLb（「壞」LDL）減少，同時提高HDL——這都是好事。先不考慮飽和脂肪和膽固醇的關聯，飽和脂肪與心臟病的關係，經過這幾年幾個重要的研究證實，基本上並不存在。

降膽固醇的市場很大。2005年我還在寫這本書第一版，當時降膽固醇藥立普妥（Lipitor）是美國醫師最常開的處方。立普妥這類藥品稱為司他汀（statin）。在那一年，司他汀是全美最暢銷藥品，有14,450萬張處方，銷售額達160億美元，這只是在美國而已。在2011到2012年，美國人最常服用的降膽固醇藥則是辛伐司他汀（simvastatin），中文藥名為素果（Zocor），粗估有8%的美國人吃這種藥。持續進行多年的「富萊明罕心臟研究計畫」（Framingham Heart Study）早就證實高膽固醇對於老人具有保護作用。此外，根本沒有證據支持70歲以上老人吃司他汀有任何益處，然而令人詫異的是，服用司他汀的人口，在65至74歲的男性中，依然高達一半，75歲以上女性也幾乎達到四成。

值得注意的是，很多研究者相信司他汀有效之處不是降低膽固醇，而是消炎功能。發炎已被確定為導致心臟病、阿茲海默症、肥胖症和糖尿病的因子。本書所介紹的食物都富含天然抗發炎物，比如槲黃素（quercetin）。

薑黃之類的香料也是抗發炎物，非常有益健康。如果多吃具有相同功效的食物，我們也許不必每年花到 160 億美元來買藥。

最後，我認為我們太重視降低膽固醇，卻忘記更應該重視減少心臟病和降低死亡率。這完全是兩回事。里昂飲食暨心臟研究（Lyon Diet Heart Study）當中，讓兩組曾經有心臟病發作病史的人分別吃地中海飲食（以魚、水果、蔬菜、全穀類、橄欖油、堅果為主）和一般的預後飲食（注意膽固醇攝取，少吃飽和脂肪）。結果發現，吃地中海飲食的人比遵循所謂「標準」飲食建議的人，發病率減少70%，降低後續心臟病發生的成效則是服用司他汀的三倍，整體的死亡率比傳統做法低45%。但你會發現他們的膽固醇並沒有差太多。也就是說，體內膽固醇降幅有限，發生心臟病及因而死亡的機率卻大幅降低。

即使有些研究告訴我們，服用降膽固醇藥會降低罹患心臟病的風險，然而藥物帶來的效果與改變生活方式所帶來的好處相比還是大為遜色。參與 WOSCOP 研究（一項司他汀藥物研究）的高風險男性，心臟病發作機率雖然減少30%，但在另一項護理師健康研究（Nurses' Health Study）的

女性，光是每週吃一次魚就能達到降低31%的效果。這正是哈佛大學亞布朗森醫師所說的，「健康，多半是生活方式所營造出來的。」

有機不有機？

在這篇作者序的開頭，我提到食物用語的重要性，比如「草飼」、「有機」、「非籠養」、「放養」之類的。我故意不講「天然」，是因為這是食品行銷最容易使人上當和最不老實的字眼，早就被濫用到失去意義。天然不天然沒有法律定義，完全是騙人的宣傳伎倆。別忘了，毒藤和汽油也都很天然，但不代表可以吃。

我在肉類與禽類那一章會談到草飼和放養，屆時再詳加闡述。然而，從水果、蔬菜到巧克力脆片，現在幾乎所有的食品都標示「有機」。這代表什麼？我們應該注意嗎？如果是的話，為什麼呢？

食品業者努力在對消費者洗腦，我們吃的東西會從超市自動蹦出來，但事實上，食物絕對是其來有自。食物的來源，包括產地、植物類如何栽種、動物類怎麼養，都會影響到品質。我們就先從最基本的假設開始：食物的品質跟它們吃的食物品質大有關聯。

這個道理也能夠應用在蔬菜水果。早期就有研究指出，長在不同地區的胡蘿蔔具有不同的營養成分。不過這類的研究激怒了農民，後來也就沒有人繼續做下去。甲地的葡萄柚果農當然不希望看到有人提出數據顯示乙地種的葡萄柚含更多維生素C。農產業想要告訴我們的，無非是「胡蘿蔔就是胡蘿蔔，牛肉就是牛肉」。這顯然不正確。舉例來說，拿加州和佛羅里達州的酪梨相比，加州酪梨多了77%的單元不飽和脂肪、44%的鉀和21%的纖維。

土壤品質影響食物品質

撇開產業考量不談，食物的來源會改變營養成分，生產方式同樣也會影響食物內部的化學成分，甚至對血糖產生不一樣的影響。加拿大和美國的黃褐色馬鈴薯拿來對照GI值或升糖負荷表，馬上能看出差異；紐西蘭和美國的玉米也是如此。

在缺乏礦物質的土質中成長的蔬果，養分吸收一定不會比長在肥沃土地的蔬果來得高。研究顯示，近半個世紀以來，蔬菜、水果和小麥的維生素、礦物質和蛋白質含量都出現5%到35%不等的下降趨勢。當農夫在蘋果生長過程中，大量使用農藥，用人工方式讓蘋果變得更大、更圓、更

紅、外表更一致、更有光澤、看起來更漂亮，我們一定有理由相信，這顆蘋果的營養成分分析，會和另一顆自然生長的蘋果分析大不相同。

有機農業運動
是重返「天然」農作的呼聲

這讓我們想到有機飲食。其實有機食品運動的核心精神，就是重返原始的嚮往。這也是一般人極度想吃來自小型永續農場，在互相依存的安詳田園成長的蔬菜、水果、豬、牛、雞……，不管作物或動物，都是照著「老式」做法種植或畜養。

有機農業運動所珍視的——即使看來過於理想化——是過去不對動物注射生長激素、類固醇和抗生素；作物利用大自然賦予的自我保護機制，如抗氧化物和花青素來捍衛自己的存續，不依賴化學殺蟲劑和致癌物，在基因改造植物尚未出現的美好年代。支持有機飲食的人，主要是關心自身健康，抗拒市面上越來越多所謂的「食品」。從土裡長出來、樹上掉下來，吃草的健康動物，在不受汙染的河水中生長的野生魚，才算真正的、天然的食物。

這是一個理想。

所以我盡可能購買有機食品。只是我會告訴自己，商標上寫的，應該

不是我小時候撿雞蛋的穀倉所在的那種農場。

健康有機飲食費心思

如果你真的想要吃到真正的食物，就不能只在超市選購貼著「有機」標籤的食材。你可能要加入青果合作社、去農夫市集，可能的話就直接去農場和菜園買菜，看看食物是怎麼生長的，順道跟照顧這些食物的人打個招呼！

如果你很幸運能這麼做，無疑是送給自己最棒的禮物了。

結論

讀者一定會以為我在寫完這本書之後，便能說出什麼是人類的最佳飲食，是嗎？

事實上，對於人類，沒有十全十美的飲食法。

在歷史上有不同飲食習慣的人種，包括食用高蛋白質高脂肪、低蛋白質高醣類、喝生乳與奶油、甚至習慣食用動物血液（如馬塞族人），都曾經繁盛一時。這些吃法都不會讓他們罹患現代社會常見的心臟病、糖尿病、肥胖症、神經退化性疾病、骨質疏鬆症、癌症等退化性疾病。

他們唯一不做的，就是吃印有條碼，或能在一分鐘內得來速的食物。

這本書最重要、也希望大家牢牢記住的，就是吃真正的食物，老奶奶認得出來的食物，而且最好沒有太多包裝。你得注意吃下肚子的東西究竟含有多少加工成分。真正的食物是加工最少，能帶給你各種營養素、植化物、酵素、維生素、礦物質、抗氧化物、抗發炎物、健康油脂，讓你可以活到100歲的食物。

要記住，怎麼吃跟吃什麼一樣重要。小心地吃、有意識地吃，就像你人生中所做的每件事一樣，這麼做將對你整體的健康福祉有好處。

不管你在開車、發展一段感情、或吃一頓飯，注意你所做的每一件事，絕對會讓結果有所不同。

請仔細品嘗人生當中的每一刻和每一口。

享受這段美好的旅程。

　　　　　　　　　　強尼・包登

專家票選十大明星食材

聽專家怎麼說

我的工作大多圍繞著營養與健康，經常會發表相關言論。很多朋友，甚至是不認識的人，一旦知道我是營養學家，都會問我：「你自己都吃什麼呢？」

這讓我開始思考。

不是思考我的飲食，這我早就已經有答案了。而是思考，對書中相關概念有研究的其他專家，他們每天會吃哪些東西？他們都知道哪些東西好，也能提出足夠的理由，了解他們日常生活的飲食內容也滿有趣的。有一次我去世界知名的波爾德法斯營養醫學年會（Boulderfest annual conference on nutritional medicine）演講時，聰明絕頂的創辦人兼會議主辦羅伯·克雷洪（Robert Crayhon）要求每一位報告人寫下當天的早餐內容和每天常吃的東西。參加者對於「專家」每天的菜單都感到興味盎然。

因此，我們也在書中每章後面安排了「聽專家怎麼說」的專欄。

至於我是怎麼做到的呢？我先從自己的資料庫裡找到各領域權威人士，請他們寫下心目中前十名自己偏愛的健康食品，強調要列出他們真的會吃，不是僅認為最健康的食品。受邀的專家們都爽快應允，而這項調查結果將散見在這本書中。

我邀請的專家都是健康、飲食、營養類暢銷書作者，包括享譽全美的高血壓與代謝症候群專家、令人敬重的醫學教育家、研究飲食的知名學者，以及傑出營養學家兼媒體人。他們很多都具備作家兼實踐者等多重身分，我個人認為他們每位都是一時之選。

我給他們的規定是：列出心目中前十名健康食物，再用自己的方式說明挑選這些食物的理由，甚至可增加一、二項。相信讀者看到這些結果應該會覺得很有趣，也會得到啟發。

喜歡看統計數據和圖表，也愛在辦公室下注、跟同事打賭的人，也許會想賭一賭哪些食物得到了最多票數，哪些則完全被排除。最沒有爭議的贏家是藍莓（以及其他莓類）、菠菜（和羽衣甘藍）、堅果（特別是杏仁果）、綠花椰菜，野生鮭魚及草飼牛肉以些微差距居次。有些上榜食物則是出乎意料（咖啡被提到兩次），

也有黑馬（石榴和海洋蔬菜），還有遺珠（沒人提名大豆，不過看了後面的「大豆類」那一章後，這個結果倒是可以接受）。不論如何，我覺得這些調查很好玩，希望你也會認同！

如果有讀者想知道我愛吃什麼，現在就可以揭曉：燕麥片、放養培根、經認證的有機生牛乳、蛋、藍莓、菠菜、莓果、沙丁魚、羽衣甘藍、乳清蛋白粉、放養牛肉、蘋果、野生鮭魚、薑黃、全脂優格、無花果、起士、堅果、西瓜、冷壓鮮果汁、馬來西亞棕櫚油、椰子油、酪梨、綠茶、新鮮蔬菜汁，還有綠色飲料。大家還滿意嗎？如果我夠誠實，還可以再加一項冰淇淋。

接下來開始一篇一篇看吧，看完你會知道為什麼我和專家們熱愛這些食物。希望你也跟我們一樣。

蔬菜

先開門見山跟各位表明：所有蔬菜都很好，沒有不好的蔬菜！我想也許要再多做點說明，因為美國人吃最多的「蔬菜」包括番茄醬、捲心萵苣和炸薯條。但我是指有葉子，咬起來脆脆的，顏色有綠、紅、橘或白色（如花椰菜和菇類）的食物。抓到重點了嗎？炸薯條絕對不是我說的蔬菜。

如果這本書叫做《地球上最健康的500種食材》，而不是150種，也許所有能叫得出名字的蔬菜都不會落榜，但只有蔬菜類是這樣，其他種類的食材，像是乳製品、穀類或是書裡其他類食材就不可能全數上榜。連玉米和馬鈴薯也可能過關（幸好沒有人把這兩樣寫入前十名）。書中提到的36種蔬菜，是我認為已經相當優質的所有蔬菜當中最具代表性、營養價值最高的。

有吃了會變胖的蔬菜嗎？

現今西方世界（甚至有某些非西方地區）正面臨肥胖症和糖尿病的流行。自然會有人問：有沒有一些蔬菜吃了容易使人發胖？要不要避免？

整體來說，答案是否定的。

有關高GI、許多人在進行低醣減肥時都不吃的澱粉類蔬菜，的確造成了不少困惑。我簡單的回應，如果你必須嚴格控制血糖，像番薯這類食物可能要加以節制。但我認為，爭論蔬菜和糖的問題有點小題大作。

造成肥胖病的兩大元兇，首先是存在於麵包、麥片、麵條、甜點、蛋糕、蘇打餅和速食當中會快速作用的碳水化合物和糖；其次則是過量攝取每樣東西。我有一位很愛說俏皮話的好友喜來・布羅赫斯博士（C. Leigh Broadhurst），她是一位出色的營養學家，也在美國農業部擔任研究工作，她就說，「沒有人會因為吃豌豆和胡蘿蔔而變肥。」

注意糖分含量並沒有錯，但跟美式飲食中的壞蛋相比（馬鈴薯和玉米例外），大部分蔬菜含糖量根本不算多。書裡面介紹的蔬菜，即使只吃一樣也很好，不過最好能有多樣選擇。

以下就是我所選出的蔬菜大贏

家。你當然不必全盤接受，可以加入自己喜歡的菜，刪掉令你厭惡的。反正蔬菜吃越多越好，對你的健康有益無害。

小白菜

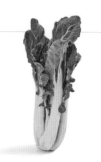

小白菜是甘藍菜家族的亞洲種，葉柄長厚，其上是綠色菜葉。你也許知道它是菜肉餛飩的餡料之一，但撇開著名料理不談，小白菜是非常健康的食物。

小白菜跟白菜是一家人嗎？

小白菜又稱中國白菜，對於是否該納入甘藍菜家族有一些爭議。

從外表看，它並沒有結成球狀，好像不能算在內，所以又常被稱為青江菜。不過，這些都不重要！不管怎麼叫，它就是如假包換的芸苔屬植物，含有被證明可大幅降低罹癌風險的吲哚素（indoles）。除此之外，小白菜還富含鈣、鉀、β-胡蘿蔔素、維生素A等，一碗（170克）小白菜熱量不到20大卡，如果生吃的話，熱量更低。

生吃小白菜是地球上熱量最低的吃菜法──一碗（70克）切碎的生小白菜熱量只有9大卡。小白菜煮過體積會變小，一碗分量比生食的多，鉀就多出了好幾倍，鈣、β-胡蘿蔔素和維生素A也都加倍，還有將近2克的纖維質。不管是生吃還是熟食，吃小白菜準沒錯！

料 理 很 簡 單

小白菜的水分很多，稍微煮久一點就會變老。所以建議在烹調時，用大火快炒來處理，讓葉子維持鮮嫩，葉柄保持爽脆。其實將葉柄切成小段，蘸醬生吃也很爽口。

綠花椰菜 ★

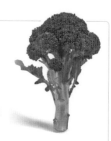

綠花椰菜是蔬菜之王。當我邀請一群頂尖營養學家、醫師、自然醫學保健師和學術研究者，請他們提供自己的「十大」健康食材排名時，我就猜到綠花椰菜會是上榜次數最多的。

也難怪，綠花椰菜成為超級明星，是由於它的抗癌功效一再得到證明，因此穩坐營養學界的寶座。

花椰菜是十字花科蔬菜中的芸苔屬植物，家族中還包括小白菜、高麗菜、羽衣甘藍、球莖甘藍和瑞士薺菜。這些蔬菜都含有具抗癌功效的植化物異硫氰酸鹽（isothiocyanate），可藉著中和致癌物達到抗癌作用。異硫氰酸鹽會先降低致癌物的毒性，然後刺激分泌「致癌物殺手」，迅速將其移出體外。有研究顯示，異硫氰酸鹽可預防肺癌與食道癌，並降低罹患其他癌症風險，包括腸胃癌。目前已發現有數種異硫氰酸鹽在化學致癌物的誘發之下，會發揮抑制腫瘤生成的特性。而綠花椰菜內含一種特別強效、可抑制乳腺腫瘤的異硫氰酸鹽。

為什麼女性應多吃綠花椰菜？

綠花椰菜的抗癌功效已被廣為認可，即便是美國癌症學會（American Cancer Society）也推薦大家食用綠花椰菜和其他十字花科蔬菜。雖然綠花椰菜含有很多有益健康的成分，但其中以吲哚素最值得一提。吲哚-3-甲醇（indole-3-carbinol）本身除了是強抗氧化物和解毒酵素的催化劑，似乎也有保護DNA組織的作用，並且可降低罹患乳癌與子宮頸癌的風險。

吲哚-3-甲醇對女性朋友特別重要。雌激素（或稱女性荷爾蒙）有三種作用各異的基本代謝物：

• 16α-hydroxyestrone（16α-OHE1）
• 4-hydroxyestrone（4-OHE1）
• 2-hydroxyestrone（2-OHE2）

前兩種會致癌，第三種則是良性，具有保護功效，而吲哚-3-甲醇正好能提高良性雌激素代謝物的比例。由於男性體內也有雌激素，因此可推測，綠花椰菜和十字花科蔬菜同樣也有益男性健康。除此之外，也有證據顯示吲哚-3-甲醇能夠防止殺蟲劑和其他毒素的致癌影響。

請注意，市面上可以買到吲哚-3-甲醇的補充營養品，但不推薦使用。我會建議DIM（二吲哚甲烷），這是吲哚-3-甲醇的代謝物，是比較安全可靠的營養補充品，效果完全不打折。

綠花椰菜等十字花科蔬菜還含有大量的蘿蔔硫素（sulforaphane），這是一種抗氧化的植物化學物質（phytochemical，簡稱植化物）。蘿蔔硫素會提高第二相酵素（phase-2 enzymes）的活性，幫助對抗致癌物質。一般認

爲第二相酵素可降低罹患攝護腺癌風險。根據美國史丹福大學泌尿學系在《癌症流行病學生物標記與預防》期刊（Cancer Epidemiology Biomarkers and Prevention）上發表的研究報告，蘿蔔硫素是目前已知，催化第二相酵素效果最好的抗氧化植化物。

營養強化中心

綠花椰菜除了上述公認的抗癌效果，本身更是營養聖品。一碗（71克）綠花椰菜含蛋白質2克、纖維2克、鉀288毫克、鈣43毫克、維生素C 81毫克，還有葉酸、鎂、磷、β-胡蘿蔔素、維生素A，以及具護眼功效的葉黃素和玉米黃質1,277微克。葉黃素和玉米黃質都屬於類胡蘿蔔素。

有大量的研究證實，這兩種類胡蘿蔔素可降低或預防罹患黃斑部退化的風險，這是造成老年人失明的頭號殺手。

順帶一提，綠花椰菜上半部是整株的植物花，莖部含有許多營養。營養食品專家、同時也是科羅拉多博爾德東西中心（East and West Center）創辦人蕾貝卡‧伍德（Rebecca Wood）就建議大家，削掉粗皮之後的莖部，還有營養含量毫不遜色的葉子，也都可以食用。

小常識

美國消費者權益促進與保護研究組織「環境工作組織」（Environmental Working Group）在2017年列出51種殘餘農藥最多的食材，綠花椰菜排名31。

白花椰菜

長久以來，大眾的營養概念都認為最好的飲食應該要色彩鮮豔豐富（如深綠色菠菜、藍紫色的藍莓、鮮紅的紅椒），最好不要是白色（糖、馬鈴薯、白麵包、米、海綿蛋糕、麵條之類），我由衷贊成這個說法。不過在這場「反白主義」中，白肉魚、菇類和白花椰菜屬於例外。

白花椰菜是芸苔屬植物，跟高麗菜是近親，含許多有益健康的成分，如吲哚素等，使這類蔬菜享有「抗癌鬥士」的美名。

白花椰菜除了有吲哚素，還有蘿蔔硫素，這是菜中硫化葡萄糖的成分之一。雖然硫化葡萄糖本身的抗癌性不高，但是蘿蔔硫素卻有相當高的抗癌性。蘿蔔硫素最先是由美國約翰霍普金斯大學醫學院的科學家在花椰菜苗中發現，屬於一種名為異硫氰酸鹽的植物性化學物質，是功能強大的抗氧化物，也會催化解毒酵素在體內自行生成。

白花椰菜的抗癌機制

白花椰菜發揮抗癌的機制為：吃下肚幾分鐘後，蘿蔔硫素會進入血液中，增強體內的抗氧化防禦系統。當它抵達細胞時，會啟動肝臟中的第二相解毒酵素，迫使致癌分子「棄械投降」，再將其排到細胞外。一般在解釋罹癌風險降低和食用十字花科蔬菜（如白花椰菜、羽衣甘藍、高麗菜、綠花椰菜與球芽甘藍）之間的相關性時，都認為關鍵在於蘿蔔硫素、其他異硫氰酸鹽類分子和吲哚素。

教你做白花椰菜洋芋泥

一碗（124克）白花椰菜的熱量非常地低，但是內含纖維質3克、維生素C超過50毫克、鉀176毫克和55微克的葉酸。

自從《邁阿密飲食瘦身法》（The South Beach Diet）作者亞瑟·艾加斯頓（Arthur Agaston）醫師把白花椰菜當成馬鈴薯替代品來做洋芋泥，這個蔬菜才開始大受歡迎。只要用少許奶油、檸檬和海鹽，就可以做出這道美味可口的料理。我的老友兼同事黛娜·卡朋德（Dana Carpender），早在那本書出版前就有做這道菜了，不過我現在還不想嘗試。

小常識

白花椰菜所含的各種營養素當中，還包括了普林（Purine），這種物質也存在於其他健康食材，如沙丁魚和菠菜。這並不是大問題，因為普林會被人體分解成尿酸再排出體外。有些人可能會因體內分解機制沒有發揮作用，使尿酸沉積，引發痛風的疼痛症狀，所以必須留意飲食中的普林。雖然白花椰菜的普林含量不是很高，但跟一般食材比較起來仍屬於高的，吃的時候得小心。達瑪星·喀爾沙醫師（Dharma Singh Khalsa）曾經提出一起病例報告，描述一位病人因食用過多白花椰菜造成痛風惡化的情形。

43

羽衣甘藍

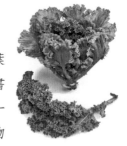

羽衣甘藍是千真萬確的蔬菜巨星。它有點怪，明明是綠葉蔬菜，外形卻像高麗菜，是名副其實的營養發電機。本書第一次出版時，羽衣甘藍傲人的營養履歷令世人眼睛一亮，現在已是重視健康民眾心中的寵兒。只要在網路購物平台隨便搜尋一下，就會出現好幾種品牌的鮮嫩羽衣甘藍零嘴，餐廳的菜單更是少不了它。

為什麼叫它第一名

本書出第一版時，美國農業部採用一種測試程序來評估蔬果的抗氧化能力。這種檢測法是以每種蔬果內含的所有抗氧化物與抗氧化植化物的組合為單位，看哪個「團隊」對抗自由基（自由基會傷害細胞）戰鬥力最高，用氧自由基吸收能力（oxygen radical absorbance capacity，簡稱ORAC）總積分來看。當時的測試法有各種版本，不過現在美國政府已經不用了。然而在所有排名中，羽衣甘藍以1770分取得蔬菜類最高積分；第二名是菠菜，ORAC積分為1260。雖然現在改用不一樣的測試方法，羽衣甘藍依然拿下高分。

越嚼越防癌

羽衣甘藍是高麗菜的同宗，除了抗氧化能力外，還有更多有益健康的成分。它跟其他芸苔屬植物一樣，都有強效抗氧化植化物，比如可抗癌的吲哚素，能預防乳癌、子宮頸癌和腸癌。羽衣甘藍含有高量的硫成分，其中蘿蔔硫素會促發體內的解毒酵素協助抗癌。含蘿蔔硫素的青菜在切或嚼的時候，蘿蔔硫素才會形成，啟動肝臟清除那些不利於DNA的自由基和其他化學物質。最近登在《營養學期刊》的研究，證明蘿蔔硫素能夠阻止乳癌的擴散。

料理很簡單

羽衣甘藍的嫩葉很適合做成生菜沙拉，跟調味杏仁和紅椒絲等味道濃郁的材料一起拌，風味特佳。它是我最愛的食物之一。雪曼橡樹有機超市（Sherman Oaks Whole Foods）熟食區將松子和小紅莓拌入羽衣甘藍，最後滴上橄欖油使其軟化，這道菜很受歡迎，常常買不到。因為太愛這道菜了，我大概一週會

吃上五次，真是棒極了！

羽衣甘藍富含鈣質、鐵，維生素A、C，以及強健骨骼的維生素K。β-胡蘿蔔素含量是綠花椰菜的七倍；可預防視網膜黃斑部退化的葉黃素與玉米黃質，含量更是青花椰菜的十倍。兩碗（134克）的菜可提供4克蛋白質與3克纖維。

球花甘藍

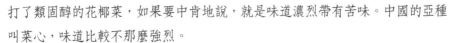

球花甘藍是綠花椰菜的遠房親戚，但其實跟蕪菁甘藍比較接近。不過從味道的角度來看，又很像打了類固醇的花椰菜，如果要中肯地說，就是味道濃烈帶有苦味。中國的亞種叫菜心，味道比較不那麼強烈。

千萬別錯過了，嬌小辛辣的球花甘藍可是大型芸苔屬的正式成員，跟高麗菜、綠花椰菜、球芽甘藍、小白菜和球莖甘藍等重量級高營養價值蔬菜同宗，有許多相同的健康功效。它跟所有十字花科蔬菜一樣，含類黃酮、蘿蔔硫素和吲哚素，可預防細胞老化與癌症。以蘿蔔硫素為例，在齧齒動物的實驗中，發現蘿蔔硫素可誘發強效的酵素作用來防止腫瘤生成；而一般的類黃酮則具有促進健康、使人少生病的生物特質。

強健骨骼與視力

高營養價值的球花甘藍會增加人體免疫力，熱量卻很少。一份的熱量是28大卡，含鈣100毫克、鉀292毫克、維生素C 31毫克、葉酸60微克、促進骨骼生長的維生素K有217毫克，還有超過3,800 IU（國際單位）的維生素A，包括β-胡蘿蔔素2,300微克。不僅如此，還有明星級護眼明目的葉黃素與玉米黃質1431克，經研究發現可預防最易導致老年失明的視網膜黃斑部病變。每份熱量低到僅28大卡的球花甘藍中，有2.4毫克纖維質，真是不可多得的好菜！

料 理 很 簡 單

雖然有很多人喜歡這種菜的特殊味道，直接用來提味，不過在處理上先以熱水汆燙過，可稍微去除菜本身的重口味。《舊金山紀事報》（*San Francisco*

Chronicle）的索菲‧瑪考拉綺絲（Sophie Markoulakis）建議以橄欖油和蒜頭把汆燙過的菜炒個10分鐘，再和少許菜汁拌入煮熟的義大利麵、切碎的無花果乾與松子當中，撒上義大利鄉村軟酪或鹹羊奶起司，最後再來點現磨的胡椒，聽起來是不是令人食指大動？

球莖甘藍

球莖甘藍是甘藍家族的成員，外形像是八爪章魚和太空艙的綜合體。它的英文名稱kohlrabi起源於德文的kohl（甘藍）加上rabi（蕪菁）這兩個字，就因為它的莖長得跟蕪菁很像。吃起來多汁清脆，幾乎跟蘋果一樣甜，口感類似蕪菁，葉子和莖都可食用，可生吃（做法式蔬菜沙拉很棒）或熟食。「口味」有綠色和紫色兩種，紫色較為辛辣。

球莖甘藍（編註：台灣一般稱「大頭菜」）既是十字花科蔬菜的一員，當然自動取得最健康食材的資格。它和其他親戚（花椰菜、球芽甘藍、高麗菜）一樣，都含有非常重要的營養素，包括抗癌的吲哚素、蘿蔔硫素和異硫氰酸鹽。也是維生素C（每碗135克當中含有83毫克）和鉀（472毫克）的最佳補充來源。每碗僅36大卡的球莖甘藍就能給你5克纖維，很划算的。如果正好有人考你，你可以告訴他密西根州的漢堡鎮（Hamburg Township）自稱是「世界球莖甘藍首都」。沒騙你，這個小鎮在1980年代舉辦的球莖甘藍節還吸引了六百多人來參加呢！

球芽甘藍 ★

球芽甘藍其實不是什麼芽，而是甘藍菜的成員之一，從外觀看也是名副其實，菜葉緊包著肥厚拉長的菜梗生長，就像一顆顆迷你高麗菜。球芽甘藍（又稱孢子甘藍）最早的種植歷史是在十六世紀的布魯塞爾，所以英文名稱叫做布魯塞爾菜芽。它屬於十字花科蔬

菜,因此也具備其他甘藍菜類的營養價值。甘藍菜類所含的抗癌營養素可能高於其他蔬菜,而美國癌症學會的飲食建議其中一項,就是常吃十字花科蔬菜。

吃球芽甘藍,遠離大腸癌

球芽甘藍含有一種稱為黑芥子硫苷酸鉀(sinigrin)的化學物質,可抑制癌前細胞的發展。組成黑芥子硫苷酸鉀的成分中有一種異硫氰酸烯丙酯(allyl isothiocyanate),這是使球芽甘藍帶有特殊氣味的活性物質,會讓癌前細胞自殺——稱為細胞凋亡(apoptosis)的自然過程——而且效果強大無比,只要偶爾食用,就可以降低大腸癌的發生率。

球芽甘藍的異硫氰酸鹽類物質與蘿蔔硫素含量很高,以限制細胞擴散、中和致癌物質和環境毒素的方式,達到抗癌的功效。蘿蔔硫素是效力很強的異硫氰酸鹽類成員,可促使「第二相酵素」的生成,不讓有害人體的自由基來搞破壞,也協助抵抗致癌物質。(關於第二相酵素的功效,請參見第47頁「高麗菜」)

小常識

異硫氰酸丙烯酯是球芽甘藍所含的硫成分,會讓菜聞起來有怪味(幸好聞起來跟吃起來不太一樣)。球芽甘藍也富含葉酸、鉀和強健骨骼的維生素 K,以及少量 β - 胡蘿蔔素。

高麗菜 ★

芸苔屬植物等於是蔬菜王國中的皇室,而在綠花椰菜、球莖甘藍、球芽甘藍、白花椰菜、小白菜和牛皮菜等菁英裡面排名第一的,非高麗菜莫屬。講到高麗菜,就是指有兩百年悠久歷史、外形碩大的球狀植物。可當生菜沙拉吃,也可以煮熟吃,只是不小心煮太久會有雞蛋壞掉的怪味。高麗菜很好吃,它的營養價值和抗癌功效最值得一提,可說是第一把交椅。

吃高麗菜預防乳癌

根據作家暨學者洛莉·摩吉安(Laurie Deutsch Mozian, M.S., R.D.)的說法,科學家先是注意到波蘭與俄羅

斯鄰近的東歐國家婦女罹患乳癌的機會比美洲女性低，才開始注意到高麗菜。經過飲食習慣分析之後，發現前者高麗菜的攝取量比後者高出許多。再去檢驗高麗菜，推測功臣應該是屬於抗氧化植化物的吲哚素。經數年研究結果證明，這些吲哚素會改變雌激素的代謝，降低罹癌風險。

其機制是這樣的：雌激素有三種作用各異的基本代謝物。前兩種會致癌（16α-OHE1和4-OHE1），而第三種（2-OHE2）是良性，還具有保護功效。吲哚-3-甲醇是高麗菜內主要吲哚素的其中一種，會提高良性雌激素代謝物的比例。由於男性體內也有雌激素，推測花椰菜和十字花科蔬菜同樣會保護男性朋友的健康。除此之外，也有證據顯示吲哚-3-甲醇可以防止農藥和其他毒素的致癌影響。

市面上雖然買得到吲哚-3-甲醇的補充營養品，不過在此並不推薦。我通常介紹大家吃DIM（二吲哚甲烷），這是吲哚-3-甲醇的代謝物，比較安全可靠，效果完全相同。

高麗菜的抗癌效果不是單靠吲哚素，還有一大堆其他的抗氧化植化物，包括蘿蔔硫素、異硫氰酸鹽和二硫雜茂硫酮衍生物（dithiolethiones）。蘿蔔硫素是效力很強的異硫氰酸鹽類，可協助抵抗致癌物質，促使「第二相酵素」生成，不讓有害人體的自由基搞破壞。一般認為第二相酵素有助降低罹患攝護腺癌的機會，根據美國史丹福大學泌尿學系發表在《癌症流行病學生物標記與預防》期刊上的研究報告，蘿蔔硫素是目前已知，催化第二相酵素效果最好的抗氧化植化物。美國癌症研究所（American Institute of Cancer Research）在第11屆飲食、營養與癌症研究年會（11th Annual Research Conference on Diet, Nutrition, and Cancer）中發表的回顧研究，就指出「異硫氰酸鹽是眾所周知的抗癌戰士」。

中看也中用

紫色高麗菜是我們補充花青素（anthocyanin）的來源之一。花青素是讓藍莓呈藍色、紫色高麗菜呈紫色的紅色系花色素，存在於許多色彩鮮豔的水果當中，像是葡萄和漿果。不過花青素不只是蔬果化妝師而已，它還是被稱為「類黃酮」的植物性化合物中的一員（目前已知的類黃酮高達4,000種），具有良好的生物活性，可以抗氧化。在針對150項類黃酮的研究中，花青素的抗氧化功效高居第一名。另一項研究紫色高麗菜中花青素

的動物實驗結果顯示，它可以保護受試動物不受某項已知毒素危害。從這裡我們可以相信，花青素對人類也能帶來相同的保護作用。

花青素能成為預防心血管疾病的最佳武器，主要是有抗氧化與抗自由基的能力。此外還有抗發炎功效，可抑制過敏反應，保護人體，不使發炎現象危害到結締組織與血管壁。

高麗菜除了有數不清的抗氧化神效，還是我們每日需要補充的維生素與礦物質來源，包括鈣質、鎂、鉀、維生素C、維生素K、β-胡蘿蔔素，還有一些護眼的類胡蘿蔔素、葉黃素

與玉米黃質。纖維更是不能漏，一碗（150克）煮熟的高麗菜提供4克纖維，一碗（89克）生菜則有2克纖維。這麼多營養素都保存在這個超低熱量的食材裡。

小常識

許多甘藍家族成員都含有甲狀腺腫素（goitrogens），一種會影響甲狀腺功能的天然成分。甲狀腺低能症（hypothyroidism）病人在吃高麗菜時應有節制。目前還沒有研究發現含甲狀腺腫素食物對沒有甲狀腺問題的人帶來不良副作用。

芥藍

如果不太了解「美式非洲料理」（soul food）是什麼的話，其實它指的就是芥藍。芥藍是甘藍家族成員之一，由非洲黑奴從家鄉帶到北美洲之後，便成為南方料理的要角。其味道介於高麗菜和羽衣甘藍之間，是典型的綠葉蔬菜，通常綁成一把一把來賣，也買得到冷凍的。新鮮芥藍必須徹底洗過後才能下鍋。

芥藍一般會以文火慢煮數小時煮軟之後才起鍋。如果你能接受硬一點的菜，也可以只用水煮15到30分鐘。在美國南方料理中，很常看到培根芥藍或臘肉芥藍，不過這種菜不是

只有一種煮法，也有人跟豆子（特別是米豆）配著煮。我個人覺得芥藍拌甜奶油和海鹽就好吃極了。

芥藍屬於十字花科蔬菜，含有珍貴的抗氧化植化物，可以抗癌。一

碗（190克）芥藍可提供8盎司（235毫克）牛奶的含鈣量和5克纖維。還有鎂、磷、200毫克以上保護心臟的鉀、維生素C和大量維生素A與K，以及不少 β-胡蘿蔔素，另外也有豐富的葉黃素和玉米黃質，這是最能保護眼睛的兩種類胡蘿蔔素。

芝麻菜

芝麻菜的外觀看起來很正常，古埃及人和羅馬人卻都視它為春藥。這方面我沒有研究，但可以肯定的是，它的營養價值極高。聽好囉，一碗分量（20克）的芝麻菜熱量只有5卡路里，你還可以吃到一些葉酸、維生素A，以及不少具有眼睛保健功效的類胡蘿蔔素——葉黃素和玉米黃質。

芝麻菜含鈣量跟菠菜差不多，但內含會阻卻鈣質吸收的草酸鹽卻比菠菜少。

菜裡面還含有維生素K，一碗（20克）分量就接近每日建議攝取量的一半（不過我認為這個標準過低）。維生素K是凝血和強健骨骼的重要成分。「富萊明罕心臟研究計畫」發現，每天攝取250微克維生素K的人，髖骨骨折的風險比起只攝取50微克的人降低35%。你要吃滿十碗（200克）才有這個效果。不過，在生菜沙拉裡面放一點也是個不錯的開始。

芝麻菜跟其他十字花科植物一樣含有硫化葡萄糖（glucosinolate）。當你在嘴裡咀嚼時，硫化葡萄糖跟酵素（myrosinase）混合，會轉變成一種具有抗癌功效的異硫氰化物，它能中和致癌物，使其毒性減低，同時刺激身體釋放更多抗癌物質。異硫氰化物也會抑制細胞增生。有研究顯示它可以預防肺癌和食道癌，也會減低罹患其他癌症，包括腸胃癌的風險。

一碗芝麻菜，區區5大卡，卻裝滿了好料。

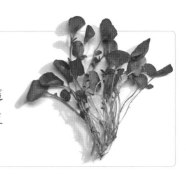

豆瓣菜 ★

愛爾蘭修道士將豆瓣菜喻為「聖人的純食材」，這並非沒有原因。這種刺激辛辣的菜常用來做成豆瓣菜沙拉，是名副其實的超級食材。

含鈣量是牛奶的四倍

在熱量相同之下，豆瓣菜（編註：又名「西洋菜」）和濃度2%的牛奶相比，前者所含鈣質是後者的四倍，鎂則是六倍。每一克豆瓣菜的維生素C含量跟橘子相等，鐵質甚至高於菠菜。如果要吃零熱量的菜，非它莫屬。一碗（34克）滿滿的豆瓣菜熱量只有4卡，卻可提供維生素A 1,500 IU（其中有950微克的 β-胡蘿蔔素），有助於增強免疫系統。還有14毫克的維生素C及超過1,900微克的護眼營養明星葉黃素與玉米黃質。

豆瓣菜能中和致癌物質

人們很早就知道豆瓣菜對身體的好處。它是明星級十字花科蔬菜中芸苔屬植物的一員，著名成員包括綠花椰菜、高麗菜、羽衣甘藍、球莖甘藍和瑞士甜菜，都具有功效強大的抗癌成分：異硫氰酸鹽。異硫氰酸鹽是靠中和致癌物質來對抗癌症，也就是減少體內有害物質的毒性，刺激身體派出「致癌物殺手」，加速體內清除壞蛋的速度。研究顯示，異硫氰酸鹽有助於預防肺癌、口腔癌，並降低其他癌症如胃腸癌的風險。

豆瓣菜在十字花科蔬菜中獨特之處在於含有高濃度的強效異硫氰酸鹽「異硫氫酸苯乙酯」（phenylethyl iso-thiocyanate）。除此之外，它還含有另一類屬於蘿蔔硫素的抗癌成分（也存在於綠花椰菜）。《癌症研究》（Cancer Research）與《致癌機轉》（Carcinogenesis）兩份期刊上的研究，都證實異硫氫酸苯乙酯與蘿蔔硫素結合，形成的抗癌力道會提高三倍，讓癌細胞自行毀滅（細胞凋亡），阻止潛在致癌物的活動，同時刺激細胞開始抵禦致癌物的侵犯。

豆瓣菜最常拿來生吃，但也可以用煮的。天然食物專家伍德建議，豆瓣菜煮熟比較不刺激，可以吃到菜本身的甜味。如果用煮的，菜的分量會縮水四分之三；生吃應該會吸收到更多酵素和活性能量。

四季豆

我們都知道四季豆不算蔬菜中的大明星，它的好處就像棒球賽中受到肯定的全能球員。如果用投資組合來比喻，它就是安全股或儲蓄債券，不會使你因此致富，卻很穩當可靠，還是得把它放入你的投資組合裡。

昨日的長鬚豆，今日四季豆

為了寫這本書，我特別去查過 Phaseolus vulgaris 類的豆子名稱，幾乎被菜豆、肉豆、扁豆、四季豆、雲豆、敏豆……搞昏頭了！小時候，我記得人們把四季豆叫做長鬚豆，因為古早時代（當然是在我還沒出生前）沿著豆莢的接合處長著一條豆鬚，要先摘掉才能煮。現在則拜基因工程之賜，那條豆鬚已經成了過去式。

而肉豆、菜豆、義大利青豆都是四季豆的近親。四季豆所含葉酸佔建議每日攝取量（RDI）的一成（但事實上RDI的標準過低。RDI是新版的建議每日攝取量，過去稱RDA）。自然醫學醫師瑞琴娜・威爾夏（Regina Wilshire, N.D.）指出，在四季豆裡面，葉酸和兩種胺基酸以最適切的比例結合，會提高葉酸的吸收率，效果比營養加強的麥片還好。葉酸是維生素B群當中非常關鍵的一種，不但可預防神經管缺陷，還能減少高半胱胺酸（homocysteine），這是一種天然生成、對血管有害的胺基酸，使人容易罹患心臟病、中風、痴呆及周邊血管疾病（大腿與腳的血液循環不良）。

四季豆含有很多其他維生素與礦物質，包括少許鈣質、維生素A，鉀含量也不少。四季豆所含的鎂是公告之每日營養素攝取量基準值（簡稱Daily Value）的20%。鎂是重要的微量礦物質，對生長、生殖、傷後恢復、腦功能，以及糖、胰島素和膽固醇的代謝都至關重要。此外，還有少許 β-胡蘿蔔素、一些顧眼的葉黃素與玉米黃質，強健骨骼的維生素K含量達每日所需的一半。

一碗（125克）四季豆可以提供4克纖維（比一塊麵包和一堆奶油好多了）。可生吃或煮食。豆子在煮過後維生素成分會稍有改變，對健康更好。四季豆最好是趁新鮮吃，否則豆質很快就會老。

豆薯

我承認,如果不是我的好朋友安·露易絲·吉特曼博士(Ann Louise Gittleman)把它列為十大健康食材,我還真的沒聽過豆薯。

很巧地,隔天我去逛全食有機超市(Whole Foods),正好看到一袋袋切好的新鮮豆薯擺在生鮮食品區販售,可現吃,我當然有買。我可以作證,豆薯吃起來鮮美又清爽,脆脆的口感,感覺好像一吃就變健康了!

什麼是豆薯?

豆薯是根莖類蔬菜,墨西哥菜常見的主角。它在南美洲是街頭小吃,擠一點檸檬汁,再拌上少許辛辣的辣椒粉就可以吃了。豆薯是塊莖,肉質呈白色,每顆小則半磅,大的可達五磅。有些人覺得豆薯像是介於蘋果和馬鈴薯之間,看起來像蕪菁,削掉淡棕色的薄外皮之後,吃起來像蘋果,但又不全然相同。豆薯本身的味道雖然淡而無味,不過就因為這樣,廚師反而很容易將它調理成任何口味,烹煮的方式千變萬化,怎麼料理都吃得到它提供的營養素。

豆薯是低卡、低油、高纖食品,全身上下有九成是水分,但一碗有6克以上的纖維!光這點就夠資格擠進地球健康食物排行榜,當然它也有鈣、鎂、鉀、維生素C、維生素A和β-胡蘿蔔素。一碗(120克)只有49大卡的熱量。(一整顆豆薯熱量只有250大卡,含纖維32克,是大部分美國人一天內攝取纖維量的三倍。)

料 理 很 簡 單

豆薯可以跟馬鈴薯一樣烤來吃,而且它所含的澱粉更少,也適合用炒的。不過就像我那次吃到的,生吃真的很棒!吉特曼博士建議大家嘗試墨西哥做法,加檸檬汁和辣椒,當成零食來吃,保證你吃得心滿意足。

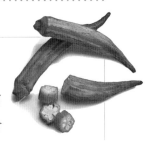

秋葵

美國南方料理中使用秋葵已經有好幾代的傳統。這種營養豐富的綠色蔬菜在十七世紀中期傳到美國,成為殖民時代的重要食

材。在美國內戰期間，南方咖啡豆短缺，就是以秋葵的種子做為替代品。直到現在它仍是廣受喜愛的「美式非洲料理」中不可或缺的一員。

秋葵有十分特別而珍貴的營養組合，它所含的天然穀胱甘肽，據說是體內最重要的抗氧化物，只存在很少數的食材當中。適量的穀胱甘肽是免疫系統的重要支柱，它是淋巴免疫細胞在複製時的必要成分，也是協助肝臟排出毒素的好幫手。

纖維含量高於麥片

秋葵是高纖食品。一般飲食中通常很缺乏纖維質，所以常有人問我要吃什麼補充。標準答案是水果、青菜和豆科植物，而秋葵是最好的選擇。

一碗（160克）煮熟的秋葵熱量只有少少的35大卡，但有4克纖維，比一塊麵包或一碗冷麥片粥來得高。

就蔬菜來說，秋葵的蛋白質含量算高，一碗有3克蛋白質。

熱量少歸少，秋葵有豐富的鈣、鎂、鉀、維生素A、維生素K，還有可預防成長中胎兒神經管缺陷的葉酸。秋葵在印度傳統阿育吠陀醫學中被認為可以平衡各種形式的代謝。料理時可用蒸的、涼拌或烘烤，甚至可以炸來吃，或加番茄和當季蔬菜一起煮。秋葵很適合煮濃湯，因為汆燙時會產生黏稠物質，不論煮湯或燉菜，都可增加濃稠度。

請注意，秋葵的豆莢粗而多纖，採買時盡量選擇光滑、結實、沒有瑕疵、色澤光亮，長度小於3吋（編註：1英吋＝2.54公分）的較佳。

芹菜（西洋芹）

我愛芹菜的理由很多。它能克制食慾，也可以在餐後當零嘴吃（其實任何時候吃都可以），解除想吃碳水化合物的渴望。芹菜蘸一湯匙的杏仁醬或天然花生醬，就是最棒的低醣、高飽足感零嘴。不管有沒有蘸醬，放在塑膠或玻璃保鮮盒裡，都很方便攜帶。吃的時候，在嘴裡咀嚼會刺激唾液分泌，幫助消化，而且很適合加在蔬果汁裡一起打。

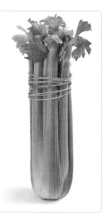

降高血壓，叫芹菜第一名

在治療高血壓的藥性食材中，芹菜可能是最有效的。好幾個世紀以來，中醫都建議用芹菜治療高血壓病人，這確實有實證。

有一項研究顯示，把芹菜萃取後注射到動物體內，結果血壓降低了12%到14%。用在人身上的話，大約4根芹菜的量可達到相同效果。納許維爾高血壓研究中心（Hypertension Institute in Nashville）所長馬克・休士頓（Mark Houston）在開給高血壓病友的飲食清單中，最先提到的就是芹菜。芹菜含有降血壓功效的植物化學成分苯酞（phthalide）。從臨床試驗可發現，這個物質可讓動脈血管壁的肌肉組織放鬆，增加血流量。苯酞也有助於降低壓力荷爾蒙。

芹菜解宿醉

有個民間傳說：古羅馬時代，人們習慣在羅馬特有的狂歡派對後，隔天在脖子上戴芹菜消除宿醉。這可能是在酒吧喝血腥瑪麗時，杯裡總是擺著芹菜條的緣由。話說回來，也許它起源於不可考的都市生活型態吧！

芹菜是我們人體補充硒的絕佳飲食，又因為硒有益於骨骼健康，芹菜也開始變得熱門起來。由於能攝取到硒，芹菜可幫助關節、骨骼、動脈與結締組織的新生。

另外，它還含有一種可阻礙癌細胞生長的炔類化合物（acetylenics），以及酚酸（phenolic acid），有阻絕前列腺素（prostaglandins）助長癌性腫瘤生長的作用。

料 理 很 簡 單

在亞洲，芹菜是少數會跟果汁混合在一起打的蔬菜，我個人非常喜歡以芹菜做為新鮮蔬果汁的基底食材。幾根芹菜、一顆梨，再加上幾片生薑，就成了我最愛的組合。

洋蔥 ★

說到洋蔥的功效，毫無疑問非抗癌莫屬。好幾項令人驚豔的研究都證實吃洋蔥（或其他蔥屬蔬菜）可預防胃癌。一篇刊登在《美國國家癌症研究院期刊》（*Journal of the National Cancer Institute*）的論文曾

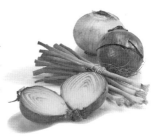

55

指出，吃洋蔥（和其他蔥屬蔬菜如大蒜、青蔥、細香蔥、蒜苗等）可大幅降低罹患攝護腺癌的風險。洋蔥（與其他近親）也被證實具有抗食道癌的功效。

喬治亞州維達利亞（Vidalia）是著名的維達利亞洋蔥產地，當地洋蔥食用量非常大，胃癌死亡率比全國胃癌死亡率少了 50%。有一說是洋蔥內的二丙稀硫（diallyl sulfide）會提高體內一種重要抗癌酵素穀胱甘肽轉化酶（glutathione-S-transferase）的生產力。

骨骼強健靠洋蔥

關於洋蔥幫助健康骨骼生長的重要實證研究至少有兩篇。一篇是由備受各界尊崇的《自然》（Nature）期刊所刊登，研究人員每日以少量乾洋蔥餵食公鼠，結果發現公鼠體內的鈣增加 17%，而先移除母鼠卵巢（因為卵巢會迅速使骨質流失並發展成骨質疏鬆）再餵食洋蔥之後，發現母鼠骨骼也變得比較健康。另一篇是刊登在《農業與食品化學期刊》（Journal of Agriculture and Food Chemistry）的研究，結果發現洋蔥的某種成分會抑制蝕骨細胞（osteoclast）活動。雖然暢銷藥品福善美（Fosamax）也有類似的抑制作用，但是洋蔥除了會讓你在親吻前煩惱口氣不夠清新之外，不會有任何副作用。

洋蔥跟蒜苗、大蒜和青蔥同為蔥屬植物，含多項健康成分，包括硫代亞硫酸鹽、硫化物、硫氧化物，以及其他硫化合物。強烈的氣味代表它含有豐富的營養素，所以切洋蔥時流一點眼淚是值得的。在《歐洲臨床營養學期刊》（European Journal of Clinical Nutrition）刊登的一篇研究報告中指出，洋蔥是少數可以降低冠狀心臟疾病死亡率的食物組合（包括綠花椰菜、茶和蘋果）其中一員，降幅可達兩成。

洋蔥有益過敏與氣喘患者

洋蔥不但能有效地抗氧化，也是抗發炎、抗菌、抗病毒的聖品。我最肯定的是洋蔥的消炎成分，而有益於癌症或心臟病等慢性疾病病患的槲黃素（quercetin），在洋蔥裡面也是含量頗豐。槲黃素是類黃酮的一種，有抗過敏的功效，當營養學家選擇以天然方法治療過敏時，也常會使用槲黃素。槲黃素會阻隔部分的氣管發炎反應，對舒緩氣喘與花粉症有所幫助。人體雖可輕易從洋蔥吸收槲黃素，但如果要以槲黃素做為抗發炎治療的工

具，建議應再藉助槲黃素營養補充品。除此之外，洋蔥跟大蒜一樣也含有可降低血脂與血壓的硫化物。

洋蔥的保健效果會受到品種的影響，味道越強，好處越多。

蒜苗

你可以把蒜苗想像成甜的洋蔥，這種菜很好吃，大部分的人都會在炒菜時加入蒜苗提味。蒜苗當然也有嚴肅的一面，它是蔥屬植物，和洋蔥、蒜頭和青蔥是一家人，含有多種健康成分，包括硫代亞硫酸鹽、硫化物、硫氧化物以及其他硫化合物。

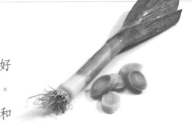

蒜苗含硫化丙烯（allyl sulfides）等可預防癌症的活性物質，人體內促進癌細胞生長的激素或化學作用會被硫化丙烯切斷。經研究證實，攝護腺癌和腸癌罹患風險的降低，和經常食用蔥屬植物有關。此外，蔥屬植物的硫化物能讓血液不易凝塊，降低中風和心血管疾病的發生機會，還能減少LDL-C低密度脂蛋白膽固醇（壞膽固醇）的濃度。蔥蒜類的菜也能幫助降血壓。

從頭到腳都好

吃蒜苗不只是吃一般人常用來爆香的白色球莖段。天然食物專家伍德還會用到上半段長得像小拖把的支根，它們含有豐富的礦物質，也為菜增添風味和營養。她建議切下這段高纖的支根，先泡在水中去沙，沖洗後切碎，再跟青菜一起炒或煮湯。

蒜苗含兩種有益視力健康的類胡蘿蔔素：葉黃素與玉米黃質，一段54大卡的蒜苗就可提供1691微克。由於葉黃素和玉米黃質具有預防成人視力頭號殺手「黃斑部病變」的功效，是目前當紅的營養明星，吸引許多科學家投入研究。蒜苗還有纖維、鈣、鐵、鎂、磷、鉀、維生素K和超過1,400 IU的維生素A。

苦白苣（比利時苦苣、闊葉苦苣、法國苦苣）

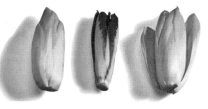

苦白苣是菊苣家族的一員，跟菊苣是近親，吃起來特別爽口，略帶苦味。比利時苦苣也叫做法國苦苣，外形嬌小，白色葉片向內合抱呈圓柱狀。縐葉苦苣（curly endive）常被誤以為是菊苣，有綠色葉緣，葉片縐摺，摸起來刺刺的（微苦）。還有闊葉苦苣，味道比縐葉苦苣和比利時苦苣溫和一些。

二碗（100克）苦白苣熱量只有8大卡，營養素卻非常豐富，有鈣質26毫克、鐵質0.5毫克、鉀157毫克、葉酸71微克，還有超過1,000 IU（其中650是 β-胡蘿蔔素）的維生素A和強健骨骼的維生素K。

料 理 很 簡 單

教大家做健康綠色生菜沙拉！這是我的最愛：苦白苣加核桃和切片西洋梨，喜歡藍紋乳酪和橄欖的人可以加一點，拌好再淋上橄欖油增添風味。

茴香

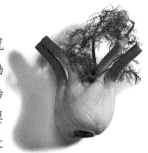

有時候植物與生俱來的藥效會在我們意想不到的情況下發揮功能，茴香就是最好的例子。以嬰兒腹絞痛為例，雖然是常見的毛病，也非嚴重的惡疾，但仍會給父母帶來不少心理和生理上的負擔，是值得注意的嬰兒病。目前鹽酸雙環胺（dicyclomine hydrochloride）是唯一有效的藥物，但約有5%的嬰兒服藥後會出現嚴重副作用，甚至有致命的可能。如果有什麼植物性藥物可用來治療就再好不過了。

茴香拯救小嬰兒

2003 年第 9 卷《健康與醫學的另類療法》（*Alternative Therapies in Health and Medicine*）期刊中登載一篇檢驗茴香籽油對嬰兒腹絞痛影響研究，茴香治好六成五嬰兒的腹絞痛，

效果顯著，減少了應接受進一步醫療的人數，而且沒有觀察到任何副作用。但在得知茴香可以治嬰兒腹絞痛之後，我們很自然地會想知道它的其他好處。

　　一項抗癌研究檢驗了含包括茴香籽在內的各種天然草藥複方的營養補充品，發現到茴香可抑制某些腫瘤的生長。乾燥後的茴香果實裡面含精油，有各種促進健康的成分，包括茴香腦（anethole，有甘草味）、槲黃素（quercetin，一種消炎的類黃酮）、檸檬油精（limonene）。而實驗室的研究則發現，茴香油可以解除腸道平滑肌的痙攣；茴香似乎能幫助排氣和腹部絞痛。印度餐廳在客人用餐後，常會提供一盤茴香幫助消化，恢復口氣清新。

料理很簡單

數匙乾燥的茴香籽壓碎後立即沖沸水，浸泡10分鐘，再濾掉茶渣，就是一杯很棒的茴香茶。

小常識

《民眾藥房》（*The People's Pharmacy*）作者，藥草專家喬與泰瑞莎·古瑞登（Joe and Terry Graedon）建議懷孕婦女避免使用茴香油或茴香萃取物。對芹菜、胡蘿蔔、蒔蘿或大茴香過敏者也應禁食茴香。

茴香（fennel）是希臘文中「馬拉松賽跑」的意思。其由來可追溯到西元前490年，當時希臘人是在一片茴香田裡打敗波斯人，然後傳令兵帶著戰勝的消息跑回42公里又352公尺遠的雅典，從此馬拉松賽跑的距離就固定為茴香田到雅典城之間的長度。

胡蘿蔔 ★

當有人提到「健康食物」時，最先浮現在你腦海中的會是什麼？很多人會想到胡蘿蔔。著名的自然醫學醫師麥克·莫瑞（Michael Murray）把胡蘿蔔視為「蔬菜之王」，而且理由充分。近來的人體研究也指出，每天只要吃少許胡蘿蔔，就有可能減低五成罹患肺癌的風險。

59

我們應該嚴肅看待這種優質蔬菜的抗癌效果。胡蘿蔔富含類胡蘿蔔素，是存在於植物中、具有抗氧化功能的化合物，對於健康有多方面的益處。你也許聽過β-胡蘿蔔素，但這只是500多種類胡蘿蔔素家族成員中的一分子，有些研究指出，其他類胡蘿蔔素也許更值得注意。例如罹患膀胱、子宮頸、攝護腺、大腸、喉頭和食道等部位的癌症風險降低五成，和更年期乳癌風險降低兩成，都被認為跟大量攝取類胡蘿蔔素有關。

此外，胡蘿蔔也含有大量有益健康的α-胡蘿蔔素。日本京都府立醫科大學一組生化團隊中的村越倫明博士（Michiaki Murakoshi），他在美國國家癌症研究院的《癌症周報》（*NCI Cancer Weekly*）中發表報告，聲稱α-胡蘿蔔素在抑制腫瘤生長方面，比β-胡蘿蔔素表現更好。

數年前曾有一項設計不良的研究指稱β-胡蘿蔔素沒有任何抗癌價值，主要因為其研究對象全都是老菸槍，實驗使用合成的β-胡蘿蔔素，在人體內的作用與天然胡蘿蔔素大不相同。從這個研究中可以學到，我們必須單獨看類胡蘿蔔素的效果，而且要使用天然形式而非合成的產品。哈佛大學公衛學院流行病學暨營養學系主任沃爾特‧威立特（Walter Willett, Ph.D.）表示，有十幾項研究都證實多吃富含類胡蘿蔔素的蔬果與心血管疾病的降低有關，更不用說降低攝護腺癌、肺癌、胃癌、大腸癌、乳癌、子宮頸癌與胰臟癌的罹患風險。

聽媽媽的話

如果要列出「媽媽永遠是對的」清單，請記得加入胡蘿蔔。胡蘿蔔真的對眼睛很好，它提供了葉黃素和玉米黃質兩種類胡蘿蔔素，當它們同時作用時，不但可以保護眼睛，還能預防罹患視網膜黃斑部退化和白內障。α-胡蘿蔔素和β-胡蘿蔔素都會在體內轉成維生素A。維生素A不但是絕佳的抗氧化物、免疫系統增強劑，更會強力促成眼睛產生「視紫質」（rhodopsin），這是眼睛適應微弱光線所需要的紫色素，具有提高視網膜感光區敏感度的作用。如果缺乏維生素A，最後會導致夜盲症。

三根大小適中的胡蘿蔔，含鈣60毫克、鉀586毫克、少量的鎂、磷和維生素C，當然還有含量高達30,000 IU的維生素A，15,000單位的β-胡蘿蔔素和6,000單位的α-胡蘿蔔素，以及5克的纖維。

胡蘿蔔煮來吃

煮過的胡蘿蔔營養成分會稍有改變，也使一些營養素有更多的生物學效應。胡蘿蔔不管生吃或熟食，對健康都好。而由於類胡蘿蔔素和維生素A都是脂溶性，且溶於油脂後比較好吸收，所以搭配一點油脂食用，可吸收到效益最高的類胡蘿蔔素。

料理很簡單

胡蘿蔔是打蔬果汁的常用食材，排毒療程中也經常看到胡蘿蔔汁。打汁要用到很多胡蘿蔔，而且也喝不到纖維，反而提高糖分的濃度。這不是指胡蘿蔔汁不健康，只是要提醒正在做血糖控制的讀者。將胡蘿蔔和一些低糖蔬菜（如菠菜和綠花椰菜）一起打，可以減低糖分。

小常識

胡蘿蔔的高GI值，使得低醣飲食控制者對它敬而遠之，評價也不好。其實GI指數並不是最重要的，我們要看的是食物升糖負荷。GI是根據50克的碳水化合物來測量，而負荷值則是根據真實生活會吃到的量所測出的結果。一根胡蘿蔔只有4克的碳水化合物，所以升糖負荷簡直低到不行（在0到40分以上的尺度表上只有3分），這才是我們用來參考的指標。要讓血糖大幅上升，需要吃很多很多的胡蘿蔔。即便如此，有些我很敬重的治療肥胖症醫師還是建議病人注意胡蘿蔔的攝取量。至於其他人，我認為可以放心吃。

南瓜

講到南瓜（pumpkin），美國人總是會聯想到感恩節和萬聖節，不過現在最好先忘掉這種狹隘的觀念，重新認識這個集諸多優點於一身，過去不小心被忽略的超級食材。南瓜的熱量低得可以，但營養價值卻極高。

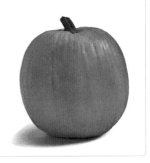

舉例來說，南瓜是重量級的含鉀蔬菜，一碗（245克）南瓜泥熱量僅49大卡，卻有高達564毫克的鉀質（比一根中型香蕉多出33%）。

為什麼特別挑這兩種微營養素來講？因為人體內鉀和鈉的平衡對健

康影響很大，兩者一起作用可維持身體的水平衡，並連帶影響其他身體機能，比如血壓。

關於鉀可預防高血壓的原因，可能是鉀的增加會促使體內也提高鈉的分泌量。許多研究指出，鉀質攝取較多的人跟攝取較少的人相比，血壓相對較低。遠古時代的人吃的鹽比鉀低七倍，在現代西方社會則反過來，鹽比鉀的攝取高出了三倍。

南瓜減少中風的機率？

有好幾項大型流行病學研究顯示，中風機率會伴隨著鉀質攝取的提高而減少。這很值得我們注意。有一項研究針對43,000名男性進行八十七年的追蹤研究後，發現前20%鉀質攝取最高的人（每日平均約4,300毫克）跟倒數20%的人（每日平均約2,400毫克）相比，只有62%的中風機會。反向的關係在高血壓的男性身上又更加顯著。

有四項大規模研究的結果，證實鉀質攝取和骨礦物質密度之間有顯著的正相關。仔細想想，這個結果並不意外。當我們吃進酸性飲食時，身體必須想辦法中和，就會釋出骨質中鹼性的鈣鹽來平衡體內酸質。因此，多吃南瓜這類高鉀蔬果可降低飲食當中

的酸性成分，幫我們保住骨本。

運動員最佳選擇

體育選手體內的鉀會在運動過程從肌肉或在出汗時流失，所以更需要補充。鉀不足容易造成抽筋（以及心血管運作不規律），因此如果有病人表示會肌肉抽筋，我最先想到的是礦物質攝取不足所導致，特別是鉀、鎂和鈣。

南瓜光是有高含量的鉀，就足以突顯其重要性，不過它還有別的優點。一碗（245克）南瓜泥含有5,000微克的 β-胡蘿蔔素、853微克的 α-胡蘿蔔素，還有可降低罹患肺癌與腸癌機會的 β-隱黃質3,500微克。有研究顯示，β-隱黃質可使罹患肺癌的機率降低30%以上，並且降低類風溼性關節炎的風險達41%，所以南瓜似乎具備強力的抗氧化特性。

靈魂之窗向你致敬

同為類胡蘿蔔素，保護眼部健康與視力的明星營養素，葉黃素與玉米黃質，越來越受到矚目，在南瓜的含量超過2,400微克。另外，南瓜含有維生素A 12,000 IU，以及少量的鈣、鐵、鎂、磷。一碗（245克）南瓜有超過2.5克的纖維。

料理很簡單

別忘了我們需要油脂來幫助類胡蘿蔔素的吸收，所以煮的時候要放點奶油或橄欖油。喜歡甜食的人，可加一點木醣醇，當成馬鈴薯泥的替代品，更健康，而且我認為更加美味。

....

纖維

我這幾十年來一直在對抗穀類是主要纖維供應源這個老觀念。穀類的纖維含量從包裝盒上的標示就一清二楚。而南瓜完全不同。隨便一片普通大小的麵包或一份中等分量的冷麥片，纖維量大約在1至3克，還附帶會使血糖上升的澱粉質，更不必提麩質和高果糖玉米糖漿。至於南瓜，一碗（245克）的熱量有49大卡和足足7克的纖維。而麵包一片的熱量至少100大卡，其他營養素少得根本不值得一提。地球上沒有一片麵包的纖維含量可以跟一碗南瓜泥相提並論。

如果你覺得這沒什麼，不妨去看看流行病學研究，每個結論都會告訴你，健康的人從飲食中攝取的纖維量都很高。本書初版完成以後，我和麥斯利醫師在美國營養學年會上發表研究，指出纖維是減重成功與否的重要預測因子。纖維的角色不容忽視，它減緩糖分進入血流的速度（削弱升糖的影響）、幫助消化，也提供腸道內好菌的生長所需。腸內益菌吸收纖維時，會製造如丁酸等很重要的營養素，讓腸壁健全，也促進代謝。每天一碗（245克）南瓜，你便能攝取到20%到25%的每日建議纖維量。

小常識

南瓜子本身也具備藥性，詳閱第182頁。

美洲南瓜（冬、夏）

美洲南瓜（squash）基本上分成兩種：冬南瓜與夏南瓜。雖然這兩種有不少共同之處，但不完全一樣。最早的南瓜是取種子來吃，一萬年前的品種沒有太多果肉，味苦且不可食，和現在我們市場上看到的截然不同。外形摩登的美洲南瓜原是生長在南美洲的野生種，後來遍布全美洲，再被哥倫布帶往歐洲。現在全世界都有種植。

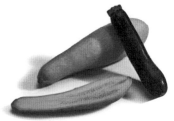

夏南瓜與冬南瓜哥倆好

夏南瓜的品種很多，包括西葫蘆（zucchini，編註：在台灣市場上習慣稱「櫛瓜」）、曲頸南瓜（crookneck squash）、飛碟瓜（pattypan Squash），它們跟所有蔬菜一樣，含有許多有益健康的礦物質鉀。一碗（180克）煮熟的夏南瓜所提供的鉀質，是普通鉀質營養補充品的三倍多。此外，還有維生素A、β-胡蘿蔔素，最棒的是有超過4,000微克的葉黃素和玉米黃質，兩種成分都屬於保護眼睛的類胡蘿蔔素。

冬南瓜也有許多品種，最常見到的有橡果南瓜（acorn squash）、胡桃南瓜（butternut squash）和魚翅瓜（spaghetti squash，又稱義大利麵瓜，南瓜也是屬於這類）。冬南瓜的碳水化合物含量較夏南瓜高，而且幾種冬南瓜之間也有一些明顯差異。橡果南瓜纖維量最多，一碗（245克）煮熟的橡果南瓜有9克纖維，是本書所有食材中纖維含量最高的一種，每大卡提供的纖維量也是最高的（一碗橡果南瓜熱量115大卡）。另有豐富的鉀，含量高達896毫克，以及2毫克左右的鐵質。魚翅瓜幾乎不含熱量（每碗42大卡），纖維也較少（2.2毫克），有少量的鉀和維生素A。

胡桃南瓜是維生素A的巨人，每碗（240克）含量高達22,868 IU。另外，β-胡蘿蔔素與α-胡蘿蔔素也很多，α-胡蘿蔔素比較不為人知，但對健康有不少益處。胡桃南瓜在南瓜中比較特別，因含有大量的β-隱黃質，這是一種可能降低肺癌罹患機率的類胡蘿蔔素。刊登在《癌症流行病學生物標記與預防》的一項研究，以63,000多名中國人為追蹤對象，結果發現吃最多含隱黃質食物的人，肺癌風險降低27%。其他研究也指出，不管是直接吸菸或是吸入二手菸，只要有菸草致癌物暴露就會導致維生素A缺乏。所以多攝取維生素A也許會減緩對人體的傷害。維生素A也是刺激免疫系統的好幫手。

吃美洲南瓜減重

美洲南瓜的好處之一就是飽含水分。賓州州立大學芭芭拉·羅斯博士（Barbara Rolls）做了不少研究，將體積大、熱量低的高含水量食物歸為「高分量食物」。由於吃得飽，熱量又低，所以高分量食物是減肥計畫中的必備要素。雖然不同品種的美洲南瓜所含纖維質有多有少，但整體來說，美洲南瓜纖維量夠多，又不會讓我們吸收太多熱量。高纖飲食的好處不可

勝數，可降低心臟病和癌症的風險，一般都會建議有消化系統毛病如憩室症的人多吃美洲南瓜之類的高纖食品。

本書自從出第一版以來，大家越來越認識纖維質的好處。2005年，我和麥斯利醫師在美國營養學年會上發表我們追蹤十年的研究結果，纖維攝取量是減重成功與否的重要預測因子。還有一項爆炸性的人類微生物群系研究，也證實纖維能促進微生物群系的健全。而這項發現之所以重要，在於不健全的微生物群系跟焦慮、憂鬱、肥胖，甚至精神分裂，都是有關聯的。

料理很簡單

我要向大家介紹一個絕妙的料理法，不過最好是選用胡桃南瓜。首先，將胡桃南瓜削皮、去籽，切成薯條狀；烤盤以噴霧方式薄薄地噴上一層油，或者塗一點橄欖油或奶油；放上「薯條」烤約40分鐘（20分鐘時翻面）；最後再以海鹽或其他香料調味。我是放薑黃粉，很瘋狂吧！我做什麼菜都會放薑黃粉。下次如果孩子吵著要吃速食，就準備這道點心吧！不但健康，吃起來風味絕佳。

小常識

不曉得是什麼原因，很多控制血糖的人不敢吃美洲南瓜，以為它們的GI指數或是升糖負荷很高。不過，有做這項升糖值的，包括權威的糖尿病專家大衛·門多薩（David Mendosa）、雪梨大學（升糖研究先驅）或是著名的《美國臨床營養學期刊》2002年卷，都沒有顯示美洲南瓜具有高升糖特性。基本上這是大家的猜測：冬南瓜很可能比其他綠色蔬菜（也許是中等升糖度）有較高的升糖負荷，而夏南瓜的碳水化合物只有冬南瓜的三分之一，所以升糖性會比較低。請注意，我這只是跟大家一樣在推測。

即使在嚴禁攝取碳水化合物的情況下，美洲南瓜高升糖性的說法，我覺得仍過於小題大作。它是一種高纖、低卡、富含纖維的蔬菜，不管正在進行低醣或其他飲食法的人都可以盡情享用。正如我的老友布羅赫斯博士（營養學家，也是美國農業部研究員）所說的，「沒有人會因為吃豌豆和胡蘿蔔而變肥。」同樣的話也可以完全套用在美洲南瓜。

65

茄子

當看到顏色鮮豔的蔬果時，那一定是大自然賜予的顏色，保護植物不受周遭環境因素的破壞，像是過度曝晒在太陽光底下導致自由基的危害。藍莓的藍色素、小紅莓和西瓜的紅色素，還有黃椒的黃色素……等，都含有不少抗氧化植化物，這不僅能讓植物免受環境危害，同時也為人類體內的細胞與DNA帶來相同效果。當然，具有深紫色外皮的茄子也不例外！

紫色的高營養價值

從深紫色素當中，我們可以分離出一種名為茄黃酮苷（nasunin）的物質，它是花青素的一種，為功效強大的抗氧化物。研究顯示，這種物質會吃掉人體內的惡棍「自由基」，自由基不但會傷害細胞與DNA，身體的老化也跟它有關。

茄黃酮苷也會防止體內發生脂質過氧化作用（lipid peroxidation），也就是不讓油脂變質腐敗（比如LDL膽固醇）。大腦最容易因氧化受損，而研究顯示，花青素對動物腦部組織具有高度的防護效果。也有一些研究顯示茄黃酮苷會綁住鐵質，不會因體內儲存過多的鐵質而形成危害。

熱量適中又吃得飽

茄子雖然不是營養界的大牌，不過擁有富含纖維質的優點，一碗（99克）的量就含有2.5克纖維，熱量只有35大卡，而且還吃得飽。我平常會去加州影城一家小而美的日本餐廳，它看起來就像東京街頭才會有的店，他們有一道茄子料裡，蘸上味噌和薑混合的醬料，味道令人驚豔。用一條完整的茄子就可以做一餐，而且熱量只有132大卡。

茄子搭橄欖油也很好吃，如果要為家人準備生菜沙拉，可將一整條茄子切片加進去，這等同於在生菜中增加18.5克的纖維和1,260毫克的鉀，還有菸鹼酸（niacin）、葉酸、鈣、鎂、磷與植物固醇（phytosterol）。

料 | 理 | 很 | 簡 | 單

日式吃法是搭配味噌和薑混合的醬料，只要醬料蘸得恰到好處，就是一道健康美味的料理。若是再加2顆蛋，補充蛋白質（我知道很少人這麼做，不過真的不賴），就變成營養完整、熱量適中又好吃的一餐。

有趣的是，茄子被視為水果而非蔬菜，從植物學觀點來看，它其實是漿果類。有興趣的人可以動腦想想為什麼？它跟馬鈴薯和番茄有親戚關係，是茄科植物的一種。

小常識

茄子跟所有茄科植物一樣，都含有茄鹼（solanine）。理論上，如果茄鹼沒有在腸道裡被破壞，就會產生毒素，但這通常不會發生。「關節炎與茄鹼研究基金會」（Arthritis Nightshades Research Foundation）董事長暨佛羅里達大學榮譽教授諾曼·齊爾德（Norman Childers）博士推測，某些骨關節炎患者可能無法自行摧毀茄鹼，導致茄鹼被身體吸收，使病情因此加重。雖然目前還沒有嚴謹的臨床試驗證實，我倒也是認為有些個案在飲食方面的許多毛病，是出於代謝和解毒能力的問題。有人可以輕易把不好的物質排出，有些人卻怎麼樣都不行。提出「茄鹼會加重關節炎」論點的人，主張戒茄鹼六週以上病情才會好轉。這個訊息也許只對小部分人有參考價值，不過值得一提。

番茄

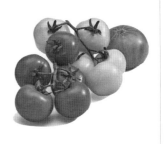

從植物學來看，番茄是水果；技術上來看，它是漿果；就法律面而言，它是蔬菜。這可不是我隨便說說的，根據美國最高法院1893年的判決，番茄最常被當成蔬菜食用，所以應歸為蔬菜類。

多吃番茄抗攝護腺癌

煮過的番茄，尤其是跟油一起煮過後會飽含茄紅素（lycopene），這是類胡蘿蔔素的一種。有研究提出強而有力的證明，認為茄紅素跟攝護腺癌的風險降低有顯著相關。早在1995年，《美國國家癌症研究院期刊》登載一篇哈佛大學的研究，內容是觀察47,000多名年紀介於40歲到75歲之間男性的飲食習慣。研究結果發現每週食用十份番茄、番茄醬、番茄汁或甚至是披薩的人，罹患攝護腺癌的風險比只吃少於兩份的人少了45%。

幾年後，底特律的卡瑪諾斯癌症研究所（Karmanos Cancer Institute）在另一次實驗中，提供茄紅素補充品給

30名攝護腺癌患者服用，結果發現食用茄紅素補充品組別的腫瘤較小，擴散程度也較輕微。更令人驚喜的是，服用茄紅素的受試者腫瘤竟然開始縮小，並且降低腫瘤惡性。

茄紅素不只是抗攝護腺癌，更有明確證據顯示可預防肺癌和胃癌。另有初步研究發現，它也可以對抗胰臟癌、結腸直腸癌、食道癌、口腔癌、乳癌、子宮頸癌等。茄紅素會保護心臟不受氧化作用的傷害，並且降低心臟病發作的機率。《美國心臟期刊》（*American Heart Journal*）有一篇研究報告也指出，富含抗氧化物的番茄萃取物，可做為第一級高血壓病患降低血壓的治療工具。

給我番茄，其餘免談

茄紅素的抗癌特性是，如果跟油脂食物一起吃，如酪梨、橄欖油或堅果等，功效將會發揮得更徹底。因為胡蘿蔔素是脂溶性營養素，想要充分吸收的話，最好要有一點油！

番茄除了茄紅素之外，還含有許多抗氧化物可預防人體疾病，例如抗氧化物三巨頭：

- zera-胡蘿蔔素（zera-carotene）
- 八氫茄紅素（phytoene）
- 六氫茄紅素（phytofluene）

科學家相信這三巨頭具有強力預防疾病的效果。如果這樣還不夠，番茄裡面所含的酚酸也可抑制體內亞硝胺（nitrosamine，一種致癌化合物）的形成，達到預防肺癌的目的。

番茄的成分還包括保護眼睛的葉黃素，對眼部健康非常重要，因為我們視網膜就有葉黃素，它的存在能確保視力健康。番茄裡的葉黃素具有預防老人視力頭號殺手「黃斑部病變」的功效，也可加強視力、預防動脈硬化症或減輕症狀。

像番茄這樣的水果，喔不，是漿果，或者應該說是蔬菜……在一百年前還被誤認成有毒的水果，現在總算獲得平反了。

自然熟成的番茄最好

番茄是供應維生素C的良好來源，不過維生素C大多是濃縮在包覆種子外圍的果凍層中。番茄含有維生素C和B群、鉀和磷，不過請注意，在溫室熟成的番茄，維生素C只有在藤蔓上生長的一半。

有些番茄在青澀的階段就被採下，再利用乙烯來人工熟成，過度商業化處理的結果就是好看不好吃。可能的話，最好跟農夫直接購買自然熟成的番茄，味道會很棒。

番茄是茄科植物。綠色番茄含茄鹼，可能會加重關節炎病情。雖然有些人認為這個論點缺乏有力的佐證，不過許多醫師還是建議關節炎患者不要吃茄科蔬菜。關節正在痛的人也許應該停吃。有些權威醫師認為病患應完全脫離茄鹼持續六週以上，病情才會好轉。專家通常會建議有胃食道逆流問題的人避免吃番茄。

甜椒

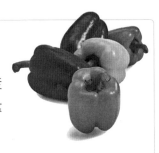

在洛杉磯和紐約這兩個我待過的都市，逛進農人自產自銷的小市集可以看到堆積如山的各色蔬果。只要靠近細看，你會發現最亮眼的色彩幾乎都是來自甜椒。

甜椒有各種形狀和顏色，黃、紅、橘……以綠色最為普遍，我甚至還看過紫色的甜椒，非常美麗。如果仔細找的話，也許還會發現罕見的黑色甜椒。

甜椒與辣椒的差別

說起來辣椒和甜椒都是辣椒屬（capsicum）植物，其拉丁文原意為「盒子」。兩種植物最主要的差別，在於辣椒含有辣椒素（capsaicin），食用後會產生火燒般的感覺，用來調味。甜椒不含辣椒素，可以當成蔬菜吃，越成熟營養素就越多，吃起來也更可口。一般來說，外皮薄的口感像辣椒，皮厚的甜度較高。許多甜椒剛長成時是綠色的，成熟後才會變色，其中以紅色最甜。事實上紅色才是熟透甜椒的顏色，口味也不像綠色未熟時那麼生。

料理很簡單

甜椒熱量低，當零食最好，而且配什麼都好吃，我會拿來當蘋果生吃，或是配點細起司。將甜椒切絲之後，拌上水牛起司和特純橄欖油也很好。做生菜沙拉或炒來吃，同樣秀色可餐。

在營養方面，甜椒提供豐富的維生素C與維生素A（β-胡蘿蔔素）和礦物質鉀，還有維生素K，有越來越多證據支持它可強健骨骼。甜椒是少數

含有茄紅素（lycopene）的食物。茄紅素是類胡蘿蔔素的一種。許多研究都指出類胡蘿蔔素跟攝護腺癌降低有顯著相關。雖然茄紅素在甜椒當中的含量不算高，但與其他食物相比已經很多，而且只要存在，再少量都有幫助。

吸菸者要多吃甜椒？

雖然早期的研究發現利用 β-胡蘿蔔素戒菸的效果不如預期，不過甜椒的天然維生素A與其他成分還是具有保護作用。紅椒裡的類胡蘿蔔素「β-隱黃質」（β-cryptoxanthin）也許可降低罹患肺癌的風險。有一篇刊登在《癌症流行病學生物標記與預防》的研究，追蹤超過63,000名中國人，結果發現吃最多有隱黃質食物的人罹患肺癌風險比一般人少了27%。還有一些研究也指出，不管是直接吸菸或是吸入二手菸，只要有菸草致癌物暴露，都會導致維生素A不足。所以多吃富含維生素A的食物可減緩菸對人體的傷害。此外，維生素A也是活化免疫系統的好幫手。

甜椒的小缺點

甜椒與茄子和番茄相同，都是茄科（nightshade family）植物，含有大量生物鹼，這是一種對生理影響甚鉅的化學物質，許多藥物都有這種成分，包括咖啡、鴉片、瑪啡、海洛因、顛茄等。不過，成熟後的茄子、番茄和甜椒等蔬果，生物鹼含量非常少，不會因吃了甜椒而產生迷幻感。而且經過烹煮後，生物鹼成分幾乎減少一半。但茄科植物另一種成分「茄鹼」（solanine），對關節炎患者的影響比較大，許多醫師都禁止病患食用茄科植物。雖然沒有非常具說服力的研究證實這個理論，但是很多病患在停止吃茄科植物後，症狀的確有所改善。關節炎與茄鹼研究基金會董事長齊爾德醫師認為，有些骨關節炎患者的腸道也許沒有處理茄鹼的能力。

番椒（辣番椒：紅辣椒、紅番椒、墨西哥辣椒）

你可能會認為，胃不舒服的時候，千萬不能吃辣椒。這個看法不一定正確。目前至少有一篇研究告訴我們，辣椒含有可以保護胃壁的活性成分。當然這個研究是以老鼠做為實驗對象，不過依然有參考價值。辣椒中的活性成分

——辣椒素（capsaicin），具有許多益處與功能。

辣椒富含多種營養素，包括 β-胡蘿蔔素、葉黃素與玉米黃質這兩種護眼類胡蘿蔔素，以及維生素C。也許正是高含量的維生素C使辣椒成為治感冒與咳嗽的常用天然藥方。食用辣椒也可能讓人感到幸福。辣椒素會在人體內與一種名為TRPV1的蛋白質產生交互作用，使其活化，造成一連串的反應，最後讓大腦接收到熱（失火了！）的訊息。在這一串連鎖反應中還會分泌物質P，把疼痛訊息傳到腦部。

大腦接收到疼痛訊息的反應，就是釋放帶來幸福感的腦內啡。腦內啡（endorphins）被認為是製造「跑步者愉悅感」的主因。這說明了為什麼吃到辣椒素會使人開心。

而物質P的出現，也會刺激多巴胺的分泌，這是一種帶來興奮與期待感的神經傳導素。正因為如此，吃辣椒有時會使人精神為之一振，就像2008年希拉蕊告訴《紐約時報》記者，吃辣椒帶給她許多能量。

辣椒鎮痛？

把辣椒中的活性成分辣椒素抹在皮膚上，會產生溫熱的感覺。辣椒也是鎮痛膏的常見成分。辣椒素是血管擴張劑，能促進血液循環，讓體溫上升。新鮮或製成粉末的辣椒產品可提高新陳代謝。有一項老鼠實驗，發現辣椒素會提高能量代謝並阻礙體脂堆積。這很有道理，因為吃辣椒確實會讓人流汗。

辣椒一向被用來幫助消化，促進食慾。雖然有點違反直覺，不過辣椒並不會刺激胃，反而會殺死引發胃潰瘍的細菌，刺激胃壁分泌保護液。印度的阿育吠陀醫療以辣椒來治病，但使用時很謹慎。至於腸炎患者就不建議食用辣椒了。

紅辣椒富含維生素A，它與青辣椒都含有纖維質、鉀、葉酸和鐵質。膚質敏感的人在處理辣椒時要戴上手套。外形小而尖的辣椒，味道會比較辛辣。

小常識

動物實驗與人體實驗都發現，吃有加辣椒的菜會幫助燃燒油脂與熱量。《美國臨床營養學期刊》（*American Journal of Clinical Nutrition*）2006年7月刊登的一篇研究報告，顯示辣椒可以控制胰島素濃度。研究對象吃了拌入辣椒的食物後，血中胰

島素降低，表示辣椒裡有某種成分可清除血液中的胰島素。胰島素過高是許多疾病的危險因子，不管是心臟病、肥胖或阿茲海默症，所以辣椒這個副作用對我們是有益的。研究人員推測辣椒素應該是幕後功臣。順道一提，體重越重，降胰島素的效果越顯著。

馬齒莧

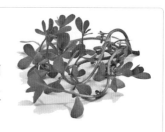

在網路搜尋「馬齒莧」，會出現許多有關農作類的網頁，教農夫如何清除這種被多數人誤認為雜草的植物。其實馬齒莧是營養價值很高的蔬菜。亞洲和歐洲人會在自家花園種植，也可入藥。幾個世紀以前，馬齒莧在印度是糧食作物，目前則是遍布美洲的野生植物。美國散文作家梭羅（Henry Thoreau）的《湖濱散記》中有一段提到摘馬齒莧來水煮，做成「一道令人心滿意足的馬齒莧晚餐」。

馬齒莧富含omega-3脂肪酸

馬齒莧內含的 omega-3 脂肪酸之高，為其他綠葉蔬菜遠所不及，因此才以健康食物的姿態一舉成名。一碗（100克）新鮮馬齒莧約有 300 到 400 毫克 α- 次亞麻油酸，跟亞麻籽中的一樣。馬齒莧另有少量長鏈 omega-3（DHA 與 EPA），通常只存在於魚類和魚油當中。Omega-3 脂肪酸可以消炎，對心臟很好，對高血壓、第二型糖尿病、冠狀心臟病和憂鬱症患者也有助益。Omega-3 攝取越多，越有益健康！

除了omega-3，馬齒莧還提供其他營養素。著有《Omega計畫》（The Omega Plan）一書的亞特米思‧西茂普羅斯醫師（Artemis Simopoulos）在《美國營養學院期刊》以專文〈常見的馬齒莧：omega-3脂肪酸與抗氧化劑的供應者〉討論馬齒莧。一碗（115克）煮熟的馬齒莧可帶來90毫克的鈣、561毫克的鉀，還有高於2,000 IU的維生素A。

料 理 很 簡 單

馬齒莧的莖與葉都是生菜沙拉的好材料，可汆燙、煮湯、燉菜或和蔬菜一起煮。我們常會在健康食品店的綜合沙拉產品中看到馬齒莧的蹤跡，它的味道溫和，帶點酸甜，嚼起來頗有口感。

甜菜 ★

本書自第一版推出後，甜菜逐漸在營養學領域取得超級明星地
位，尤其是運動界。甜菜富含硝酸鹽，經代謝後會成為氧化氮，
這是對人體非常重要的物質。甜菜之所以大受歡迎，主要是由於
我們開始認識氧化氮的好處，它可以擴張血管，降低血壓，據
說也能增加肌肉在運動狀態的血液循環。運動員現在都吃甜菜
根營養補充品，希望靠甜菜來製造氧化氮，讓他們充滿能量，表現傑出。

許多注重全方位理論、整體法學及東方傳統觀念者，都認為甜菜具有養肝清血的絕佳功效。甜菜之所以成為多汁蔬菜類的要角，並非浪得虛名。甜菜青素（betacyanin）是使甜菜呈現紅色的成分，一沾到衣服和皮膚就很難洗掉。甜菜青素也會使尿液變紅，所以喝完甜菜汁之後上廁所，千萬不用大驚小怪！

甜菜有益心臟

甜菜是飲食中甜菜鹼（betaine）的重要來源，也可提供葉酸，這兩種營養素同時作用，可降低高半胱胺酸的潛在毒性。高半胱胺酸是天然生成的物質，是一種對血管有害的胺基酸，易使人罹患心臟病、中風、失智及周邊血管疾病，例如大腿與腳部血液循環不良。

甜菜的鉀含量非常高，是確保心臟正常運作的重要礦物質。我們老祖宗的飲食習慣是高鉀低鈉，鉀高於鈉的比例對人體才是好的；但鈉和鉀在現代飲食中的比例卻反轉過來，甜菜裡的鉀就正好可矯正這種不平衡。水果（如香蕉）和蔬菜裡都含有鉀，而兩顆甜菜鉀含量就高達528毫克，可說是最好的鉀供應來源。除此之外，它還有鎂和少量維生素C。

料 理 很 簡 單

甜菜用烤的、水煮、蒸的，或是切絲加入生菜沙拉都可以。用來打果汁也很適合，不過甜菜味道濃厚，通常會再搭配胡蘿蔔、蘋果、菠菜，或者是薑汁。

食用低醣減肥餐的朋友不太會讚美甜菜，因為甜菜的糖分比較高。這點沒錯，不過它不是高到一點都碰不得，除非你的身體對糖的反應極端

敏感，或許像是《糖尿病飲食》（*The Diabetes Diet*）作者理查‧本斯坦醫師（Richard Bernstein）和其他糖尿病專家必須處理的病況，甜菜就被列入「碰不得」的黑名單上。至於其他人，甜菜可是菜單上的一道佳餚，尤其葉子含有鈣質、鐵質、維生素A和C，比根部更具營養價值。

瑞士萘菜 ★

剛開始查詢瑞士萘菜的營養成分分析資料時，我必須反覆查證，因為它的營養實在太豐富了，讓我誤以為是印刷錯誤。但事實如此，資料沒有錯。瑞士萘菜可說是最佳的營養電力站，提供多項好處，卻幾乎不含半點熱量。

吃萘菜護眼

一碗（175克）煮過的瑞士萘菜可提供4克纖維，超過100毫克的鈣質、961毫克的鉀，還有超過30毫克的維生素C。這只是前奏，這碗萘菜還含超過10,000 IU的維生素A、6,000多IU的β-胡蘿蔔素（加上一點α-胡蘿蔔素）與高達19,000微克的葉黃素和玉米黃質，營養素含量驚人！而且一碗這麼高營養的菜，只有35卡的熱量喔！

萘菜是藜科（goosefoot family）植物的一種，跟甜菜是近親，有紅色跟白色（編註：台灣市場可見的茄茉菜或稱牛皮菜）兩種。市售的紅色萘菜很受歡迎，跟菠菜一樣快熟，千萬不要煮太久，以免營養素流失。伍德在她的天然食物專書裡提到，萘菜葉和莖可以一起煮，也可以分開煮成兩道菜，當生菜沙拉也很好吃。

小常識

瑞士萘菜跟菠菜、甜菜、大黃等食物，都含有草酸鹽。多數人也許不會特別注意，但患有某類腎結石的人就要小心了。鈣草酸鹽形成的腎結石，是因為體內過多的草酸鹽被膽吸收，再結合尿液中的鈣質，凝固之後就變成結石。很不巧地，菜裡面的草酸鹽不會在烹煮的過程中消失，所以患有罕見遺傳性代謝異常的高草酸鹽尿症（hyperoxaluria）吃這類蔬菜會有更嚴重的結石問題。不過我要重申，99%的人都沒有這個毛病。

菊芋

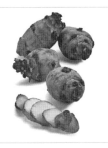

菊芋的英文叫耶路撒冷薊（Jerusalem artichoke），不過它跟朝鮮薊不同，更不是源於耶路撒冷，反而跟向日葵同宗，所以也被稱為向日薊，介於朝鮮薊和向日葵之間。

為什麼會被稱為耶路撒冷？很可能是因為它跟義大利文的向日葵發音傑拉索（girasol）很接近而產生的誤用。菊芋本身是塊莖，開花時有美麗的黃色大花朵，北美洲印第安人在1805年曾經種來給西部探險家路易斯與克拉克（Lewis and Clark）吃，地點在今日的北達科他州。

料 理 很 簡 單

因為是長在地下的塊莖，菊芋外形很像有節的馬鈴薯，或是像一段薑，味道很棒，用烤的就很好吃。

給腸道提供益菌

不管它奇怪的名稱怎麼來的，菊芋被選為健康食材的原因，主要是它富含果寡醣（fructooligosaccharides）和菊醣。你也許會很好奇那是什麼東西？這兩種都是腸道裡益菌需要的滋養品。

你知道抗生素會把我們腸子裡面所有細菌一掃而空嗎？連好的乳酸桿菌也都不能倖免。果寡醣對腸道裡的益菌幫助很大，可刺激益菌生長，幫我們進行腸道環保，因此也稱為益菌生（prebiotics）。菊醣（inulin）是一種可溶性纖維，在《營養學期刊》（*Journal of Nutrition*）曾經有一篇研究，顯示菊醣具有降低血糖、三酸甘油酯和壞膽固醇，以及抑制各種癌症生長的功效。

菊芋是少數富含抗解澱粉的食物。抗解澱粉（resistant starch）是一種益菌生纖維，有利消化系統內的益菌生長。當腸內的益菌吸收抗解纖維時，會製造丁酸（butyric acid），為腸細胞帶來能量。

菊醣可能會讓部分的人產生脹氣，建議體質比較敏感的人避免生吃菊芋。

菠菜 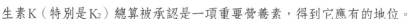 ★

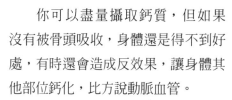

菠菜的熱量低，營養豐富，地球上其他綠葉蔬菜只能望其項背。它富含多種維生素，更是維生素K最佳補充來源之一。維生素K是骨骼強健營養素，能啟動骨鈣素（osteocalcin），把鈣分子留在骨頭裡。本書初版問世後的十年間，維生素K（特別是K_2）總算被承認是一項重要營養素，得到它應有的地位。

你可以盡量攝取鈣質，但如果沒有被骨頭吸收，身體還是得不到好處，有時還會造成反效果，讓身體其他部位鈣化，比方說動脈血管。

已經有很多研究發現，即使是聽從專家建議攝取大量鈣質的人，得心臟病的機率還是很高，我認為這有很大一部分問題是出在鈣質跑到動脈而不是骨頭，再加上維生素K不足。因為維生素K（特別是K_2）能確保骨頭裡面的礦物質在各自的工作崗位上盡忠職守。一碗（30克）新鮮菠菜可提供每日營養素攝取量基準值的兩倍。

值得注意的是，像菠菜這類綠葉蔬菜所含的維生素K其實是K_1。維生素K_2主要存在於發酵食物當中。雖然維生素K_2有益心臟（或許機制是阻擋鈣質進入動脈），維生素K_1對於骨骼健康還是十分重要，千萬不可因為它不是焦點而忽視。

絕佳的牛奶替代品，補充維生素C

說到鈣質，菠菜是很不錯的供給來源，所以不愛喝牛奶的人可以改吃菠菜。菠菜也有維生素A、錳、葉酸、鎂、鐵、維生素C，以及抗發炎的槲黃素。

科學家發現，在菠菜裡面至少有13種不同的類黃酮成分，同時具有抗氧化與抗癌功效。科學家對於菠菜裡的抗癌成分非常著迷，還提煉出菠菜精來做研究，發現菠菜精可減緩胃癌細胞的分裂；在老鼠實驗中也發現會減少罹患皮膚癌的機率。1980年代一項以新英格蘭地區成年婦女為對象的研究結果發現，食用較多菠菜的婦女乳癌發生率較低。它真的很健康，不是嗎？

大力水手是對的

菠菜的類胡蘿蔔素在預防男性攝護腺癌的機制有兩種。頗負盛名的

《營養學期刊》在2004年9月號刊登的研究報告指出，菠菜當中的新黃質（neoxanthin）會使攝護腺癌細胞自我毀滅，還能預防這些細胞停止複製和增加數目。光是這一點就足以相信大力水手卜派是對的。

菠菜是攝取維生素A與C很好的來源，都是重要的抗氧化物質，也可以防止好的膽固醇氧化變質。我們不希望膽固醇氧化（詳情可讀辛納屈與我合著的《膽固醇大迷思》），因為膽固醇在氧化之後會受損變質，有發炎的地方就有它，最後會導致心臟病。吸收大量的維生素C和β-胡蘿蔔素可以預防這些毛病。

一碗（180克）燙菠菜提供維生素A的每日建議攝取量高達294%；葉酸含量也很豐富，還有可幫助減少體內有害健康的高半胱胺酸，預防心臟病、中風和失智症。菠菜中也有大量的鎂，可同時降血壓和預防心臟病。對實驗老鼠餵食菠菜，2至4小時之內就可看到血壓下降的效果。這個分量差不多是午餐前菜的菠菜沙拉，或是一份蒸菠菜。

吃菠菜讓你變聰明

菠菜也可預防腸癌，它提供的維生素C和β-胡蘿蔔素會阻礙自由基危害人體腸細胞。維生素也可消炎，保護大腦免於因老化而功能退化。在2005年5月的《實驗神經醫學期刊》（*Journal of Experimental neurology*）一篇研究報告，觀察在飲食中加入菠菜與藍莓的實驗組老鼠狀況，與控制組相比，即使中風，實驗組老鼠腦部細胞死亡數量還是低了許多，而且恢復能力也顯著提升。菠菜和藍莓只佔老鼠飲食比例2%，就能達到顯著的防護效果。

菠菜能補充鐵質，對於生理期容易貧血的女性更為重要。蔬菜裡的鐵質雖然不像肉類能提供效果強、易吸收的血紅素鐵，但還是值得攝取。

最後，菠菜裡所含的葉黃素，是一種可預防眼部疾病與視力減退的類胡蘿蔔素，使眼睛較不易罹患白內障和視網膜黃斑部病變。請注意，如果要吸收到葉黃素，一定要有油脂的存在（這就是為什麼蛋黃裡的葉黃素特別有益健康）。所以要使葉黃素達到護眼功效，菠菜最好用油炒，或是加點橄欖油、撒上壓碎的白煮蛋做生菜沙拉。我個人喜歡用椰子油炒，讓討厭菠菜的人也會覺得很美味！菠菜是地球上熱量最低的食物之一，要吃上好幾桶，才抵得上一份小號炸薯條。

菇類 ★

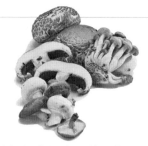

菇類應用於東方醫學早有悠久的歷史，西方醫學在發現許多科學證據後，也逐漸正視菇類的療效。藥用菇類富含抗病毒、抗發炎、抗微生物和抗菌物質，其所含的多醣體能啟動細胞激素和自體自然殺手細胞，會緊抓住癌細胞，最後使其滅亡。菇類也具有抗癌以及強化免疫系統的功能。

舞菇、香菇和靈芝是三種最健康的菇，具有強大的增強免疫系統功效，皆可入藥。

只要稍微想一下，就會了解為什麼菇類具有藥性。菇在分類上屬真菌界，依賴有機質維生，生長於腐木，表示菇類有能力吸收並安全地排掉毒素。不知道你的看法如何，我倒很希望請它們在我的體內發揮這些功能。而吃應該就是最好的辦法了！

舞菇

舞菇（maitake）在日文裡指的是「跳舞的菇」。根據傳說，採菇人發現這種菇的時候，會高興得跳起舞來。據說在過去採到這種菇，還可以交換到等重的貴金屬。

舞菇除了富含維生素之外，還有 β-1,6 葡聚糖（beta-1,6 glucan），這是一種很特殊的多醣體，跟香菇中的 β-1,3 葡聚糖很類似。β- 葡聚糖會促進免疫系統的作用。菇類細胞成分當中，有許多都被歸類為「宿主防禦增強物」（host defenses potentiator，簡稱 HDP）的化合物，因此在亞洲被用來做為加強治療癌症的補充品。事實上，日本政府已經正式許可將舞菇用於癌症治療。

在做過放射線治療與化療後，舞菇可用來舒緩因治療產生的強烈疲倦或噁心感等不適。我的好友，也是《Immunotics》一書作者勞伯·朗齊醫師（Robert Roundtree M.D.），指出舞菇萃取物可以讓實驗老鼠的腫瘤變小。他還指出幾項在日本做的研究都顯示舞菇結合化療可提高數種癌症的療效。雖然朗齊醫師三種菇都有用，但他自己認為，在藥用菇類當中，效果最顯著的非舞菇莫屬。

香菇

香菇是世界上最廣為栽培的物種

之一，不但是因爲在醫學上的療效被普遍接受，本身也非常美味可口。香菇提供給我們的酵素和維生素，在其他植物上算是罕見，包含了人體所需的8種必需胺基酸，以及必需脂肪酸「亞麻油酸」。而香菇傘部比莖部含有更多的營養素。

香菇這個菇類明星含有香菇多醣（lentinan），這種化學成分之所以特別，是因爲它在日本被做成注射用藥品，協助爲治療中的癌症病人延長生命。香菇並沒有直接抗癌的功效，但可預防抗癌用藥的副作用。

香菇多醣又名 β-1,3葡聚糖，是一種可刺激免疫的多醣分子，跟舞菇的 β-1,6葡聚糖很相近。當 β-葡聚糖結合免疫系統細胞時，像是自體自然殺手細胞（natural killer cell，簡稱NK細胞）、T細胞和巨噬細胞，這些細胞的活動力就會增強。雖然目前還不知道其中的機制，不過朗齊醫師推測應該是 β-葡聚糖會欺騙免疫系統，讓後者誤以爲受到外敵侵犯（畢竟菇是眞菌，所以細胞以爲這些小外星人是危險分子，眞是天知道！總之，免疫系統還是啓動了）。β-葡聚糖多方面的保護功能，包括抗發炎、保肝和保護心血管等，已經得到許多研究證實。在抑制老鼠腫瘤生長上，

β-葡聚糖也能發揮抑制作用。

日本科學家研究出香菇中有一種普林化合物（eritadenine）活性成分，可以降低血中膽固醇，且降幅達到四成五。

靈芝

早在西元前三世紀，據說中國的秦始皇派遣樓船出海尋找「不死之草，草形如菇」。菇？其實指的就是靈芝，它的特殊化學組成被認爲是健康長壽的祕訣，在中藥材裡，靈芝被視爲是最上等的補品。

美國康乃爾醫學院發現靈芝能夠減輕化療副作用，讓病患保有較佳的生活品質。靈芝的有效成分，特別是三萜類化合物的靈芝酸（ganodermic acids）和一些多醣類化合物，所帶來的好處包括降血壓、肝臟解毒、提升腎上腺功能等。

靈芝抗癌

著名的史隆凱特林紀念癌症中心（Memorial Sloan-Kettering Cancer Center）作風雖然保守，但在網站上「關於藥用植物」一欄列入了靈芝，說明靈芝透過對巨噬細胞和其他免疫成分的作用，達到刺激免疫系統的目的。該中心還提出臨床研究數據佐證靈芝可提高抗氧化能力，並增加末期癌症

病患的免疫反應。

靈芝也是天然的紓壓品。朗齊醫師表示，處於極度生理與心理壓力的人，最適合食用靈芝。此外，也建議特別需要耐力的運動員服用。靈芝含有豐富的抗氧化物質，主要是內含靈芝酸的緣故。

褐色蘑菇

這種蘑菇（西方人有時稱為鈕扣菇）差點被我從名單中刪除，這些平凡無奇的菇怎麼可能比得上其他菇類的藥用價值呢？我的好友兼自然醫學保健專家威爾夏在本書即將付梓之際，及時提供下面這則資料，因為十分完整，我便全文轉述：

「褐色蘑菇（cremini mushroom）所含營養素之豐富令人驚嘆。一份5盎司（煮之前的乾菇重量）的菇在每日營養素攝取量基準值中，可提供有抗癌效果的硒達50%、核黃素40%、

銅35%、菸鹼酸30%，20%至25%的泛酸、磷和鋅，10%至15%的錳與硫胺素。除此之外，還有微量的鎂、鈣、葉酸、維生素B_{12}以及鐵質。」

現在我對於把菇類放在蔬菜篇裡，覺得好多了。

吃菇減重？

一般菇類含有強抗氧化力的L-麥角硫因（L-ergothioneine），它會中和對人體危害甚鉅的氫氧自由基（hydroxyl radicals），也會增加抗氧化酵素。至少有兩篇研究顯示，菇類會刺激紅血球內糖分的分解，產生類似肉鹼（carnitine）的作用，將脂肪送到細胞的粒線體（mitochondria）燃燒產生能量，可說是能量代謝加強劑。這即是坊間大部分減肥產品所宣稱的功效，只不過大都效果不彰。還有三篇研究指出L-麥角硫因能夠預防環境紫外線傷害。

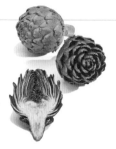

朝鮮薊

朝鮮薊可說是蔬菜中的龍蝦，得花一番工夫處理才吃得到有價值的部分。可食用的多肉部分叫做「心」，這是植物的底基。要把薊心挖出來有點辛苦，值得嗎？當然！

朝鮮薊具有清肝功效。如果你看　過一些強調專門清肝解毒營養品的成

分,朝鮮薊萃取物很可能就是其中一項。為什麼呢?朝鮮薊中的水飛薊素(silymarin)含量十分豐富,水飛薊素是植物乳薊(milk thistle)中的一種活性成分,很早就被視為具有護肝、強肝作用的植物成分。

朝鮮薊讓你跟胃痛說 bye bye

朝鮮薊的好處還不只如此,葉子部分含許多有益身體的活性成分。舉例來說,目前至少有一個有控制組的試驗可證明它有刺激膽汁分泌的功效,也就是把朝鮮薊萃取物直接投到十二指腸之後,肝分泌的膽汁量有顯著增加。這也許是朝鮮薊常用來治消化不良的原因。著有《民眾藥房》(*The People's Pharmacy*)一書的藥草專家喬與泰瑞莎·古瑞登(Joe and Teresa Graydon)告訴我們,有慢性腸胃不適的人服用朝鮮薊萃取物之後,病況改善很多。也有一項研究報告指出,八成五的病患在服用朝鮮薊後,胃痛、噁心和嘔吐的情況大為緩和。

標準劑量的朝鮮薊萃取物也用來治療高膽固醇和高三酸甘油酯。在試管研究中,朝鮮薊的類黃酮(特別是木犀草素〔luteolin〕)可預防壞膽固醇氧化,減少心血管疾病的風險。

以朝鮮薊萃取物做為草本補充品已有悠久的歷史,但其實朝鮮薊本身就是促進健康的蔬菜。一般中型朝鮮薊每顆含有72毫克的鎂、425毫克的鉀、微量葉酸、顧眼睛的類胡蘿蔔素和玉米黃質,以及6.5克纖維(大顆的纖維量可達9克)。有這麼多營養,熱量卻只有60大卡(最多也只有76卡)。而且不管你怎麼切,養分都不會流失。

蒲公英 ★

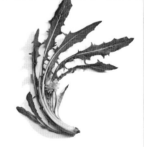

從蒲公英的拉丁文學名(taraxacum officinale),我們馬上可以對這種植物有所了解。以字面簡單翻譯,就是「官方藥方」。(希臘文 taraxons 指「不適」,akos 指「療法」。十一、十二世紀首先以文字記載這種神奇植物的阿拉伯醫學家將之稱為 tarazacon)全世界的傳統藥草療法,不管是在美洲印第安、阿拉伯、中國和歐洲社會,都會用到蒲公英。

81

路易斯・范瑞能（Louis Vanrenen）在他那本寫得很棒的小書《能量草藥》（*Power Herbs*）中，把蒲公英列入最有用的前50名藥草當中。不要懷疑，本節的主角正是被視為雜草的蒲公英。羅夫・瓦多・艾默森（Ralph Waldo Emerson）曾說過，雜草就是我們還不知道如何利用的植物。事實上，蒲公英在中國、日本、俄國和歐洲的藥學史中都有特別記載，被視為解毒劑的時間已超過百年歷史。

對肝好，對你的情緒更好

蒲公英在健康上的優點，影響最大的首推保肝。美國自然醫學醫師馬克・司丹格勒（Mark Stengler）表示，蒲公英跟乳薊都很常用在需要解肝毒的病患身上。肝臟的工作就是解除我們暴露或吸收到的化學物質、汙染物以及藥品帶給身體的有毒物質。有專家表示，肝臟一天必須處理5,000多項酵素反應作用，所以保持肝臟的強健，讓它運作正常，對健康是最直接有效的幫助。司丹格勒說：「只要把肝顧好，就可以解決很多小病，從生理的消化不良、肝炎，到心理層面的易怒和憂鬱症等情緒不穩定。」特別是蒲公英根，它是預防C型肝炎相當知名的天然營養品。

蒲公英裡面所含的蒲公英苦素（taraxacin）被認為可以刺激消化器官，促進肝臟和膽囊分泌膽汁，而膽汁流量一多，可幫助腸道蠕動，對治療便祕和消化不良很有用。而且蒲公英不同於瀉藥，可以連吃好幾個月。

植物學家，也是認證的針灸師、第四代藥草專家克里斯多弗・何布斯（Christopher Hobbs），擁有超過三十五年研究藥草的經驗，他曾經撰文寫到，針對蒲公英的臨床實驗與實驗室研究結果發現：「蒲公英葉萃取物會使人體的膽汁分泌加倍，使用根部萃取物則有四倍的分泌量。」因為膽汁幫助消化和油脂吸收，這也許可以解釋為何蒲公英在治療胃灼熱與消化不良上效果顯著。

蒲公英根可以治糖尿病

蒲公英根對於糖尿病治療也很有效果。蒲公英根部的菊醣（inulin）成分是一種天然生成、有助於血糖控制的可溶性纖維。菊醣另一項功能是增加鈣質吸收，鎂的吸收也可能在益生菌被啟動的同時提高。蒲公英的果膠成分也是一種纖維，可舒緩便祕、降低膽固醇。當感覺到身體脹脹的、水腫（指四肢末端積存體液無法排出而造成浮腫）時，蒲公英就是天賜良

藥，它可是天然利尿劑。用蒲公英來利尿，體內的鉀並不會連同水分一起排出。蒲公英葉萃取物對於經前症候群的水腫也很有效。司丹格勒教授常建議有下肢或足踝水腫的老人服用蒲公英。

蒲公英另外還有兩種成分：蒲公英賽醇（taraxerol）與蒲公英甾醇（taraxasterol），可使荷爾蒙分泌平衡。司丹格勒表示：「蒲公英很早就被用來治療跟荷爾蒙有關的症狀，像是經前症候群。」由於具有天然利尿功能，所以蒲公英葉也有助於降血壓。（請注意，降血壓藥沒有醫師許可絕對不可以自行停藥。）

何以高居綠色蔬菜前四名？

如果還不滿意上述提出的各種優點，蒲公英做為地球上營養最豐富的蔬菜之一，仍是毫不遜色。美國農業部指出，從整體營養價值來評估，蒲公英在綠色蔬菜中排前四名。一碗（105克）煮過的蒲公英葉含有鈣147

毫克、鉀244毫克、強健骨骼的維生素K 203毫克，還有高達3克的纖維。蒲公英是綠色蔬菜中含 β-胡蘿蔔素最多的，而維生素A的含量在所有食物當中排名第三，僅次於鱈魚肝油與牛肝，只要一碗，維生素A就超過10,000 IU。不僅如此，一碗蒲公英含有4,944微克的護眼營養明星：葉黃素與玉米黃質，它們已被證實可預防最容易造成老人眼盲的視網膜黃斑部退化。

料 理 很 簡 單

新鮮的蒲公英葉很適合做生菜沙拉，不管單吃或拌其他綠色蔬菜都好。天然食品專家伍德就教大家把帶有苦甜味的蒲公英根當成胡蘿蔔來料理，快炒、煮湯或加洋蔥與蒜頭油煎都可以。蒲公英根泡茶也是很棒的養肝解毒飲料。

小常識

有膽結石的人在食用藥草之前，應先詢問醫師哪些種類可以使用，並了解藥草的功效。

辣根

初嘗辣根是在我第一次參加猶太人逾越節家宴的場合，辣根是餐桌上五道必備苦菜之一，象徵猶

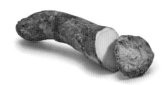

太人過去被奴役的苦難。完全沒想到幾十年後，我竟然會寫書跟大家介紹這個健康食材的好處。辣根和山葵是親戚，可刺激消化、清除塞住的鼻竇。它能抑制細菌感染，加速體內循環。（你也許有過吃很多辣根後開始出汗的經驗！）

辣根的熱量非常少（2大匙或30克，只有14大卡），卻含有很多綜合礦物質，特別是鉀。不過，熱量低是甘藍家族諸多好處當中最微不足道的一項。

辣根完勝綠花椰菜

辣根屬於鼎鼎大名的十字花科家族，這是蔬菜界的名門貴族，其他成員包括綠花椰菜、白花椰菜、高麗菜、球芽甘藍、羽衣甘藍、蕪菁甘藍和蕪菁。如果你看過本書對上述任一種蔬菜的介紹，你會發現有數量龐大的研究報告，證實這類蔬菜所含的成分具有抗癌及多種健康功效。辣根內的異硫氰酸丙烯酯含量特別多，這種物質被認為能夠預防腫瘤和抑制腫瘤生長。

伊利諾大學的研究指出，辣根會提供大量的硫化葡萄糖，可形成抵抗癌症的母分子。伊大作物學系副教授莫斯巴・庫沙（Mosbah Kushad）表示，食物中的硫化葡萄糖會增強肝臟對於致癌物的解毒能力，壓制體內癌性腫瘤的生長。曾經參與許多十字花科蔬菜研究的庫沙醫師表示，辣根的硫化葡萄糖含量高出綠花椰菜十倍之多，所以並不需要吃很多。根據庫沙醫師的說法，「吃牛排時配一小片就可攝取到跟綠花椰菜一樣的健康功效。」

辣根應該是這本書中少數經由食物處理機加工後會變得更好的食物。辣根含有一種酵素，可以將這些珍貴的硫化葡萄糖分解成抗癌的異硫氰酸鹽。處理的過程中，會釋出酵素，只要一接觸到硫化葡萄糖，就像魔術一般，轉眼間變出對你最好的異硫氰酸鹽。

小常識

吃壽司或生魚片時所蘸的山葵（哇沙米）又稱日本辣根，是口感很嗆，跟醬油一起拌的蘸料。據說它含有生物活性，食物中毒時可做為解毒劑，這大概跟日本人吃生魚片有關。山葵和十字花科家族成員一樣，也有重要的異硫氰酸鹽成分。有人特別研究山葵的異硫氰酸鹽，發現它有顯著的消炎功效，在試管中也能夠殺死許多人類胃癌細胞。

蕪菁

每次一想到蕪菁,就會回憶起田納西‧威廉斯
(Tennessee Williams) 著名的劇作《熱屋頂上的貓》
(Cat on A Hot Tin Roof) 裡面,大爹地呼喚小孩時,叫
著:「喂,沒脖子的外星人!」沒錯,蕪菁就是沒脖子外
星人,而且到處都長得起來,很像是蔬菜版的鯰魚,即便是在貧瘠的土地上也
是生氣蓬勃,受到窮人的喜愛,卻不得自恃高尚、不知其美味者的青睞。不
過,千萬不要小看這不起眼的蕪菁。

蕪菁與蕪菁甘藍(見第91頁)都是常見的十字花科芸苔屬根類作物。這類植物的共同特色就是含抗癌的吲哚素、異硫氰酸鹽,以及其他有益健康的抗氧化植化物。蕪菁與蕪菁甘藍都富含能抑制致癌物活動或防止癌變的硫化葡萄糖。

蕪菁葉促進骨骼健康

蕪菁葉是另一種吃得飽、熱量又低的「高分量食物」。一碗(156克)煮熟蕪菁(不含葉子)總共只有35大卡的熱量,卻有3克纖維、超過250毫克的鉀、18毫克的維生素C,以及51毫克的鈣。如果再加上強健骨骼的葉子,那麼鈣質將增為三倍,達到148毫克,另外有高達14,000 IU的維生素A,8,000多IU的 β-胡蘿蔔素,以及大量促進骨骼生長健康的維生素K。更棒的是,裡面還有15,000微克的葉黃素和玉米黃質,這兩種類胡蘿蔔素經研究(AREDS-2)發現,具有防止視網膜黃斑部病變的護眼功效。

在市場上偶爾會看到蕪菁葉,跟羽衣甘藍等其他綠葉蔬菜擺在一起賣。但有時候逛農夫市集,也可以找到完整的蕪菁塊根和葉子,下次看到就趕緊買下來吧!

天然食物專家伍德說生的蕪菁泥助消化,類似白蘿蔔泥的作用,可幫助我們進行體內環保。

番薯

番薯的英文名稱叫作甜馬鈴薯，但它跟馬鈴薯沒什麼關係，而是旋花科植物。（這可是益智問答的好題目！）跟馬鈴薯相比，番薯有甜味，外表色澤深，是人類最早食用的蔬菜之一，甚至可追溯到史前時代。番薯的好處很多，應該常吃。

澱粉類蔬菜當中，番薯可說是我的最愛。以前我勤跑健身房時，常一次準備一週分量的烤番薯，分裝放到冰箱冰起來，每次運動前就帶一份與一些烤雞出門，運動完當成點心吃。冰過一天之後的番薯吃起來更甜，美味令人難以想像。請注意，需要控制血糖的人不宜吃番薯。至於其他的人，這不但比販賣機裡的任何零嘴好吃上萬倍，而且又方便攜帶。

番薯含有很高的纖維質（一半是可溶性）和具抗氧化作用的類胡蘿蔔素，特別是 β-胡蘿蔔素，另外還有豐富的維生素A和有益心臟健康的鉀，以及少許鈣質。最近登載於《農業與食品化學期刊》的一篇研究發現，烤番薯具有預防癌症的功效。番薯也含有抗氧化植化物，包括抗發炎效果很強的槲黃素，以及一種名為綠原酸（chlorogenic acid）的抗氧化成分。一個中型的烤番薯，熱量只有103大卡。（注意是「中型」的喔！）

低醣時代的吃法

在強調低油的1980年代，馬鈴薯因不含油脂，在當時還是減肥菜單上的明星。不過當低醣飲食開始流行之後，人們開始（正確地）注意血糖控制，使得馬鈴薯變得不受歡迎，因為食用馬鈴薯，血糖會急速增加，產生會大量屯積脂肪的激素：胰島素。這就是馬鈴薯沒有出現在這份健康食材名單的原因。馬鈴薯確實沒有什麼很高的營養價值，不值得我們忽略血糖上升的影響而吃它。馬鈴薯下肚後，只會被身體視為一大塊等待吸收的糖。它不是地球上最差的食物，但絕對稱不上最好。（從健康的角度來看，炸薯條也許可以排在最差食物前三名。）

提供需要血糖管理的人一個小建議：減重的人，特別是糖尿病和代謝症候群患者，應該注意食物影響血糖的情形。最能精準呈現食物對血糖的影響，是看食物的升糖負荷值（負荷

越高，表示越容易使血糖和胰島素增加）。雖然有些人宣稱番薯的升糖負荷比馬鈴薯來得低，但事實上只有一種澳洲產的甘薯（ipomoea batata）才算是「低」升糖負荷（指數為10或低於10才稱得上「低」升糖負荷，而澳洲甘薯升糖負荷指數是11），其他品種的番薯約在16到20之間。沒有糖尿病或前期糖尿病的人，吃番薯沒什麼不好。但是需要控制血糖，例如體重降不下來或是糖尿病人，的確應該考慮番薯的升糖影響。

簡單來說，如果不必擔心血糖問題，那麼番薯是很好的食物。即使要控制，只要食量適中就好，可以跟其他蔬菜或蛋白質一起煮，做為正餐的其中一道菜。如果上健身房運動，或者不知道運動後吃什麼好，那麼鮪魚、綠花椰菜和番薯會是你最好的選擇。總而言之，番薯的好壞，端視個人情況而定。

番薯跟山藥哪裡不同？

基本上番薯有兩種：溼的（橘肉）和乾的（黃肉），兩種都很好吃。美國超市裡最常見的是較甜的橘肉番薯，但常被誤稱為山藥。真正的山藥（薯蕷科，Dioscoreaceae）是產於非洲與亞洲的大型根莖類植物，在西方很少見。不管你怎麼料理番薯，要記得連皮一起吃，因為那是最營養也是最高纖的部分。

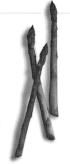

蘆筍

告訴各位一個蘆筍的小八卦：它是少數可以明顯區別雌雄的植物。雄株比較細瘦，雌株呢……比較粉嫩。大家喜歡挑鮮嫩的，因為吃起來口感最棒。然而，如果讓蘆筍再長成熟一點，就變得像蕨類植物，不能吃，但可當成美麗的盆栽掛起來當擺飾。

蘆筍分成根群和嫩莖兩部分。印度傳統醫學利用蘆筍根部做為利尿劑，並強化女性的生殖系統。一般也相信食用蘆筍根部會帶來平靜、善良沉穩的個性和增強記憶力。中國傳統人家深信蘆筍根部能增進感情，因此會把蘆筍最好的部分留給親友。印度人則把蘆筍用來提高生育力，減少生理痛，增加哺乳婦女的乳汁分泌。這些傳統其實是有科學根據的，因為蘆

筍根部所含的類固醇醣苷（steroidal glycoside）會影響荷爾蒙的分泌，也許還會改變情緒。印度有個品種還會用來增加精蟲數和滋養卵細胞。

西方社會長久以來視蘆筍為催情藥，但我找不到任何蘆筍能催情的科學證據，不過也許是它的形狀類似男性生殖器官，才會一直存在著這種說法。有趣的是，印度人把蘆筍稱為沙達瓦利（shatavari），意思是指「擁有上百名男人的女人」。請各位自行推敲吧！

熱量低，營養高

蘆筍跟大部分的蔬果一樣，鉀和鈉的比例非常理想。一碗（180克）熟蘆筍就有404毫克的鉀，還有268微克的葉酸。葉酸是一種重要的維生素B，可預防神經血管缺陷，也能減少血中有害的高半胱胺酸。另外，可

幫助凝血和強健骨骼的維生素K含量也很高；還有「芸香苷」（rutin），這是一種可保護血管、抗癌、抗發炎的類黃酮槲黃素。而且一碗（180克）煮熟蘆筍能提供4克的纖維，熱量少得可憐，只有40卡。

最棒的是，一流的科學研究證實了蘆筍成分的抗腫瘤功效。美國羅格斯大學（Rutgers University）發表在《癌症通訊》（*Cancer Letters*）的報告指出，蘆筍裡面的粗皂苷（crude saponin）會抑制人體血癌細胞生長。此外，蘆筍富含人體內重要的抗氧化物穀胱甘肽（glutathione），還有名為菊醣（inulin）的特殊纖維，可滋養腸道益菌，促進腸胃健康。

吃蘆筍唯一的缺點，就是小便會有怪味。這是因為它含有一種叫作天門冬醯胺酸（asparagine）的胺基酸。雖然不好聞，但完全無害。

瑪卡 ★

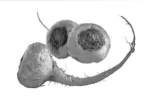

關於瑪卡，先聽聽它的別稱：秘魯威而剛。嚇到的人先鎮靜一下！瑪卡被稱為秘魯威而剛的理由是，它有辦法解決精神不濟和性功能異常。研究顯示瑪卡能有效增進性慾及性功能，光是這項優點就值得把瑪卡寫進本書。但它的好處不只如此。

瑪卡是一些古老的社會（比如印 加文明）使用了數千年的草本植物，

多半是相信它具有澄清思緒、提神，以及強健性慾的神奇功效。雖然坊間對瑪卡的優點言之鑿鑿，但西方科學卻還沒提出太多支持的證據。

儘管如此，古代文明的內涵博大精深，如果某個藥草沒有效，不可能屹立數千年而聲名不墜。

已故整合與功能醫學暨精神科醫師海拉·凱斯（Hyla Cass）曾說，「我的臨床經驗中，看過不少男女病人，因荷爾蒙失調與其造成的性功能障礙和生育問題，都在使用瑪卡之後恢復正常。」

我的朋友，「採藥人」克里斯·喀里安（Chris Killiam）說，「問題不在於瑪卡有沒有效，我們都知道那是千真萬確的。重點在它是如何起作用的。」

瑪卡被視為一種調理素，功能類似家裡的恆溫計。當你設定理想的溫度之後，屋內溫度太高時會替你降溫，太低時就調升溫度。

這就是調理素做的事，幫身體做適當的調節，比如說壓力激素。

著名的自然療法醫師喬許·艾克斯（Josh Axe）說，「服用瑪卡會讓人感覺較有活力、有精神，整體的幸福感會提高。一般推測應該是瑪卡在調合體內的激素，也刺激腦內啡分泌，讓人感到愉悅。」艾克斯醫師自己就是瑪卡的超級支持者，他指出這種草本植物含有20種以上的胺基酸，包括8種必需胺基酸、20種自由脂肪酸（如抗菌的月桂酸）、維生素B_1、B_2、C和E，鈣、鎂，還有約9種礦物質。瑪卡也能提供豐富的植物營養素。

不僅如此，瑪卡還能促進免疫系統、抗病毒、並可能幫助人們抵抗流感病毒。有人認為它有助於平衡雌激素，預防女性發生多囊性卵巢症候群。一項2008年做的研究，發現更年期婦女使用瑪卡，在改善情緒、降低焦慮和憂鬱方面，都有正面的效果。瑪卡的根部是天然抗氧化物，可促進人體分泌兩種相當重要的抗氧化物：穀胱甘肽和超氧化物歧化酶（superoxide dismutase, SOD），甚至還能降血壓。

精力也是一大賣點。瑪卡有助於下視丘的調節，連帶使我們改善注意力和集中精神。每天定量使用瑪卡的人會感覺更精力充沛，包括我在內！

歐洲防風草

外表平凡無奇卻風味絕佳的歐洲防風草在歷史上備受尊崇。西元一世紀羅馬皇帝提庇留（Tiberius）還特地從外地進口，用蜂蜜酒小心翼翼地煮這道菜。其外形很像胡蘿蔔，但是色澤淡到近乎白色，吃起來味道也大不相同。

歐洲防風草：馬鈴薯泥替代品

歐洲防風草很甜，有堅果味，香氣十足，我個人覺得很適合做馬鈴薯的替代食品。跟馬鈴薯最大的不同，在於它富含營養素。把歐洲防風草搗成糊狀，就是最好的馬鈴薯泥替代品。加上少許有機奶油、檸檬、胡椒和海鹽，就可以大快朵頤了！

屬繖狀花科蔬菜類的歐洲防風草，被美國國家癌症研究院歸類為可預防癌症的植物。歐洲防風草有聚乙炔（polyacetylene），這是一種能對抗致癌物的植物成分。另外還有抗氧化植化物：苯酞，可刺激對人體有益的酵素出動，抑制發炎，達到保護的功效。說到苯酞最常會對到芹菜，其實歐洲防風草也有。

苯酞（phthalides）和鄰苯二甲酸脂（phthalates）這兩個字的英文名稱很相近，實際上有天壤之別。鄰苯二甲酸脂不是好東西，它是速食製作過程中產生的有害物質。2015年的研究顯示，這種在處理速食時形成的物質會提高罹癌風險。

歐洲防風草的葉酸、鈣、鉀與纖維的含量都很高，特別是纖維。一小碗（156克）煮熟的歐洲防風草就有5.5克纖維、58毫克的鈣、40毫克的鎂、90微克的葉酸，還有573毫克的鉀，含量相當豐富。熱量約100大卡。這可不能等閒視之，一碗（156克）分量所提供的鉀質，就超過一整根香蕉。

它的纖維質也很多。科學家持續不斷在發掘纖維質的好處，只是美國人很常吃去除纖維的食物，所以總攝取量都不夠，把歐洲防風草加入你的菜單裡面，就是很好的補充。

料 理 很 簡 單

我的獨家料理就是打汁來喝，真的非常令人驚豔。它的堅果香氣很特別，跟蘋果、胡蘿蔔、菠菜與生薑打成蔬果汁，喝起來更濃郁。很多廚師都知道歐洲防風草適合煮湯，但因為它的氣味較濃，使用時要注意搭配。

蕪菁甘藍

　　蕪菁甘藍是外形特殊的根莖類蔬菜，很像蕪菁和野生甘藍的綜合體。它是北歐斯堪地那維亞的佳餚，有時被稱為瑞典蕪菁，可以蒸、煮、搗泥、烤、烘,炒、煮湯，也適合用來燉濃湯。

　　在亞洲傳統醫學中，蕪菁甘藍被視為「性溫」食品，具增強消化與肝臟解毒的功效。同時它也是提供鉀質很好的來源，一碗（240克）煮熟的蕪菁甘藍含有782毫克的鉀（含量比一根23公分的大香蕉多1.5倍），再加上鈣115毫克、鎂55毫克、維生素C 45毫克，以及約4克的纖維。一碗只有94大卡的蕪菁，能有這麼多營養素實在很划算。

料理很簡單

有一道單身貴族食譜：先將蕪菁甘藍切塊，用水煮軟，然後拌入切碎的核桃、葡萄乾和冷藏壓縮的有機蜂蜜。吃了這個你就不會想買巧克力蛋糕了。嗯，我是有點誇張，不過這道菜保證讓你驚豔萬分。

荷蘭豆

　　這個豆科植物的法語名稱，意思就是「全部吃光光」。它跟甜豆不同，豆莢是可以吃的，而且荷蘭豆的豆莢跟裡面豆子一樣好吃。吃過中國菜的人幾乎都會吃到這個外形扁平、內含5到7顆種子的荷蘭豆。

　　雖然大多數美國人都是從中國菜來認識荷蘭豆，事實上它已經存在好幾個世紀。鮮嫩清爽，翠玉般的荷蘭豆在1597年開始有史料記載，而荷蘭豆種子最早是在土耳其考古遺跡中被發現的，時間可追溯到西元前5700年。

　　一碗（160克）煮熟（冷凍）的荷蘭豆有5克纖維，佔多數美國人每日攝取量的一半。請注意，這樣的量是不夠的，我主張每日25克！還有葉黃素和玉米黃質這兩種保護眼睛的類胡蘿蔔素，再加上鈣94毫克，強健心臟的鉀347毫克，維生素C少許（35毫克）、葉酸（56微克），豐富的維生素A有2,098 IU，其中1,216 IU是β-胡蘿蔔素。荷蘭豆是強健骨骼的維生素K良好來源，一碗（160克）煮熟的荷蘭豆含有48毫克。這麼多樣的營養素，熱量卻只有80大卡左右，在蔬菜中很少見。

　　買荷蘭豆時，要挑色澤鮮豔、豆莢新鮮、葉片小、豆子小的。買回來要盡快吃掉，或放冰箱冷藏，但最多不要擺超過三天。用油快炒時，小心別煮過久，炒到最綠的時候最好吃，養分也最高。做成生菜沙拉吃也很棒。

安‧露易絲‧吉特曼博士 _{（Ann Louise Gittleman, Ph.D., C.N.S.）}

吉特曼博士是紐約時報得獎作家，著作超過25本，包括《油切計畫》（*The fat Flush Plan*）和《改變之前》（*Before the Change*）。十多年前我開始對營養學產生興趣時就在看她寫的書，現在我們是彼此的書迷。吉特曼博士思路與表達清晰，也很擅長激勵他人，擁有大批死忠粉絲。她經常上全國性電視節目，包括著名的「菲爾醫師」（Dr. Phil）和「觀點」（The View）等。

❶ **亞麻籽粒** 亞麻籽的抗癌木酚素（lignan）可預防乳癌和攝護腺癌，且含量高於其他食物達800餘倍。做成生菜沙拉、果昔或是撒在青菜上吃，非常美味可口。

❷ **不加糖蔓越莓果汁** 富含植物營養成分，如酚類的抗氧化物，可促進心血管健康，預防尿道感染。果汁與水的比例是1：2。

❸ **檸檬** 有大量的檸檬油精，是稀釋膽汁、促進消化的傳統藥方。

❹ **乳清** 不經加工、加熱的乳清蛋白可提供氨基酸類物質，幫助人體自行製造重要的抗氧化物穀胱甘肽（Glutathione）。

❺ **草飼牛肉** 提供有益健康，促進脂肪燃燒的共軛亞麻油酸（CLA）和omega-3脂肪酸。吃草長大的牛沒有抗生素或生長激素，是鋅與維生素B_{12}的良好補充來源。

❻ **魚翅瓜** 我個人最喜歡的麵條替代品，適合不吃澱粉或碳水化合物的人參考。配上肉丸子好吃極了！

❼ **豆薯** 豆薯吃起來爽脆多汁，而且低熱量，生吃或切成蔬菜條蘸醬吃都很合適。即使是挑剔的甜食愛好者也會喜歡上它自然的甜味。

❽ **花生醬** 有機花生醬可讓你迅速產生飽足感，滿足食慾，並含有助於舒緩壓力的泛酸（維生素B_5）。

❾ **藍莓** 農藥殘留最少的水果之一，富含原花青素（Proanthocyanidins），可預防退化性疾病。

❿ **有機奶油** 草飼牛生產的奶油不但是人間美味，還含有促進脂肪燃燒的CLA！不但在功效上可滋養人體神經，從美食的角度來看，也是各類漿果的最佳配料。

讀者可能會覺得奇怪，這本書在講地球上150種健康食材，卻幾乎沒提到什麼穀類，好像是我在自創學說。難道全穀類不是既營養又健康的食物嗎？大家都知道精製穀類對身體沒什麼益處，但全穀類不是世界上最完整的食物嗎？研究不是一再證明吃全穀類的人比較健康嗎？

這很難說……

本書自第一版至今十多年間，民眾對於麩質和穀類的認知有爆炸性的突破。結果質疑穀類的人不再僅限於非主流營養學家（但當時確實如此）。心臟科醫師威廉‧戴維斯（William Davis）在2011年出版《小麥完全真相》（*Wheat Belly*），隔年便榮登紐約時報暢銷書榜首，現在仍繼續狂銷。《小麥完全真相》可能是第一本成功打擊了小麥（和穀類）的科普書，而它也絕不會是最後一本。整合神經醫師大衛‧博瑪特（David Perlmutter）所著的《無麩質飲食，讓你不生病！》（*Grain Brain*）也提出強而有力的證據反對穀類，這本書跟喬許‧艾克斯醫師的《土療》（*Eat Dirt*）與湯姆‧奧布萊（Tom O'Bryan）的《解決自體免疫》（*The Autoimmune Fix*）一樣大賣。完全不吃穀類的原始飲食運動之興起，更是強化了我們對穀類的存疑，因為我們對於這種食物的訊息是不完整的。

話說回來，回顧一下支持穀類的論述有其必要。讀者在閱讀下一段的時候，也不能忽略穀類在人類文明發展過程中的貢獻，只是這不等於這種食物很好，甚至也不是維持個人健康的必需品。

穀類是現代文明發展的支柱

羅倫‧柯丹博士（Loren Cordain）對原始人類飲食研究有重大突破，是世界知名的科學家，目前在科羅拉多州立大學健康與運動科學系擔任教授，也是美國臨床營養學會的成員。1999年《世界營養學與飲食學回顧》（*World Review of Nutrition and Dietetics*）刊登柯丹一篇具開創性、篇幅長

達百頁的論文，題為《穀類作物：人類的雙面刃》（*Cereal Grains: Humanity's Double Edged Sword*）。其中最主要訊息就是，人類的基因組成從過去四萬年到今日都是一樣的，並沒有改變。

人類很少吃穀類，最原始的食物是靠打獵、捕魚、採集或摘取而來。只要人口數量有限，自然生物豐富，人類可以按照這種方式過得很好。但隨著世界人口增加，野生資源有限，有必要找尋替代品或是營養補充的方式，所以農業於一萬年前誕生。有了農業，人們可以居住在都市，也得以發展文明。現今，在全球所消耗的能源當中，有56%的熱量和一半的蛋白質是由8種穀類（小麥、玉米、稻米、大麥、高粱、燕麥、黑麥和小米）所提供。沒有這些作物，地球不可能維持八十億人的生命。

這就是所謂的雙面刃：如果沒有穀類植物，我們就不會有城市、文明、工業或是今日的地球。如果沒了米、麥和玉米，世界有一半的人會沒有東西吃。有位科學家為此下了一個註解，「穀類立於生存與飢餓之間」。大自然的動植物資源日益減少，再加上人口成長，在在突顯了農業對人類存續的必要性。

為什麼穀類不是完美的營養來源？

其實穀類的營養成分不算好。既不夠健康，營養素也並非完整，雖然已取代原有的食物內容，但它並不是很適合人類的消化系統。而且現代飲食中穀類佔的比例之高，跟最初依人體需求與構造形成的飲食習慣大相逕庭，這種改變對健康的影響，直到今日，我們才開始去做全盤了解。

就人類的飲食歷史來看，穀類其實是後期才加入的。農業在距今一萬到一萬二千年前才站穩飲食要角的地位，若用二十四小時來表示人類物種在地球上存在的二百四十萬年，這還不到十億分之一秒。柯丹指出，從農業革命後到現在，農產品很快便佔據主要能量與蛋白質補充的大宗，人體幾乎沒有時間加以調整。

穀類食物有比較好嗎？

說實話，穀類有很多營養上的缺點。現在越來越多人知道，從營養觀點來看，精製穀類，例如麥片、麵條和麵包等，沒有什麼價值。如果硬要說的話，大概也只有全穀類勉強有點營養。理由之一在於，所有供人食用的穀類都必須經過精製加工的過程才可以吃，沒有人能跑到田裡割完稻

就直接吃吧！標準穀類一定得經過碾和磨的工夫。要碾要磨，是因為自然狀態下的穀類含有許多「抗營養」物質，這些物質會阻礙人體吸收穀類本身的營養，尤其是礦物質。所以問題不在要不要精煉或去雜質，而是要做到什麼程度。

表面上，全穀類與極度精製的無用穀類比較起來，加工與研磨的手續較少，因此含較多的麩皮（穀類的外層），是飲食中的纖維來源。（燕麥與大麥、小麥和其他穀類不同，它保留了營養素最豐富的穀皮與胚芽層。）

但如果仔細注意大部分全穀類麥片的包裝標示，會發現纖維成分非常少。很少看到一份麥片提供5克纖維，大部分都是1克、2克，營養價值非常低。跟酪梨（11到17克）或豆子（11到17克），甚至芭樂（8克）比較，簡直相形見絀。

接著來看看麩質的問題。麩質是大麥、黑麥、燕麥，特別是小麥等穀類中的主要成分。因麩質引發的嚴重過敏症稱為乳糜瀉（celiac disease），過去估計每200人當中就有1人對麩質過敏，現在是每133人中就有1人，每56人中有1人出現相關症狀，而經診斷發現對麩質過敏的兒童和成人當中，前者有60%，後者有41%沒

有任何症狀。目前比較清楚的是，嚴重的乳糜瀉就是對麩質極端敏感的結果。另外有一種非乳糜瀉麩質敏感症（Non-Celiac Gluten Sensitivity）， 也就是湯姆·奧布萊（Tom O'Bryan）等專家口中的麩質不耐症。我的重點在於，對麩質有不良反應的人，不是只有乳糜瀉病人。

許多人有未被診斷或延誤的食物過敏，主要都是受到小麥與麩質的誘發（前七名食物過敏原之一就有小麥）。我可以告訴各位，不管是營養學家、自然醫學治療師，還是整合功能醫師，對於毛病很多的人，通常會建議他們不要吃小麥、乳製品和糖。雖然我無法提供科學證據，有力地主張這個論點，但是有成千上萬人在戒掉小麥（乳製品與糖）製品之後，各種身體不適得到顯著的紓解，還不只是體重或塑身而已。

傳統食物金字塔迷思

這讓我們聯想到穀類和肥胖症、糖尿病、血糖的關聯。傳統的食物金字塔（幸好已經被推翻了）最底層有6至11份的穀類，不禁要讓人懷疑這根本像是牧場主人餵牛的比例！去問牧場主人就知道，想要養出肉多肥美的家禽家畜，他們會餵穀類，而不是

草。

很多人都認為全穀類使血糖上升的速度不會像精製穀類那麼快，但事實上GI和升糖負荷表提供的數據不完全支持這個看法。糙米和白米的升糖影響是一樣的，全麥麵包跟白麵包也是如此。基本上，穀類只是澱粉害蟲，幾乎都會讓你的血糖（與胰島素）迅速升高。

就我所知，我還沒看過有任何穀類在營養價值上足以和這本書裡提到的大多數蔬菜或豆類相提並論。穀類可以做成美味的食品，愛吃它們的人很多，但若說穀類是必需的食材，我認為這並非事實。

慎選穀類

想到穀類平庸的營養價值，容易造成麩質與穀類過敏，會使（很多）人過量攝取碳水化合物，以及不符廣告內容的少量纖維，實在很難說它們是地球上的優良食品。這麼說來，是否要讓所有的穀類都從地球消失？當然不是。

許多關於健康飲食的研究，顯示食用蔬菜、水果、魚、omega-3油脂和全穀類的人比只吃傳統美式飲食來得健康，但是把這些成果都歸功於穀類就過於誇大了。我認為，如果有人吃很多蔬菜、水果、魚、omega-3油脂和巧克力，還是會比大部分的美國人健康。

如果你從現在開始，均衡攝取地球上最健康的150種食物，但不碰任何穀類，你不會缺少任何營養素。但是在蔬菜、水果、蛋、油脂、香料、魚肉當中的任何一項，是一個都不能少的。

無論如何，加工程度最少的燕麥片是值得吃的。

燕麥片 ★

燕麥片在每位醫師的「最佳食品」名單中，幾乎都佔有一席之地，可以說是食物之王，在各式各樣的飲食哲學中，受到大家一致的喜愛。即使恪遵低醣原則的人，面對燕麥片，立場也會稍微軟化。被戲稱「世上沒有一種碳水化合物是他不討厭的」糖尿病大師本斯坦醫師，還是容許他的糖尿病患者每天吃一次燕麥粥。沒錯，數十年來，燕麥

片在愛吃高碳水化合物的族群中，佔有重要的主食地位。我還記得在健身房裡勤練肌肉的人，便當裡總是裝滿燕麥片和炒蛋。

大家選擇燕麥片做為健康食品究竟是看上它哪一項優點？首先，從纖維來討論，燕麥片本身是很好的纖維補充來源，擁有兩種必要纖維質，組成比例也非常均衡（55%可溶性膳食纖維和45%不可溶性膳食纖維）。不過燕麥片中的可溶性膳食纖維：β-葡聚糖（beta-glucan），才是讓燕麥片特別出眾的成分。

燕麥片增強免疫力

β-葡聚糖是多醣類（長鏈葡萄糖分子）的一種，可降低膽固醇並減低心血管疾病與中風的機率。根據美國農業部規定，製造早餐燕麥片的製造商若符合特定要件，便可以在促銷內容裡聲稱產品能降低罹患心臟病的風險，其中一項規定就是一份燕麥片必須含有半克的 β-葡聚糖。

β-葡聚糖可增強人體的免疫系統，促進系統對細菌感染的回應能力。它會使名為巨噬細胞的白血球開始活動，就像是電動玩具中的小精靈（Pac-Man）把外來侵略者如黴菌或細菌一一吞掉。目前有人研究 β-葡聚糖在降膽固醇和三酸甘油酯之外，是否能增強人體摧毀癌細胞的能力，有些研究成果似乎頗具說服力。

燕麥片的升糖負荷很低，也就是說它對血糖的影響不大，而且有助於穩定血糖濃度，對第二型糖尿病似乎還會帶來好處。這大概是連糖尿病專家本斯坦醫師也願意破例讓病人食用的原因。

燕麥片特有的鄰氨基苯甲酸醯胺（avenanthramides），是一種多酚抗氧化物質，被認為具有抗發炎與心臟保健的功效。很多人認為傳統燕麥片浴療法，關鍵就在於鄰氨基苯甲酸醯胺所帶來的療效。

蛋白質是所有穀類之冠

燕麥片除了含有5克纖維質，其蛋白質含量也是常見穀類當中最高的。三分之二碗（54克）燕麥片可提供8.5克的蛋白質，和磷、鉀、硒、錳，以及少量的鐵質。

但有兩種情況的人應該注意燕麥片的攝取。第一種是有麩質過敏體質的人，很多對麩質過敏者並沒有嚴重到演變成乳糜瀉，這是麩質不耐症最嚴重的表徵。燕麥片本身不含麩質，

但生產線上常會同時處理小麥產品而有汙染的風險。燕麥在種植、儲存和運送的過程中也會發生麩質汙染。這就是為什麼麩質不耐症的人食用燕麥片常會被提醒要小心。其次是有尿酸相關毛病的人（如痛風和腎結石），燕麥片含有會在體內分解成尿酸的普林。

選擇最好的燕麥片來吃

市面上有各種包裝的即食燕麥片（instant oatmeal），我認為都沒有買的必要，要吃到燕麥片有別的方法。全粒燕麥片的加工手續最少，不過很難買。另外，切段不壓平的燕麥片稱為愛爾蘭或蘇格蘭燕麥片，不像全粒燕麥片要煮那麼久，卻能保留住燕麥片的健康精華。輾軋製傳統燕麥片（rolled oats）也可以買，不過得確定是遵照古法製作，厚度要夠，才是加工最少的食品。

還有一件事：大家都知道燕麥片可以不用煮。我就告訴大家吧，真的不用煮。有在超市看過瑞士口味（含碾碎穀物、堅果與乾果混合而成）的燕麥片？基本上那就是生燕麥片、果乾和堅果！

料 理 很 簡 單

生燕麥片很棒！我幾乎每天都吃，只要加點生牛奶或果汁，甚至熱水就可以了。我會先把燕麥片混合生牛奶泡個幾分鐘，再丟進漿果和堅果就好了。並不一定得照包裝上的做法「煮20分鐘」，那樣很耽誤時間，雖然吃起來感覺很濃稠、溫暖，實際上要吃到健康又好吃的燕麥粥完全不用這麼麻煩，只要用爐子煮個5分鐘，吃起來也很可口。

小常識

不同的燕麥片之間，好處和壞處差異很大。別再買那種一包一包的即食燕麥片了！完全不用考慮，這些產品都有加糖，使燕麥片對糖尿病的好處瞬間消失。加工越少，纖維越多，升糖負荷（血糖影響）越低，就是對你越好的選擇。

藜麥 ★

藜麥也是被歸錯類別的食物！大家都覺得它是穀類，也都把它當成穀類來吃，但實際上藜麥是種子。不過，誰管它呢！反正看起來像穀類，吃起來也像，三人就成虎了！

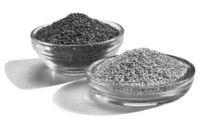

打仗丸

印加人視藜麥為「穀類之母」，它的種子是印加人主要營養來源。傳說印加軍隊經常行軍數日，路上只吃藜麥和油脂混煮的「打仗丸」。還有，印加首領在播種季節，向來會依循傳統，用黃金鍬種下第一顆種子。

藜麥是高營養食品，也被視為高蛋白「穀物」，其種子當中的蛋白質，不論是質或量，都明顯優於一般穀類。聯合國糧食及農業組織（FAO，簡稱糧農組織）也肯定藜麥營養價值可與全脂奶粉相提並論。藜麥中的離胺酸（lysine，一種胺基酸，在大多數蔬菜中含量非常稀少）高於小麥；藜麥種子中的胺基酸組成與酪蛋白（casein）很接近，不管對人類或其他動物的營養攝取，都算是很均衡。

藜麥的鈉含量很低，內含的鈣、磷、鎂、鉀、銅與鋅等礦物質都高於小麥、大麥和玉米，還有多達5克的纖維，而且鐵含量特別高，半杯就有約8毫克，這是穀類當中最高的。

在本書出版之後的十年間，藜麥已經擠進主流，成為全食物（whole foods）行列中的主食之一，在越來越多餐廳的菜單都看得到它，知道它的人也逐漸增加，總算熬出頭了！

料理很簡單

藜麥適合當生菜沙拉基底食材，吃熱的也很棒，早餐吃最理想。這個美味可口的食材，高蛋白、低升糖，要不愛它很難。藜麥可磨成粉、煮湯或當早餐麥片吃。在美國，通常當成全穀類食品販售，煮成藜麥飯，或跟不同香料和食材煮成香料飯。著名天然食品專家伍德的建議是，用兩杯（473毫升）高湯或水，和一碗（340克）藜麥，15分鐘即可煮出三碗（555克）量的藜麥飯。她說藜麥跟米一樣，有各種料理方式，而且更好吃，可做為米的替代品，或當配菜吃。

99

苔麩

苔麩是穀類的一種。它擁有古老的靈魂，約西元前4000至1000年左右在衣索比亞高原被人類種植食用，是最早被馴化的植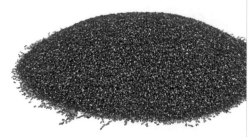物之一。苔麩一直到今天還是衣索比亞人常吃的主食。它跟斯佩爾特小麥（spelt）、莧籽（amaranth）、大麥、卡姆小麥（kamut）與小米等，都被視為遠古時代的穀物。

苔麩另一項特點，是世上顆粒最迷你的穀類。數百粒苔麩集合起來才有一粒小麥大小。正因為如此，在衣索比亞使用的閃語當中，苔麩的字根代表「遺失」，就是取其小而容易掉落之意。

苔麩是穀類營養學界的重量級項目。一碗（252克）煮熟苔麩有10克蛋白質、7克膳食纖維，還有大量的鉀、磷、鈣與鎂。

苔麩最近變紅的原因之一，在於它是天然零麩質。美國國家科學研究委員會（National Research Council of the United States）在1996年曾表示苔麩的營養價值高於小麥，包括有更多的必需胺基酸。此外，苔麩內含的各種胺基酸比例也相當均衡。

料理很簡單

苔麩本身帶有堅果芳香，可以當麥片吃、煮粥，或者放入濃湯、燉菜裡。也有人把苔麩製成粉狀，這是絕佳的麵粉替代品。

小常識

只要一小撮種子，便能種滿一片田。苔麩耐旱，比如衣索比亞乾燥的氣候。耕種面積不必大，一小塊地便可帶來高產量的收穫，是很棒的穀類。

糙米

米的種類很多，做法更多，有時候是很棒的食物，但也可能成為不值得一提的東西。目前米的品種高達上千種，有野生的和成為農耕作物的。全球稻米年產量超過55,000萬噸，亞洲就佔了92%。所以當兩個人說到吃飯時，從營養學角度來看，他們吃的很可能是完全不同的東西。

大部分人吃的都是白米。糙米是完整的稻穀，白米則是去掉米糠層，所以前者的營養價值比後者高。碾去米糠就等於除掉穀類的纖維和許多維生素與礦物質成分。糙米只經過脫殼這道手續，因此仍保留了菸鹼酸、維生素 B_6、鎂、錳、磷、硒，甚至是維生素E。

一碗（195克）糙米飯有4克纖維質（是白米飯的四倍），其中的不可溶性纖維有助於預防各種癌症，包括腸癌、乳癌和攝護腺癌。

米的升糖影響高，通常是低醣飲食的拒絕往來戶。一般來說，吃飯會導致血糖快速上升，這是糖尿病患和減重者最需要考慮的。糙米的纖維確實可降低一些升糖的效果，但不表示糙米是低升糖食物。

該怎麼做最好呢？如果你要吃飯的話就挑全穀，別再吃白米和即食米！然後再參考歐洲人與亞洲人吃米的方式，把飯當配菜，量大概是一球冰淇淋的體積。

米算是不錯的食材，卻不是工業國家精製到極致的那個樣子。我倒認為那些傳統米、精製米、即食米，用來當包裝材料比較適合。

小常識

糙米含有穀維素（oryzanol），主要存在米糠的油脂當中。穀維素據說會干擾膽固醇吸收、增加睪固酮、適合停經女性使用等等，但這些沒有一項經過任何可信的研究確認。許多人為了穀維素，把米糠油視為健康食品，這完全搞錯重點。米糠油是高度精煉產品，其中omega-6和omega-3的組成比例（27：1）不利健康。此外，穀維素的健康效果也許完全不存在，也許是誇大不實，總之不推薦。

101

馬克・休士頓醫師（Mark Houston, M.D., M.S., F.A.C.P.）

任何關於高血壓或代謝症候群的問題，我一定會去請教休士頓醫師。他是范德堡大學醫學院的臨床醫學教授，同時任職（田納西州）納許維爾高血壓研究中心（Hypertension Institute）主任。我向大家推薦他的著作《醫師沒說的高血壓祕密：革命性的營養與生活規劃，幫你對抗高血壓》（*What Your Doctor May Not Tell You about Hypertension: The Revolutionary Nutrition and Lifestyle Program to Help Fight High Blood Pressure*），必讀佳作！我贊同休士頓醫師的行醫哲學，「任何有效的方法，聰明的治療師都應該採用。」我很喜歡他！

❶菠菜　含有13種具抗癌功效的類黃酮，對付攝護腺癌、皮膚癌、直腸癌和骨癌特別有效。它是天然抗發炎聖品，是良好的補腦食品，可減少因中風導致的神經性傷害、改善視力、補充鐵質。菠菜含有天然的血管收縮素轉換酶（ACE）抑制劑，幫助降血壓和預防骨質疏鬆的維生素K。

❷羽衣甘藍　內含的有機硫化合物可以防癌、加強解毒效果。葉黃素和玉米黃質可使白內障縮小，同時也是含有纖維、鈣質和預防心血管疾病的有效抗氧化物。

❸綠花椰菜　含有多種成分，如蘿蔔硫素和吲哚素（吲哚-3-甲醇與DIM），降低攝護腺癌、胃癌、皮膚癌和乳癌對健康的威脅。類黃酮會減低心血管疾病的風險，還能降血壓。綠花椰菜內含抗發炎與抗氧化成分，也能強化免疫系統和視力。

❹❺藍莓與黑莓　藍莓的抗氧化功能在食物中最強，提供我們的心臟血管系統相當強的保護力。它內含的紫檀芪（pterostilbene）可降低膽固醇；花青素可改善視力與腦部功能，預防視網膜黃斑部退化；鞣花酸（ellagic acid）有抗癌力。黑莓也有類似的成分與特性。

❻草莓　草莓中的酚類物質有花青素和鞣花單寧（ellagitannin），都是強效的抗氧化與抗發炎成分。它有助強化腦部功能，降低視網膜黃斑部退化的風險，可改善類風溼性關節炎。鞣花單寧可預防直腸癌。

❼覆盆子　含有鞣花酸、槲黃素、山奈酚（kaempferol）以及其他類黃酮，這些都是優質的抗癌、抗氧化物。此外，吃覆盆子還可以促進眼部與心血管健康。

❽深海魚（鮪魚、鮭魚、鯖魚、鱈魚、鯡魚）　這些魚的omega-3脂肪酸可以保護心臟血管，降低罹患心臟病、猝死和心律不整的風險。omega-3的成分具有抗發炎、增強腦部功能、增強記憶力、使皮膚健康和促進腎功能的特性。另外，吃深海魚可降血壓，減少三酸甘油酯，並降低罹癌和中風的危險。

❾乳清蛋白　提高體內重要抗氧化物「穀胱甘肽」的儲存量。乳清蛋白含有天然ACE抑制劑，可降血壓、增進心血管健康，同時提高免疫功能。

❿野味（鹿肉、馴鹿）　野生動物是優質蛋白質的來源，含有完整胺基酸、低飽和油脂，以及大量多元不飽和脂肪，特別是omega-3脂肪，而且沒有反式脂肪。野味也含有天然的ACE抑制劑，可降血壓，還有促進皮膚、骨骼與心血管健康的成分。

十多年前我在介紹豆類時，對於要不要把豆類納入地球上最健康食材這本書中，是有些保留的。讀者可能會認為我的猶豫很奇怪，不過當時我受到原始人類飲食權威、原始飲食運動發起人之一柯丹博士一些著作的影響。除了柯丹之外，多數的原始飲食推動者也都不建議豆類，問題就出在植物凝集素（lectin），這我稍後會談。但接下來的幾年當中，我知道只有約10%的人可能會出現植物凝集素不良反應，所以豆類對其他人來說依然算是超級健康食材。

接下來你會知道豆類的優點和缺點。豆類富含纖維質，能降低罹患心臟病、糖尿病、肥胖症與癌症的風險。一項突破性研究證實纖維在微生物群系與整體健康的功效，比我們在十年前知道的來得更多。纖維被腸道好菌吸收，不但維持腸道健康，也能促進丁酸等重要物質的生長。

豆類含有蛋白質。豆類的蛋白質消化很慢，可提供人體持久的能量，是使血糖穩定、不會忽高忽低的理想食物。吃豆子也能攝取保護人體的植物化學物質、抗氧化物和維生素。

缺點：植物凝集素是麻煩製造者

植物凝集素存在於豆類和穀類當中，這是植物為了驅趕害蟲自我保護的演化結果。植物凝集素有一部分很容易跟人體組織結合，帶來一些毛病。前面提到的原始飲食大師，也是廣受各界肯定的科羅拉多州立大學柯丹博士，曾在《英國營養學期刊》（*British Journal of Nutrition*）發表過一篇文章，主張乳製品、豆類、穀類以及酵母，也許是導致類風溼性關節炎和其他遺傳性自體免疫疾病的因素之一，而關鍵就在於這些東西內含的植物凝集素。

根據柯丹的理論，食物中的植物凝集素會使腸道滲透增加，也就是讓膽裡面一些已經消化的食物蛋白和殘餘腸菌滲入體內血液。柯丹把植物凝集素稱為「細菌版的特洛伊木馬」，它使小腸容易被滲透，削弱免疫系統

的打擊力，無法對抗入侵血液的食物和細菌。他根據長年在「狩獵－採集式飲食」方面的營養研究結果寫成一本備受重視的《史前飲食》（The Paleo Diet），書裡把豆類全部列入「應避免的食物」類別。

那麼一般人需要擔心嗎？我現在認爲不需要。事實擺在眼前，如果你不是吃了豆子有不良反應的人，那麼豆類絕對是有益健康的好食物。但如果你正好是（難以避免的一小群）食物過敏卻查不出原因的人，也許暫時還是先放棄豆子，等抓到眞正的禍首再說吧。

青豆

青豆是豆科植物，發源於西亞。瑞士的考古遺址曾經發現青豆的遺跡，推測五千多年前青銅器時代的人就在食用這種豆子。青豆從希臘傳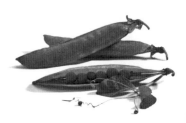
到印度，然後在七世紀時抵達中國，被稱作蕃豆。中古時期的歐洲人很喜歡吃豆子，主要是容易栽種、價格便宜、吃得飽，又能補充蛋白質。

青豆種類超過1000種，最常見的是超市的冷凍豆子。有些品種的豆莢可以吃，像是荷蘭豆（見第91頁），有時連著新鮮豆莢一起賣，有人賣乾的（連豆莢或分開），有時是冷凍。還有罐頭豆子，不過我建議絕對不要買，這種豆子缺乏生氣，有益健康的葉綠素和大部分營養素都在加工過程中消失了。講到罐頭蔬菜，我只能說它們多半沒什麼營養價值。

青豆富含維生素A與K

青豆的糖分比一般蔬菜略高，不過每100克（半碗稍多）就有5.5克纖維質，可以中和這個小缺點。青豆內含的維生素A是公告每日營養素攝取量基準值的40%，還有5克植物性蛋白質，熱量也夠低（每100克78大卡）。同樣100克青豆的維生素K含量佔每日營養素攝取量基準值的30%，可將鈣質留在骨骼內，是維持骨骼健康的必需營養素。

乾燥的青豆仁外形會變，不像新鮮（或冷凍）的那麼圓滾滾，吃起來也沒有原本的甜味，適合煮濃湯、清湯，或是加入需要有點濃稠的料理

當中。乾豆仁比新鮮豆仁（含七成水分）濃縮，纖維量較高，只要二分之一碗（112克），纖維含量就超過8克，這不是每種食材都辦得到的！

纖維：比想像中更強大

小的時候，外婆總要我吃一大堆要嚼很久的食物，說吃粗食好排便！外婆說的沒錯，但纖維的好處不只這些。以纖維為主題的研究數量龐大，目前累積的證據很多，它對減重、預防癌症、糖尿病、心臟病和血壓控制都有效。纖維是健全的人體微生物群不可或缺的要角。

此外，過去認為纖維只分可溶和不可溶的觀念在1980年代被兩位英國科學家恩格里斯（Englyst）與卡明斯（Cummings）推翻，因為他們發現第三種纖維——抗性澱粉。一直到2016年，這種纖維依然吸引大批研究者投入（稍後會討論）。

那麼，纖維是什麼？功能為何？為什麼我們需要纖維？我們應該注意它的理由是什麼？先從減重開始談起。

纖維不高貴，不神祕，當然也不引人遐想，但講到減重卻很吸睛。有一打以上的臨床研究以提供膳食纖維補充品做為減重工具，結果都很正面。如果你在吃飯前服用纖維補充品配水，水溶性纖維就會附著胃裡頭的水分，讓你有飽足感，不太容易吃過量。纖維也能抑制飢餓感。還有研究發現纖維補充品強化血糖控制力與胰島素效能；其他的研究更觀察到它讓身體吸收的熱量減少，一年約減1至4公斤。《新英格蘭醫學雜誌》刊登的一篇研究指出，每日50克纖維可使血中胰島素濃度降低。我可以公開說，醫學界替胰島素取了兩個綽號，分別是「飢餓荷爾蒙」與「脂肪堆積荷爾蒙」。

與我合著《聰明油脂》的麥斯利醫師曾經追蹤南佛羅里達州某診所的病患長達十年之久，記錄他們的飲食內容、運動量、維生素攝取，還有體重變化等。他發現纖維攝取量是預測減重成功的三個變項之一（另外兩個是運動時間長短與維生素D的攝取）。研究結果發表在2015年美國營養學年會的壁報展示區。

有一項驚人的研究，花十年的時間追蹤2,900名健康受試者，分析纖維、心血管疾病、減重與胰島素之間的關聯。結果非常精采。纖維和胰島素與體重呈反向關係，而低纖維攝取比食用飽和脂肪更能預測心臟病。這個發現過去曾經受到質疑，但後來至少有兩項大型的統合研究，結論正是飽和脂肪不會導致心臟病，還通過同

3
豆
類

儕審查發表在重要期刊上，所以現在不會有人大驚小怪了。

別忘了，纖維好處不只是減重。高血糖與高胰島素被視為十多種退化性疾病的危險因子，包括心臟病。甚至阿茲海默症，也因為跟胰島素阻抗的關聯而有第三型糖尿病之稱，亦即胰島素不僅影響人的腰圍，也影響了大腦功能。

據估計，美國人一天只吃10至11克纖維，並未達建議攝取標準，這根本不夠。衛生單位提出的飲食建議，我通常很不以為然，不過這一項我倒很贊成，因為這個標準每日建議攝取量，依年齡與性別，從25到38克不等。標準若是再高一點會更好。我們的洞穴人祖宗吃得更多，據研究他們每日攝取量達50到100克。

接著來談談纖維，哪些食材有哪些纖維，以及如何吃效益最高。

纖維有三種，分別是：非可溶性纖維、可溶性纖維和抗性澱粉。

非可溶性纖維就是外婆說的粗食，進入腸道後不會分解，而是變軟發大，能促進排便。

可溶性纖維會在腸胃道內被好菌分解成短鏈脂肪酸，裡面包含最重要的丁酸。而丁酸為什麼重要？因為它是腸道上皮細胞的食物。研究肥胖的神經生物學家史蒂芬‧葛內博士說，「丁酸存在人類腸道中很久了，我們的大腸壁已經演化到以丁酸做為主要能量來源。它還具有強大的抗發炎與抗癌功效。」丁酸補充品常用在治療潰瘍性大腸炎與克隆氏症等發炎性腸道疾病。如果可溶性纖維（和抗性澱粉，稍後詳述）攝取不足，就無法製造足夠的丁酸。

第三種抗性澱粉，顧名思義能抵抗被分解或消化的命運，目前是很多人研究的主題。抗性澱粉不會被酵素分解，而是從小腸長驅直入，最後抵達直腸，然後跟可溶性纖維差不多，變成腸道好菌（又稱益生菌）的食物。抗性澱粉是益生菌最愛的食物。益生菌從抗性澱粉製造的丁酸比從其他類纖維製造的更多，是人體內最主要的丁酸來源。

丁酸是腸壁細胞最愛的美食，而且越吃越健康，理論上發生腸漏症和後續各種問題的機率會隨之降低。有健康、營養充足的腸壁，才能培養健全的微生物群系。可溶性纖維與抗性纖維被稱為益菌生，正是由於腸道益生菌以此維生。所有的益菌生皆為纖維，但反之則不盡然。非可溶性纖維（也就是外婆說的粗食）就不是益菌生，因為它無法被腸道好菌分解代謝，成為短鏈脂肪酸。另一方面，益菌生則是讓好菌成長茁壯的功臣。

我們現在都明白微生物群系和腸道健康的重要性，所以更應確保腸道細胞充分享有益菌生纖維和其代謝物丁酸的滋養。怎麼做呢？第一步便是攝取抗性澱粉和可溶性纖維。特別是抗性澱粉，它還能改善胰島素的敏感度。著名的健身專家馬

克・希森（Mark Sisson）也說抗性澱粉是「腸內細菌首選食物」。

來看看一項有趣的論述，《美國臨床營養學期刊》1981年刊登湯瑪士・歐米醫師（Thomas Almy）的論文《膳食纖維假說》（*The Dietary fiber Hypothesis*），也就是一般人知道的纖維假說，要旨是高纖飲食能預防許多疾病。不過科學家最近發現，纖維假說當初是根據某些低風險非洲人口的研究，但細究這些人的飲食，其實是攝取大量的抗性澱粉。

富含可溶性纖維的食材包括豆子、燕麥片、球芽甘藍、蘋果、堅果、藍莓、橘子與亞麻籽；含非可溶性纖維（外婆口中的粗食）的食材有水果的種子與外皮（所以要吃果皮！）、酪梨（特別是佛羅里達酪梨）、小麥麩和糙米。含抗性澱粉的食材有白豆、鷹嘴豆、扁豆、碾軋製燕麥片、豌豆、黑豆、紅豆、菜豆、未熟青香蕉，以及馬鈴薯粉。

我是纖維補充品超級擁護者，原因很簡單，現在幾乎沒有人從飲食中攝取足量的纖維。我會把Sunfiber的可溶性（益菌生）纖維加在食物或飲品裡一起吃。這家廠牌販售的纖維產品很多。我會在打汁時加一勺無味無色的纖維補充品，然後直接攪拌。如果想要吃抗性澱粉的話，可以試試Bob's Red Mill的馬鈴薯粉。我的好友馬克・何曼醫師（Mark Hyman）說，「這種澱粉使人苗條又健康。」馬鈴薯粉跟馬鈴薯不同，不會讓血糖升高。當然，你也可以同時使用上述兩種產品！

豆子 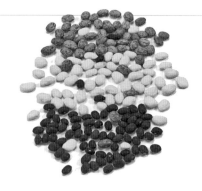 ★

豆子是地球上最好的纖維來源之一。大部分住在先進國家的人都沒有攝取足夠的纖維，所以我在寫作和演講時，只要是關於營養，就會不斷地強調纖維的重要性。纖維保護人體健康的途徑，就是減緩食物進入血流的速度，避免血糖快速上升。我們現在知道纖維也是腸道好菌的食物，不過它對腸道健康（和整體微生物群）的重要性，我們才剛知道而已。但可以肯定的是，高纖飲食和癌症、心臟病、糖尿病與肥胖症的風險降低有關。

試想，我們的老祖宗以前每天會吃進50到100克的纖維；美國國家癌症研究院（這不是一間營養學激進機構）建議每日至少要攝取25克；美國《飲食指南》（Dietary Guidelines）也是採用相同標準。而美國胃腸病學會（American Gastroenterological Association, AGA）在一篇膳食纖維與直腸癌聲明當中表示，「根據現有資料提出的合理建議」每日纖維攝取量應訂為30到35克。我在拙作《聰明油脂》（Smart Fat: Eat More Fat, Lose More Weight, Get Healthy Now）也建議每人每天攝取30克纖維。你知道美國人一天平均吃進多少纖維嗎？答案是：11克。

豆子可提供飲食中缺乏的纖維質

兩個前提：纖維是好的，以及一般人的纖維攝取量都不夠。在飲食中增加豆子可改善纖維攝取不足的問題。豆子的纖維質多得不得了，即使沒有其他好處，光是纖維含量，就有理由讓豆類出現在你的餐盤。一碗（172克）煮熟豆子可提供的纖維，從11克（萊豆）到驚人的17克（紅豆）不等，真的很驚人。我還不知道有什麼其他食物在這點比得上豆子。

豆子還有其他營養素，不過都跟纖維有關。吃豆子降膽固醇，但你如果看了我那本《膽固醇大迷思》，就知道我並不太在意膽固醇。話說回來，美國肯塔基大學（University of Kentucky）營養學教育家派蒂‧芭姿維爾（Patti Bazel Weil）表示，每天一杯（172克）煮熟豆子，連續六週，就可降低10%膽固醇。有間學校做的

研究顯示，男性受試者只要連續三個禮拜每天吃二分之一杯的海軍豆（白豆）和花腰豆（黑白斑豆），膽固醇的下降幅度可高達19%。

豆子調節血糖

豆子（至少是豆子裡的纖維）對於糖尿病和血糖控制者的影響甚鉅，它的可溶性膳食纖維會改變葡萄糖吸收的速率。1970年代以來，有許多研究都證實，高纖飲食會改善血糖過高症。我最初在寫這本書的時候，最新的營養學理論就在提倡低升糖飲食，到現在它已經被承認是最健康的飲食策略之一，而且連營養學和醫學機構都不斷地建議糖尿病患者和減重者，以及有代謝症候群的人採取這套做法。其實每個人都應該遵照這個原則來吃。豆子是最佳的低升糖食物，因為大量的纖維會使血糖上升變得非常非常地緩慢，而且有不少研究顯示，吃豆子這類高纖食品能改善升糖控制力，也就是血糖和胰島素的調節力。

再來談到癌症。根據著名的「護理師健康研究II」食品問卷分析結果，研究人員發現，多吃豆子或扁豆的女性，乳癌發生率顯著下降。不僅如此，研究還發現不用吃很多豆子就可以有這個結果。只要每個星期吃兩次（以上），罹癌風險就會下降24%。我們也可以合理推測，除了纖維質以外，豆子裡應該還有其他抗癌成分。其中有一種植物化學物質「薯蕷皂素」（diosgenin），似乎就能抑制癌細胞的繁殖增生。豆子裡其他植物化學成分如皂苷（saponin）、蛋白酶抑制劑（protease inhibitors）和植酸（phytic acid）等，似乎會保護細胞不受到基因損害而導致癌症。實驗室研究也證明，皂苷會抑制癌細胞的生殖並降低腫瘤生長速度；蛋白酶抑制劑也被發現具有降低癌細胞分裂速度功效；而植酸則可大幅減緩腫瘤發展。根據美國癌症研究所（American Institute of Cancer Research, AICR）網站刊載的一篇研究，豆子吃最多的男性和吃最少的男性，罹患攝護腺癌的風險差距高達38個百分點。

紅豆拔頭籌

豆子還有維生素和大量的抗氧化物。美國農業部針對食物抗氧化能力排名，把赤小豆列為每份抗氧化能力最高的食物。事實上，前四名當中，豆類就佔了三名（紅豆、紅腰豆與斑豆）。很多豆類富含葉酸（特別是紅豆、黑眼豆、扁豆和斑豆），對心臟健康非常有幫助。另外還有鎂、

鐵、鋅和鉀，以及一種重要的礦物質鉬（molybdenum），這在紅腰豆（編註：腰豆為荽豆的變種）中的含量最多，能強化酵素作用。

豆子也是很好的蛋白質來源，一杯（172克）通常含有15克，這跟其他商業化動物性蛋白質不同，沒有任何類固醇、荷爾蒙或抗生素。

扁豆 ★

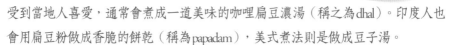

扁豆發源於中亞，為一年生的攀緣植物，豆粒小，呈碟狀。地中海和中東地區都有人吃，在印度特別受到當地人喜愛，通常會煮成一道美味的咖哩扁豆濃湯（稱之為dhal）。印度人也會用扁豆粉做成香脆的餅乾（稱為papadam），美式煮法則是做成豆子湯。

吃扁豆不會放屁

　　扁豆一成熟就會被晒乾出售。其品種很多，除了西方社會最常看到的棕色系列，至少還有五十種，顏色從黃色、橘紅到綠色都有。扁豆跟豆子不同之處在於不含硫，吃了之後不會放屁。想吸收高纖又不想在社交場合出糗的人，可以試試扁豆。

　　扁豆的歷史相當悠久，考古研究發現，位於今日希臘的弗蘭克希洞穴（Franchthi Cave）中，最早從舊石器時代和中石器時代就有扁豆（距今約一萬三千到九千五百年前）。另外，在敘利亞的姆列比特（Mureybit）和胡惹刺丘（Tell Abu Hureya）兩處遺址也發現中石器時代末期的扁豆；而西元前8000年巴勒斯坦的耶律哥（Jericho）也有扁豆遺跡。古代希臘人吃扁豆的方式很多，還包括扁豆麵包。在大齋期間買不起魚的天主教徒就吃扁豆代替。而雙凸透鏡被命名為lenticular，靈感就是來自扁豆（lentil）的外形。

吃扁豆治高膽固醇和高血糖

　　扁豆之所以享有盛名，是因內含大量的可溶性纖維。纖維在經過消化道時會形成膠狀物質。可溶性纖維也會延長胃部清空食物的時間，使糖分慢點進入血液，這就是扁豆等高纖食物升糖負荷很低的原因。由於纖維使食物消化速度減慢，血糖和胰島素不會一下子升高。但低纖飲食就不是這樣，往往飯後一小時就餓了。血糖和

胰島素濃度經常很高的人也容易罹患糖尿病，減重會更困難。不管有沒有糖尿病，高纖飲食跟較佳的血糖控制相關性很高，體重管理也會做得比較好。常吃高纖食品，罹患癌症與心臟病的風險也比較低。

科學家這幾年很密集地研究第三種纖維：抗性澱粉（見第108頁）。扁豆即是良好的抗性澱粉來源，能為腸道益菌供應能量。扁豆冷掉後產生的抗性澱粉最多，不過因含量超級豐富，即使熱熱的吃（大多數人都如此）還是能攝取到很多抗性澱粉。

一碗（198克）扁豆蛋白質含量頗為可觀，約有18克。不只這樣，同一杯還可提供16克纖維質。扁豆的葉酸含量也非常高，同時還有七種以上礦物質，一碗扁豆的鐵含量佔每日營養素攝取量基準值37%，錳含量佔49%。錳是很重要的微量礦物質，對於成長、生育、傷口癒合、腦功能，以及糖、胰島素與膽固醇的正常代謝，都是不可或缺的角色。

前面提到，印度扁豆湯在印度特別受到當地人喜愛，可惜它有一項缺點，就是他們常會先去掉扁豆外殼，而這會降低扁豆的營養成分，特別是纖維質。

料 理 很 簡 單

煮扁豆不用像其他豆類一樣先浸泡，只要20至30分鐘就能煮好。棕色和綠色扁豆煮過後不會變形，適合拌在生菜沙拉，或跟其他食材一起煮，可豐富菜色。紅色扁豆比較快煮，最適合煮濃湯，也可以跟其他口感較軟的菜一起烹煮。

鷹嘴豆（埃及豆）

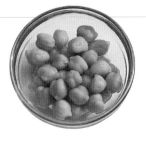

鷹嘴豆有皮膚病！扁豆和其他豆類都有「光滑」的外表，唯獨鷹嘴豆凹凸不平，近看會發現它一塊一塊隆起來很像鳥嘴（名副其實!?）。千萬不要以貌取豆，它可是最早被人類耕種的作物之一，而且在全世界廣受喜愛。

豆類吃得越多，越能降低冠狀心臟疾病的風險。曾經有一項嚴謹的大型研究，以10,000名美國男女為對象，控制了受試者健康習慣等干擾變項，結果發現每週多吃豆子四次以上的人，跟每週吃少於一次的人相比，

冠狀心臟疾病的風險降低了22%，心血管疾病發作情況降低百分之十一。

每碗（240克）鷹嘴豆的纖維含量可達12.5克，是所有食材中的纖維巨人，僅次於扁豆（16克）。根據歐盟癌症與營養追蹤調查（European Prospective Investigation into Cancer and Nutrition, EPIC）的結論，吃最多纖維的人跟吃最少量的人相比，罹患直腸癌的風險降低了40%。本書出第一版時我就大力鼓吹纖維，不過最新的微生物群研究發現，纖維具有促進腸道健康的功效，其重要性比我們原先的認知來得更高。鷹嘴豆很適合用來補充纖維攝取。

雖然沒有其他研究提出相同的結果，不過大部分的營養與健康專家都認為，高纖食品的益處非常可觀。鷹嘴豆很適合成為你增加膳食纖維攝取的開始。

鷹嘴豆讓你不再吃過量

纖維，尤其是可溶性纖維，也可以降低血中膽固醇濃度，並且降低血糖的吸收速度，這對糖尿病人和必須注意血糖的人（如代謝症候群）很重要。可溶性纖維也是腸道益生菌的食物來源。高纖飲食可降低罹患第二型糖尿病的風險。豆類比起馬鈴薯或麥片等其他小麥類食品，使血糖上升的速度都較低。

高纖食物也有助於減重，因為高纖的東西會讓人咀嚼較久，給身體更多時間下達已經不餓的訊息，不容易吃過頭，也會拉長飽足感的時間。此外，高纖食物通常體積大、熱量少，很適合體重管理，賓州大學羅斯博士的研究已經證實了這一點。我在《低醣生活》（Living Low Carb）一書內便建議，纖維是減重者最佳補充食品。這個看法雖然在十年前提出，我到現在還是堅持這個原則。

鷹嘴豆有1：1的鈣和鎂、適量的葉酸及大量有益心臟健康的鉀（一碗240克鷹嘴豆含有鉀477毫克）、功效強大的抗氧化礦物質硒，還有2盎司的植物性蛋白質。

料 理 很 簡 單

自然食品專家伍德女士提醒大家不要只吃沙拉吧提供的鷹嘴豆，因為你會錯過其他很棒的吃法。她建議把豆子跟蒜頭、乾燥的小茴香種子一起燉到軟，會出現一道香濃可口的人間美味。鷹嘴豆用煮的、醃或烘烤，都是可替代堅果和洋芋片最好的零食。

羅望子

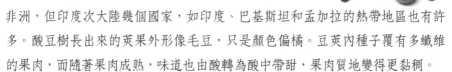

簡單來說，羅望子是具有多種效用的果實。

這個豆科果實來自酸豆樹（Tamarindus indica），原產於
非洲，但印度次大陸幾個國家，如印度、巴基斯坦和孟加拉的熱帶地區也有許
多。酸豆樹長出來的莢果外形像毛豆，只是顏色偏橘。豆莢內種子覆有多纖維
的果肉，而隨著果肉成熟，味道也由酸轉為酸中帶甜，果肉質地變得更黏稠。

羅望子有哪些功能？先來談它的抗菌功效。

研究發現，羅望子對七種以上細菌具有抗菌作用，比如大腸桿菌和金黃色葡萄球菌，這種細菌會造成器官感染。一般認為這種植物抗菌功效來自羽扇豆醇（lupeol）的成分。羅望子和其萃取物用在治療腹痛、腹瀉、痢疾、某些細菌感染、寄生蟲、傷口癒合、便祕和發炎（庫魯症，2014）。它也富含植化物和大部分的必需胺基酸。有一篇論文指出，羅望子「在民眾負擔得起的地方傳統醫療方面具備相當的潛力」。

羅望子具備許多營養素。一碗（120克）果肉含有鎂、鉀、鐵、維生素B$_1$（硫胺素）、B$_2$（核黃素）和菸鹼酸。雖然含量不是特別高，但以每日建議攝取量來看，一碗還是提供28%的鎂和34%的維生素B$_1$。（即便我認為這些標準都低得可笑，還是有參考價值。）

料 理 很 簡 單

我的同事克里斯・葛納（Kris Gunnars）說，羅望子可代替檸檬，為美食增添酸味。吃羅望子有幾個不同的選擇：可直接從生豆莢取用（剝開豆莢，取出果肉）、壓成塊狀（去掉豆莢和籽後，壓製成塊狀的果肉），或做成羅望子醬（果肉煮熟後濃縮，有時會添加防腐劑）。不過，要注意的一點是，成熟的羅望子糖分高，因此葛納建議的健康吃法是生吃或當成調味品。

史蒂芬・麥斯利醫師 (Steven Masley M.D., L.L.C.)

麥斯利醫師是美國公共電視網PBS高人氣健康節目《30天給你好心臟》（Thirty Days to a Younger Heart）的主持人。他是醫師、營養學家、演說家、研究者，也是暢銷書作者。

我跟麥斯利醫師的合作十分密切，一起合寫了《聰明油脂》這本書。這位天才橫溢的醫師是美國心臟學會、美國家庭醫師學會以及美國營養學會的會員。（還有個小八卦，他也是一位訓練有素的廚師，曾在四季飯店廚藝學校當過一年的學徒。）

在合寫《聰明油脂》那年，我們經常聚在一塊兒。我知道麥斯利醫師很注意文獻上記載的，有益心臟和大腦的食材。

❶綠色十字花科蔬菜（綠花椰菜、羽衣甘藍、球芽甘藍） 每天一碗（重量不等）綠葉蔬菜有助於延長11年的壽命。綠葉蔬菜可抗老，提供纖維、維生素K、葉酸、鉀，以及有益健康的植物色素。十字花科蔬菜的成分可加強排毒，減少罹患癌症的風險。

❷甜菜 甜菜的色素能改善血液循環、運動表現與性功能。

❸野生鮭魚 提供超優質的抗發炎長鏈omega-3脂肪，還有豐富的蛋白質、鉀、硒。

❹特級初榨橄欖油 可為生菜和多種菜餚增添風味，降低心臟病、中風和記憶力減退的風險。使用特級初榨橄欖油烹調時，開中小火即可。

❺酪梨／酪梨油 酪梨含有豐富的纖維、單元不飽和脂肪、鉀，吃起來美味極了！酪梨油風味絕佳，提供有益健康的單元不飽和脂肪，還能耐中高溫而不變質，已經成為我最愛用的料理油。

❻莓果與櫻桃 莓果與櫻桃中的花青素能抑制發炎和氧化，也是優質的維生素來源。不論生食、打成果昔，或是入菜，都很誘人可口。多吃莓果有助於預防心臟病和記憶力減退。

❼黑巧克力 沒有人不愛！可以預防動脈硬化、維持記憶力、改善血壓控制。它不但好吃，還富含纖維和鎂。切勿買過甜的巧克力，至少要含74%的可可。

❽紅酒 晚餐配一至兩份紅酒可改

善血糖、預防心臟病與中風、改善認知功能和預防記憶力減退。紅酒能幫助消化、殺死有害微生物，讓晚餐吃得更享受。比較困難的部分是，以每份4至5盎司計算，一次只能飲用一至兩份，一日絕不能超過三份。過量的酒精攝取，包括紅酒在內，將有害健康。

❾**咖哩香料**　煮咖哩用的香料能減緩氧化和抗發炎、保護大腦、預防認知退化，也能降低癌症風險。最常被研究的香料是薑黃，內含活性成分薑黃素。

❿**義大利香草調味料**　這是我最愛的調味料組合，不管煮什麼都有畫龍點睛之妙效。這些調味料可減緩氧化與發炎。

先講好，水果沒有不好的。

有些低糖飲食和舊石器時代飲食的支持者對於水果的評價，我認為過於嚴苛。水果確實含有糖分，但是和這些糖分結合在一起的，是纖維質、植物營養素、維生素、礦物質、類黃酮，以及各種其他健康的化合物。除非你是那種連對微量的糖也很敏感的人，否則多數的水果都不會有問題，既營養又美味。

為這本書選水果就和第一章選蔬菜一樣讓我很頭痛，比選其他種類健康食材更傷腦筋。令我為難的不是如何挑，而是如何排除也值得推薦的水果，以維持合理的篇幅。沒錯，有些水果無庸置疑，即使只能選十種也一樣會進榜，比如蘋果、藍莓和芭樂。如果讓水果組成明星籃球隊前進奧運，這些水果的等級就如同球星布萊恩（Kobe Bryants）。再以籃球隊員比喻，有些水果屬於全能球員，雖然也很強，但沒有突出的強項。比方說楊桃，就沒有明星水果那麼多營養素，

不夠普遍，外形也過小，只能委屈楊桃排到「叫我第二名」。

為什麼落榜？

挑選哪些，有時候是看方便性，有時是考慮某個水果是否易取得，有時候這些條件也會變動。以石榴為例，這是很好的水果，可是很麻煩吃，而且可食用部分不多。所以本書初版，石榴做為水果沒入選，但容易買到的石榴汁則被選進來。之後，情況改變了，石榴在許多店家，比如喬氏連鎖超市（Trader Joe's）和全食有機超市（Whole Foods）就買得到。貼心的店家已經替消費者把可食用部分取出，裝在小塑膠罐內。雖然價格昂貴，可是非常好吃。如果你願意多花一點錢買到方便，不必辛苦動手自己分離果肉，我是強力推薦。

諾麗果（noni）和巴西莓（acai）也有類似的問題。諾麗果吃起來很可怕（但是諾麗果汁就不會，見第303頁），而且是在熱帶地區才吃得到。巴西莓原本只有巴西才看得到，但本

書出了第一版之後，在美國也開始販售，果汁也算普及。枸杞就不同（見第132頁），在美國不論是果實還是果汁都有。我最後決定選果實，因為大家對於枸杞果汁比較不熟悉。

雖然「多吃蔬菜水果」被反覆說了又說，早就變成陳腔濫調，不過從血糖角度來看，水果和蔬菜還是壁壘分明的。如果有人逼我非得二選一，我會毫不猶豫地選擇蔬菜。儘管水果很好，但是含大量糖分，對血糖和胰島素控制會是一場災難。因此，有些特別的菜單上（比如低醣菜單）就規定前幾週不能吃任何水果。水果裡的營養素，蔬菜幾乎都有，但對血糖的影響非常地小。

血糖高，還是可以吃水果？

難道要控制體重或血糖的人就不能吃水果嗎？並非如此，只是在這種情形下，水果不能無限量的吃。如果你擔心吃太多糖分，或是在減重、有糖尿病或代謝症候群，最好還是多了解升糖指數和升糖負荷（詳見前面的作者序）。體重正常、沒有血糖問題的人，吃水果一點都不用擔心。直接吃、打果汁、生吃或入菜，讓水果變成你日常飲食的一部分（當然，還要吃很多蔬菜）。

古代希臘人把「認識自我」這四字箴言用黃金刻在德爾菲的阿波羅神廟入口，這是千古不變的道理。有些人體質對糖分的反應就是比其他人敏感，這也沒辦法。套用一句莎士比亞的名言──「對自己坦誠」，就是：選對食物，也是做出正確人生選擇的重要關鍵。

桃

桃子符合我對於「真正水果」的想像。雖然它在水果圈裡可能不是明星級的營養品，符合健康食物的條件卻一樣也不缺：低卡，1.5克的纖維，分量不多也不嫌少的鈣、鎂、磷，維生素A、C和K，以及β-胡蘿蔔素、鉀。除此之外，還有一些抗癌、抗發炎的類胡蘿蔔素：β-隱黃質，甚至有葉黃素和玉米黃質，是近來被認為有益眼睛健康的類胡蘿蔔素明星級成員。

大小適中，熱量只有38卡的水果，能做到這些算很好了！桃子的另一項優點是低升糖負荷，意指對血糖的影響很低。

桃子新世代

在未來幾年中桃子甚至可能升等為「明星級」水果。而關於這點，德州農業實驗站（Texas Agricultural Experiment Station）有話要說：「目前的趨勢是開發更有健康概念的品種，因為現在的消費者越來越注重健康，買東西時也會考慮這點。」大衛·拜恩（David Byrne）醫師如此表示，他是實驗站的研究人員，栽種桃子有二十多年的經驗。「二十年多前，桃子講究的是要種得大又漂亮。雖然現在這還是很重要，不過我們更看重品質，也嘗試開發更健康的桃子。」在某些抗氧化植化物的排名當中，桃子已經名列前茅，並展現絕佳的抗氧化、抗菌，以及抑制腫瘤生長的能力。

這種水果也很好吃，我沒有忘記講吧！

桃子源於中國，桃樹在古代中國被視為生命之樹。桃子與油桃只能在成熟後摘取，否則難以熟成；處理時也要小心，只要稍微碰撞，很快就會爛掉。桃子有黏核和離核之分，前者是果肉緊貼於核，後者則相反，果肉與核可以分得開。

杏桃

如陽光般美麗、小巧又美味的杏桃，熱量低，卻充滿了豐沛的營養素，怎能令人不愛？兩顆中型杏桃有1.5克的纖維、1,348 IU的維生素A、胡蘿蔔素766 IU、鉀181毫克，以及對健康帶來多項助益的植物固醇13毫克。杏桃還含有稱為 β-隱黃質的類胡蘿蔔素，具有強力抗氧化作用，似乎能降低肺癌與直腸癌的風險。

有些研究顯示，β-隱黃質可降低三成罹患肺癌的風險，也有別的研究發現它可降低罹患類溼性關節炎的風險。飲食中必須要包含一點油脂才能吸收 β-隱黃質，因為它跟其他類胡蘿蔔素一樣，都是脂溶性的。所以杏桃和杏仁果真是一組絕佳的健康配對，不是嗎？

121

杏桃來自中國，生長在中國大陸的時間長達四千多年，野史記載，杏桃是被亞歷山大大帝帶到西方。美國的杏桃大多數產自加州，不過還有許多來自中東與近東的品種，尤其是土耳其。還記得我最早光顧的一家天然食品店，就是土耳其人經營的，他們對於營養豐富的進口新鮮杏桃感到特別自豪。

杏桃乾或燉杏乾可以吃嗎？

杏桃乾是廣受許多人喜愛的健康食物，也是綜合堅果棒這種零嘴裡面常見的內容物。由於極度濃縮的關係，糖分稍多，熱量也比較高（半碗65克的杏桃乾有157卡，但兩個新鮮小杏桃只有34卡），而且不知道什麼原因，裡面也沒有 β-隱黃質。不過杏桃乾還是有很好的 β-胡蘿蔔素和維生素A。另一選擇是燉杏乾（半碗不添加糖的燉杏乾有106卡），它很好吃，鉀與纖維的含量更高，也同樣富含 β-胡蘿蔔素和維生素A，但依然沒有 β-隱黃質。β-隱黃質只能從新鮮完整的杏桃攝取。

木瓜

木瓜和鳳梨是消化酵素最佳的補充來源。木瓜含有木瓜酵素（papain），有助於分解或消化蛋白質，還可能具有抗發炎的功效，常被做成消化酵素補充品，或是治療關節炎、運動傷害的酵素補充品中主要成分。

木瓜酵素助消化、舒緩疼痛和發炎

木瓜是鉀質巨人。一顆大小適中的木瓜含有781毫克的鉀，熱量卻只有119大卡，還有5.5克纖維。切塊木瓜一碗（145克）的熱量僅55卡，還有360毫克的鉀、34毫克的鈣、2.5克的纖維、86.5毫克的維生素C、53微克的葉酸、超過1,500 IU的維生素A、386微克的 β-胡蘿蔔素，以及105微克有保護眼睛功效的類胡蘿蔔素：葉黃素和玉米黃質。因為有增進免疫系統的維生素C和A，我們也可以說，木瓜是強化免疫力的水果。

降低三成肺癌風險

優質的 β-胡蘿蔔素近親—— β-

隱黃質，是木瓜帶給我們的另一項好處（一顆中型木瓜含有2,313微克的量）。β-隱黃質似乎能降低肺癌與直腸癌的風險，可減少30%罹患肺癌機率，也可降低41%類風溼性關節炎的風險，具有強效的抗氧化特性。

木瓜品種大約有50種，很多品種是不能吃也沒有在販賣的，重量從8盎司（225克）到嚇死人的20盎司（9公斤）都有。最常見的商業品種是夏威夷木瓜Hawaiian Solo，體型較小。紅肉木瓜跟橘肉木瓜的味道不一樣，後者甜度較高。

如果買硬的青木瓜，還沒成熟也可以煮來吃。要生吃青木瓜，最好挑沒有黑點、外皮沒有受損的。木瓜越來越黃，表示正在軟化成熟，什麼時候能吃，就看變黃的程度。黑色的木瓜籽可以吃，味道略苦，有辣味。

西瓜

西瓜被列為世上最健康食物的理由有三：首先，西瓜含水量非常高；其次，它含有大量的茄紅素；最後是富含維生素A與類胡蘿蔔素，包括鮮為人知、卻很重要的β-隱黃質。

西瓜易飽，是減重良伴

沒有人不知道西瓜幾乎是由水所組成，不過它的重要性最近才開始受到肯定。賓州大學的芭芭拉·羅斯（Barbara Rolls）博士做過無數關於食慾、飽足感和體重控制的研究，得到非常明確的發現：高分量食物（體積大、熱量少）是減肥時最佳飲食選擇，食物中的水分可以達到飽足的效果，而水佔西瓜重量的92%，是非常典型的高分量食物。

蔬菜湯可填飽肚子，而且跟你吃等量的蔬菜、喝等量的水相比，讓我們攝取的熱量較低。羅斯博士表示，「當你把水加到菜裡面煮成湯，你會得到比兩樣分開吃更大的滿足感。水分混在菜裡面，滿足感增加，食慾也就降低，因此會吃得比較少。」

123

西瓜的大迷思

西瓜在低醣飲食界是不受歡迎的。並不是說它不營養，而是被認為是高含糖水果，所以需要控制血糖的人對它敬而遠之。反對西瓜陣營的人說它的升糖指數很高（約76），會讓血糖迅速上升。的確，當你想要減重或只是單純健康考量，你當然不會希望自己的血糖和胰島素濃度升高。

其實內情不是這麼單純。升糖指數的計算基準是50克的碳水化合物，不是指總量50克。10小塊西瓜重量約120克，但幾乎都是水，也就是說這一份西瓜的碳水化合物只有6至9克。這便是為什麼看西瓜的升糖負荷比單單看升糖指數更有意義。升糖負荷會將食材的分量列入計算。所以只有吃滿五、六十口西瓜，才會真的達到符合西瓜升糖指數的效果。如果吃的量不多（約10小塊），對血糖的影響是微乎其微。

問題是，要吃滿五十口其實也很簡單，我就知道有人可以一口氣吃掉半顆西瓜（我自己也是！）。但如果控制攝取量，升糖影響真的不是一般人想像的那麼高。

當然，有些人是血糖反應非常敏感，或有代謝方面的問題（如代謝症候群、糖尿病、肥胖），需要嚴格控制血糖濃度，改挑漿果類的水果會比較好。

所含茄紅素可降低攝護腺癌風險

西瓜好處不是只有水分而已，它還是茄紅素的優質來源，據多項研究發現，它可以降低罹患攝護腺癌的風險。位於威恩州立大學（Wayne State University）的卡瑪諾斯癌症研究所在一次研究中，提供30毫克茄紅素給即將動手術治療的攝護腺癌患者，連續服用三週，發現病患的攝護腺特異抗原（Prostate specific antigen，簡稱PSA）的數值和腫瘤的惡性都比對照組低，腫瘤也比較小。

其他研究也顯示，多吃番茄和番茄製品的人罹患攝護腺癌的比例較低，主要原因就是攝取大量的茄紅素。在一篇整理七十二篇研究的回顧文獻中，有五十七篇是研究血中茄紅素濃度與癌症風險的相關性，其中三十五篇的結論認為有顯著相關，最顯著的是攝護腺癌、肺癌與胃癌，另外在胰臟癌、結腸癌、直腸癌、食道癌、口腔癌、乳癌與子宮頸癌等方面，也看得出茄紅素可帶來保護性效用。

也有科學家指出，光吃茄紅素營養品也許並不能展現應有的功效。這點讓我更加相信，這些奇妙的植物成

分（各種類胡蘿蔔素）和其他營養素，在自然而非人為的環境中才能發揮最佳效果。我喜歡西瓜的另一項原因也跟這有關，它富含維生素A與其他類胡蘿蔔素，如 β- 胡蘿蔔素與較不為人知的 β- 隱黃質。有研究顯示，β- 隱黃質可使罹患肺癌的機率降低達30% 以上，使類風溼性關節炎的風險降低41%。用 β- 隱黃質做老鼠實驗，甚至發現具有促進骨骼生長的功效。

西瓜帶來快感？

跟大家分享一則趣味小故事：西瓜對我的朋友 —— 偉大的整合醫學專家和瑜伽大師喀爾沙醫師來說，是排毒聖品。他回憶，某次利用訪問巴西期間禁食，只吃西瓜，「三天之後，我的專注力開始集中，可以進行深入的冥思，讓我經歷到少有的快感。我在坐飛機回國時，享受到脫胎換骨的感覺。」

西瓜是低卡路里、高分量食物，提供飽足感、解渴，還含有不少維生素A和類胡蘿蔔素，包括抗癌的茄紅素，本身又非常好吃，讓人怎能不愛上它？

哈密瓜

所有的瓜類都是高分量食物，也就是說，相同重量的食物中，瓜類的水分、纖維和空氣佔的比例都比較高，但熱量卻較低。這項特點何以重要？請見下面分曉。

高分量食物好處多

芭芭拉・羅斯博士是賓州州立大學的營養科學家，做過無數關於食慾和食慾控制的研究之後，發現一般人每天攝取的食物不論熱量高低，平均重量約為1.4公斤，超過這個量就會停下來。也就是說，吃高分量的西瓜或低分量的起士蛋糕，只要重量相等，不管是低卡餐或高卡餐，吃完後的飽足感是一樣的。

哈密瓜是如假包換的高分量水果。一大顆熱量只有277大卡，比多數的甜點少很多，而且一次還可能吃不完。一份通常是切一片或半顆。哈密瓜有90%是水分，但是羅斯博士從她豐富的研究中所得到結論是，瓜類水分可以讓人的飽足感持續很久。還有，吃含水分的食物，比一邊吃東西

一邊喝水的飽足感更能持久。所以，吃瓜果和喝湯，控制食慾效果比吃固體食物配水喝還好。

哈密瓜預防高血壓和中風

雖然哈密瓜的高分量和低熱量很重要，但讓它成為最健康食物之一的原因不只有這些。它還有非常豐富的鉀和維生素A。一小碗（156克）切塊哈密瓜就含有高達427毫克的鉀（另有少許鈣和鎂）。已經有大量研究結果證實，吃含鉀食物可能降低心臟病和中風的風險。鉀也是維持正常血壓不可缺的要角。

最近的研究發現，常吃富含鉀的食物的人比不吃的人血壓有明顯降低。還有一篇文獻回顧整理三十三篇針對鉀影響血壓的研究，發現每天從食物、補充品當中攝取2,340毫克鉀質的人，罹患高血壓機率降低25%；而在已經有高血壓的人身上，降血壓的效果更明顯。鉀還有另一項可能的貢獻，即預防中風。研究顯示，高血壓患者每日攝取足量的含鉀食物，引發致命中風的風險可降低四成。

鮮為人知的好處：增強免疫力

此外，哈密瓜還有大量的維生素A與 β-胡蘿蔔素。大部分的人都知道維生素A可增進眼睛、身體發育和骨骼的健康，但它對於免疫系統的好處卻不是普遍為人所知。我認為哈密瓜是增進免疫力最好的食物之一。

缺乏維生素A會導致體內抵抗發炎的能力減低。不過，這不代表不缺的人就不必攝取維生素A。有證據顯示維生素A會增強免疫力，即使沒有不足，也會帶來加強的效用。每次我只要感覺快感冒，就會連續幾天服用大量的維生素A，以及維生素C、鋅和N-乙醯基半胱氨酸（N-Acetyl Cysteine）。前幾年還有研究證實，高劑量維生素A可預防輻射暴露和化療之後的免疫力降低。

料 理 很 簡 單

哈密瓜做成果汁，如果果汁機馬達夠力的話，不去皮也OK。你可以用氣泡水打哈密瓜加西瓜，做成冰涼的夏日冷飲，也可以加檸檬汁或薑汁做變化。

β-胡蘿蔔素（一種類胡蘿蔔素）會在體內轉化成維生素A，所以它本身就很健康。一碗156克的切塊哈密瓜有超過3,000微克的 β-胡蘿蔔素，除了是絕佳的抗氧化物之外，還可以保護身體不因細胞受損而導致癌症發生，也可以預防心臟病。

雖然幾年前一項「觀察人造 β-胡蘿蔔素對吸菸者影響」的大型研究並未做出令人鼓舞的結果，但還是有頗具說服力的流行病學證據支持，每日吃三份以上的蔬果，可顯著降低罹患各種癌症與心臟病的風險，且膳食中的類胡蘿蔔素跟預防肺癌也非常有關。

洋香瓜

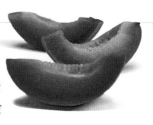

洋香瓜也許不像哈密瓜那樣，有那麼多的維生素和礦物質，不過它也是一種高分量食物，既營養又可以幫你減重。

吃洋香瓜控制體重

洋香瓜是真正的高分量水果。半顆洋香瓜熱量只有180大卡，比大部分的甜點少很多（而且大家通常是切一片或四分之一顆來吃）。洋香瓜有90%是水分，而瓜類的水分可以讓人飽足感持續很久。

雖然洋香瓜的高分量和低熱量很重要，但讓它成為最健康食物之一的原因不只是這些。洋香瓜含有非常豐富的鉀和維生素A。一小碗（165克）切塊洋香瓜就有高達404毫克的鉀（另有少許鈣、鎂和31毫克的維生素C）。

已經有大量研究結果證實，吃含鉀食物可能降低罹患心臟病和中風的風險。鉀也是維持正常血壓不可或缺的。此外。鉀還有另一項可能的貢獻，即預防中風（參見前篇「哈密瓜」一文）。

料理很簡單

洋香瓜也可以做成好喝的果汁。它跟哈密瓜、西瓜一樣，可用氣泡水加其他瓜類打綜合果汁，做成冰涼好喝的夏日飲品。加薑汁或薄荷也值得一試。

補充說明：克倫肖（Crenshaw）和卡薩巴（casaba）這兩種甜瓜品種營養成分和洋香瓜差不多，富含鉀質，有少許鈣、鎂和維生素C，而且水分佔大部分，熱量低，非常好吃。

4 水果類

芒果

芒果被譽為「水果之王」的理由很簡單，因為它簡直就是人間美味！芒果來自東南亞，有四千多年歷史，傳說佛陀在芒果林中找到平靜，芒果樹在印度象徵愛情，地位崇高而神聖，有些人甚至相信向芒果樹許願會夢想成真。東南亞地區的王室都有專屬芒果林，代表他們尊榮的地位，所以才衍生出致贈上好芒果的送禮習俗。

芒果是高分量水果，內含大量水分，你可以吃很多，但不會攝取到太多的熱量（一整顆芒果135大卡）。芒果富含鉀、維生素A、β-胡蘿蔔素，還有一些維生素C、維生素K、鈣、磷和鎂，以及少數其他營養素。一顆芒果的纖維超過3.5克。很多人認為芒果富含酵素，具有讓食物軟嫩的成分，很適合做醃製的滷汁。

選出好吃的芒果

挑選芒果很簡單。成熟的果實會從枝梗底部散發出濃郁果香，用手指碰觸芒果，如果感覺有點軟，輕壓外皮會稍微凹下，就表示可以吃了。使水果熟透最好的方法就是置於室溫下，也可以放到紙袋裡催熟。有些人會把蘋果跟芒果放在一起，讓自然生成的乙烯氣體縮短成熟的時間。芒果雖然可以冰過再吃，不過還是常溫下的味道最棒。

需要控制血糖的人要注意水果的攝取量。芒果因為內含糖分，也是被低醣支持者列為不受歡迎的熱帶水果之一。雖然一顆芒果有30克的（天然）糖分，不過它的升糖負荷其實不高，只有8（低於10是「低」升糖，高於20才視為「高」升糖）。

小常識

自然食品專家伍德女士表示，芒果跟毒藤、毒櫟和毒漆樹一樣，都含有一種叫做漆酚（urushiol）的有毒樹脂，會導致接觸性皮膚炎。不過，有問題的部分是皮和汁液，而不是果肉。芒果吃過量可能會皮膚癢或出現皮膚疹，但並不常見。美國的消費者權益促進與保護研究組織「環境工作組織」將芒果列為農藥殘留最少的15種食物之一。

奇異果 ★

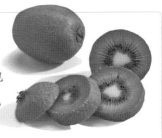

我的好友喀爾沙醫師是國際知名的整合醫學專家，也是《食物即良藥》（*Food as Medicine*）一書作者。他認為奇異果是最被忽略的食物，還說，「因為它豐富的抗氧化物和植物營養成分可預防疾病，常被瑜伽營養療法用來治癌症和心臟病。」

奇異果維生素C是柳橙的兩倍

這我倒不驚訝。在紐澤西州新布朗斯威克的羅格斯大學，針對27種水果的營養價值進行評估，想找出每盎司營養素含量最多的水果，答案是得到16分的奇異果，其營養成分密度被認為是所有受測水果中最高的。（第2名是得到14分的木瓜，接下來是同為11分的芒果和柳橙。）奇異果的維生素C含量最高，幾乎是柳橙的兩倍，還有不少的鎂。兩顆中型奇異果有5克纖維。奇異果和木瓜、杏桃在低鈉、高鈣項目都超越了香蕉和柳橙。

另一篇刊登在《藥用食品期刊》（*Journal of Medicinal Food*）的研究，檢驗9種不同的水果和果汁，結論是其中8種（含奇異果）可顯著降低血中的氧化壓力（此壓力來自自由基的侵害）。奇異果預防細胞受損的功能，也在更具公信力的期刊《致癌機轉》（*Carcinogenesis*）中得到佐證。

《癌症病因學》的研究當中，奇異果不但可以限制DNA的氧化傷害，還可促使已受損的細胞展開修復。更好的是，經過不同組別的實驗確認後，結論是只要在日常飲食當中增添奇異果，很快地就可以觀察到奇異果對受損細胞的修復功能。

可清血，不用擔心有副作用

挪威奧斯陸大學的一項研究發現，奇異果的清血功效可促進心臟健康。現在很多人被建議每天服一顆阿斯匹靈來達到同樣效果，所以有奇異果這個替代品，就不必再吞藥了。

根據腸胃病學專家特倫·尼可斯（Trent Nichols）醫師的說法，每天吃阿斯匹靈會使腸壁輕微的分解，導致各種問題叢生。挪威研究的主持人亞辛·杜塔羅（Asim Duttaroy）指出，服用阿斯匹靈可能產生的副作用，包括胃痛、皮膚淤青或出血等，而吃奇

異果幾乎沒有這些風險，奇異果本身也不會跟任何藥物發生交互作用。你可以想像，有一種天然食品不但可以保護心臟，同時沒有藥物的副作用，是多麼棒的發現嗎？

連皮和籽打汁喝，可吸收酵素

奇異果外表就像一顆多毛的雞蛋，原生自中國，不過目前都種在澳洲、紐西蘭和加州，果實中一粒粒小小的黑色種子可以吃。奇異果打成新鮮果汁很好喝，如果連皮帶籽下去打汁，可以喝到健康的酵素。

新鮮奇異果的維生素C含量在水果中算是非常高的。維生素C可以預防伴隨著孩童氣喘所發生的呼吸道症狀。

> **小常識**
>
> 美國環境工作組織多次將奇異果列為年度最低農藥殘留的水果之一。這項名為「純淨十五」（Clean Fifteen）的清單，上網查就查得到。我在2003年剛寫這本書時，奇異果就是其中一項，2017年本書改版完成，它依然榜上有名。

芭樂 ★

許多美國人對芭樂這種香氣四溢、味道甜美的熱帶水果的印象，是從果凍來的。芭樂果肉呈紅色（有時是白色），內含營養素之豐富令人驚嘆。根據美國政府最新的研究，芭樂是抗氧化物中的佼佼者。頗具公信力的OEAC抗氧化力排名系統中，芭樂甚至超前草莓、菠菜和綠花椰菜。在所有受測的蔬果當中，紅肉與白肉芭樂都排在前十名，但紅肉分數較高。
芭樂為何一炮而紅，要先從大明星茄紅素談起。

茄紅素對抗攝護腺癌和乳癌

芭樂含有大量的類胡蘿蔔素：茄紅素，且高於其他任何蔬菜或水果。美國人攝取茄紅素的主要來源是番茄，不過芭樂比番茄更好。一碗（165克）芭樂和番茄相比，前者茄紅素含量高出17%。為什麼這很重要？先看這份資料：經實驗證明，茄紅素在含 β-胡蘿蔔素的類胡蘿蔔素家族裡，清除自由基、對人體的保護力最強。

茄紅素也會救命。由於它是抗氧化物，一旦被吸收到體內，可以幫助預防細胞受損，若有受損則加以修補。抗氧化物是我們體內的保鏢，讓細胞DNA不會遭到自由基的侵犯。自由基造成的退化影響包括癌症和其他病痛，還會使動脈阻塞、關節退化、神經系統遭破壞與老化。

已經有研究提出強而有力的證明，茄紅素和降低罹患攝護腺癌的風險有顯著相關（參見「番茄」一文）。茄紅素也能抑制乳癌細胞的生長，研究結果顯示，它可以壓制並延緩老鼠的乳癌腫瘤。而一項針對立陶宛和瑞典人做的研究也發現，血中茄紅素減少，會伴隨著增加冠狀動脈心臟病發生的風險。

芭樂煮不煮都很營養

煮過或是加工的番茄，比新鮮的更能幫助我們吸收茄紅素，因為新鮮番茄的細胞壁結構較粗，必須加熱或加工才能使其分解。但我在美國農業部的朋友布羅赫斯博士表示，芭樂跟番茄不同，它的細胞壁質地比較柔軟，不管煮還是不煮，都可以吃到芭樂所有的營養素。

芭樂變成營養之星，靠的不只是茄紅素，還有鉀質，它可以說是鉀質大王。一小碗（165克）芭樂切丁就有688毫克的鉀（跟普通大小的香蕉一比，還高出63%）。有大量的研究指出，吃高鉀食物的人罹患心臟病和中風的機率較低。鉀也是維持血壓正常的重要成分。最近的研究發現，經常吃富含鉀質的食物，血壓會比不吃的人還低（參見「哈密瓜」）。

鉀只是開場白，芭樂還可提供豐富的纖維與維生素C

關於芭樂的好處，三天三夜也講不完。它的纖維含量非常高（事實上，如果只看纖維，芭樂會立即登上150名的榜首），一碗（165克）芭樂提供的纖維幾乎達9克，是本書纖維含量最高的食材。癌症、心臟病、糖尿病和肥胖症等罹患機率的降低，和食用高纖飲食很有關聯，至於形成健康的菌落當然更不在話下。

如果這樣還不滿足，一碗（165克）芭樂會帶來376毫克的維生素C，可說是維生素C的巨人。除此之外，還有81微克的葉酸、少量鈣與鎂，以及豐富的維生素A（1,030 IU）和β-胡蘿蔔素（617微克）。就水果來說，已經沒有比這樣更好的了！

有這麼多功效強大的營養素，難怪印度的心臟研究實驗室有研究指

出，每天吃5到9顆芭樂（約二至三碗，330至495克），三個月之後膽固醇可降10%、三酸甘油酯降8%、血壓則降9.0/8.0 mm Hg，同時HDL-C高密度脂蛋白膽固醇（好膽固醇）也增加了8%。

枸杞

枸杞非常美味。支持者宣稱，枸杞是地球上最好的食物之一。這種深紅色的乾果，大小似葡萄，味道特殊，很像蔓越莓和櫻桃的綜合體。西藏人吃枸杞至少有一千七百年的歷史，中藥也會用枸杞。西藏人和其他地方的人將其視為長壽、養生與促進性能力的聖品。

枸杞真的可治癌症嗎？

充滿異國風情的漿果和果汁（枸杞汁、諾麗果汁、巴西莓汁），營養價值非常高，這些用在傳統醫療長達數千年之久的東西，如果不是本身真的很好，不可能持續保有高名氣。

癥結出在賣這些食品的直銷公司引起的混亂，每家都強調他們的產品是唯一「正品」，提出各種天花亂墜的健康訴求，做無意義的競爭，在你還沒搞清楚狀況時，就陷入他們的爭戰當中，最後反而變得什麼都不相信。我看過網站上廣告枸杞可治療癌症，保證讓你多活二十年，還可以讓你變成性超人，這些全是胡說八道。

枸杞是八十種寧夏枸杞（Lycium barbarum）當中的一種，原產於西藏和蒙古地區。雖然有很多有關寧夏枸

杞的研究出版，大部分也都有正面的結果，不過沒有一篇的證據足以支持枸杞可治癌。

撇開直銷不談，枸杞真是很棒的食物。研究顯示，用寧夏枸杞萃取出的多醣在老鼠身上實驗，可降低胰島素抗性，對動物細胞也有保護作用。寧夏枸杞萃取的多醣也有很強的抗氧化能力，至少有兩篇研究顯示枸杞對免疫系統有顯著的影響。有一篇研究指出枸杞可降低腫瘤的重量，至少有兩篇表示枸杞可以保護動物細胞不受DNA損傷的影響。

2007年本書第一版出版時，枸杞還未納入美國農業部的資料庫。幾年後有了數據，證實了古人的先見之明。四分之一碗（26克）的枸杞有90卡熱量、4克蛋白質和4克的膳食纖維，另外還有微量維生素A、C與鐵質。不僅如此，枸杞可能還有多種不知名的類黃酮，和（可能）具有抗氧化與抗發炎功效的植化物。

我之所以說「可能」，是因為幾乎地球上所有色彩鮮豔的漿果都是如此，所以我大膽推測枸杞也具備這些營養素。各位不妨再等個十年，看看我現在說的對不對。

如果不想花大錢跟直銷買，可以買果汁。我自己平常會去天然食品專賣超市買有機枸杞果汁。而我最愛的生食早餐菜單之一，就是生燕麥、杏仁與蘋果切片、椰子刨絲和枸杞。也可以加一些石榴汁增添溼潤感，吃起來味道更好。

香蕉

香蕉不能算重量級的營養庫，但確實是健康食物。它以富含鉀和纖維質（稍後談纖維質）聞名。沒錯，香蕉的鉀含量很高，鉀質有益心臟，但可以提供鉀質的食物來源還很多。

鉀的重要性

香蕉很容易吃到，熱量也相對較低（每根約100大卡），最大的賣點就是纖維。雖然其他食物也有等量的鉀，不過一般香蕉每根有422毫克的鉀，不能等閒視之。不要忘了鉀在人體內扮演的重要角色，它可調節細胞內滲透壓和體液的平衡，最重要的是使心跳穩定。

體內鉀質一降低，人會變得虛

133

弱疲累。鉀質不足通常會導致肌肉痙攣。許多醫師也相信，鉀可以預防或甚至改善高血壓。

瑞典曾經做過一項腎癌的有趣研究，發現經常吃特定食物，包括香蕉、根莖類蔬菜（如胡蘿蔔和甜菜）、生菜和高麗菜等，可以降低50%到65%的腎癌風險。這篇研究報告被刊登在《國際癌症期刊》（International Journal of Cancer），受試的女性每週吃四到六次香蕉，跟沒吃的人相比，罹患腎癌的風險降低一半。

纖維的連結：
香蕉、果寡糖與抗性澱粉

本書初版發行後的幾年間，以微生物群系為主題的研究出現爆炸性的成長。微生物群系指的是棲息於身體腸道與皮膚的非人類細胞。腸道菌落的平衡，被公認會廣泛影響人體健康，包括情緒和體重。這些細菌有生命，也要吃東西，此時纖維便派上用場了。

纖維有三種，可溶、不可溶，第三種稱為抗性澱粉。香蕉含有一種名為果寡糖的可溶性纖維，果寡糖之所以值得一提，是因為它是一種益菌質，也就是腸道內好菌（益生菌）最愛的食物。如果想要讓腸道內的好菌健康、快樂、茁壯，最好的方法之一就是持續提供益菌質，比如香蕉內的果寡糖。

未熟的香蕉含有豐富的抗性澱粉，這也是體內好菌的食物。但只要香蕉開始熟成，抗性澱粉將轉變為一般澱粉，它的益生菌效果就消失了。未熟香蕉可說是腸內好菌的理想食物，因為它同時提供益菌質果寡糖和抗性澱粉。

一篇刊登在《農業與食品化學期刊》（Journal of Agricultural and Food Chemistry）的研究指出，香蕉是果寡糖含量最多的水果（菊芋是蔬菜中果寡糖含量最高的，第二名是洋蔥），最能活化體內益菌，所以香蕉和米一直都是治療腸胃不適，特別是腹瀉的傳統藥方。

香蕉含糖量沒有想像中那麼高

香蕉因為較甜而名聲不佳。這只能算部分正確，其實香蕉真的不像大家想像的那麼甜。一根普通香蕉的升糖負荷是12。食物對血糖上升的影響主要應參考升糖負荷數，10以下是低，介於10到20之間是中度，大於20算高。因此，香蕉只有中低度升糖影響。

香蕉被誤解的原因，我推測是受

到1980年代低脂早餐的牽連：香蕉、劣質的商業加工麥片、脫脂牛奶、柳橙汁和吐司的組合，這些都是讓血糖上升的食品。總之，問題不是出在香蕉，而且不過熟的香蕉對大多數人都沒有問題。香蕉在瑜伽營養菜單當中還被視為體內環保和恢復青春的聖品呢！

椰棗

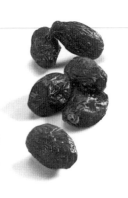

椰棗是「大自然的糖果」，吃過的人都知道。它被納入最健康食材榜單中，不是提供了其他食物沒有的營養素，而是因為我們必須正視人很愛吃甜食這個事實。如果真的要吃甜食，那就選擇對健康危害最低，兼具些許益處的水果。於是我推薦椰棗！

糖分高，營養價值也高

椰棗並不是低熱量、低糖水果。一大顆去核椰棗熱量就高達66卡。如果只吃一顆還好，可惜沒人做得到。但這顆椰棗含有幾乎1：1完美比例的鈣和鎂（15毫克和14毫克）、纖維1.5克、促進心臟健康的鉀質超過160毫克，以及少量維生素A、六種其他維生素和礦物質。一般糖果是不會有這些東西的。

哈洛・米勒（Harold Miller）博士的研究團隊曾在《美國營養學院期刊》發表一篇詳盡的研究，採用一套精密的科學方法分析麥片、水果和蔬菜的抗氧化成分，然後用TE（trolox抗氧化當量，測試食品的抗氧化能力）積分為食物進行排名。結果卻很出人意料：許多受歡迎的蔬菜抗氧化能力相對較低。在水果類當中，紅色李子TE積分最高（2,200分）；漿果類的黑莓得到5,500分。而在整個TE計分中，椰棗打敗強勁對手葡萄乾，得到6,600分。

市面上買得到的椰棗，加工乾燥程度不一，最常見的半乾椰棗是德立努棗（Deglet Noor）。六顆德立努棗有140大卡，4克纖維、少許鈣、鎂和頗多的鉀質，達327毫克。

4
水
果
類

135

哪些人不能吃椰棗？

血糖不正常的，包括代謝症候群和糖尿病患，或是正在減重、控制糖分的人，最好別吃椰棗。但如果是體育選手，在運動後想吃天然健康食品來補充糖分和熱量，或者是想吃糖的替代品，就可以在家準備椰棗來吃。

我重拾對椰棗（與無花果）的喜愛，是在蜜雪兒和我前往聖馬汀島度假的時候。這本書如果賣得好，口碑也不錯，我們就能搬去那裡享受退休生活了！（退休是開玩笑的）那時我們租了度假小屋，自己做菜，附近就有許多賣新鮮水果的小販，市場裡的

起士、無花果和椰棗更是棒極了！

我們最喜愛的輕食之一，就是椰棗、無花果、起士和葡萄，有時搭配蘋果的拼盤。椰棗甜蜜又可口，就像糖果一樣。它的甜味配上濃郁的起士和多汁的葡萄，簡直是人間美味！如果當下又剛好身處熱帶小島，那就幸福無比了。

料 理 很 簡 單

把幾顆去核椰棗切碎，加入溫牛奶中混合攪拌，就成為令人放鬆的宵夜零嘴。這也許不算低糖、低熱量食物，什麼都不低，不過喝起來真的很讚！

無花果

我超愛無花果！不論是新鮮的還是無花果乾，都是肉多味美、口感佳、營養價值高、柔軟而結實，像蜂蜜那般甜美。跟椰棗一樣，無花果雖然不是地球上營養最豐富的食物，卻是糖果最佳替代品。想吃糖的話，就買這種既甜又有營養的水果吧！

最近蜜雪兒和我去聖馬汀島度假，我又重新愛上無花果。我們租了度假小屋，也打算自己動手，準備大量的健康零嘴和沒有負擔的餐點，才不至於餐餐都要外食（島上法語區的餐廳價格非常高貴）。我們在超市買到當地產的無花果乾，帶回家跟布利

乳酪和夏威夷豆一起吃。這個組合現在是我的新歡。

無花果纖維多

無花果除了好吃，並提供樹葉給亞當和夏娃遮羞之外，它之所以成名還有幾個原因：

首先是纖維。常跟我意見相左的美國糖尿病協會（American Diabetes Association）在這一點上倒是和我看法一致：人每天的纖維攝取量應該達到25到50克。而美國國家科學院（National Academy of Sciences）則建議依據年齡和性別，應在21到38克之間。美國人平均攝取量是多少呢？區區11克。哈佛大學研究顯示，吃最多膳食纖維的男性（約每天29克）罹患心臟病的風險，比吃最少膳食纖維的人低了40%。高纖飲食也會讓血糖和體重得到較好的控制。六顆無花果有將近5克的纖維，是本書中的高纖食品。

然後還有鈣質。六顆無花果（熱量約135大卡）給你82毫克的鈣（再加上34毫克的鎂），這樣的營養素是一杯柳橙汁的三倍之多。

無花果是高鉀食物，六顆含鉀量是473毫克。大量研究報告顯示，吃高鉀蔬果可降低心臟病和中風的風險。要降血壓，鉀是很重要的物質。根據最近的研究結果，常吃高鉀食品的人血壓比不吃的人還低。鉀還有另一項可能的益處，就是預防中風。有一篇研究就發現，當高血壓的人每天吃高鉀食物，出現致命中風的機會減少了40%。

告訴大家一個很棒的點子：路易斯安那州立大學農業中心的營養學家卡翠內‧史丹裘（Catrinel Stanciu）表示，煮菜時可以用無花果漿做為糖或油的替代品。

料 理 很 簡 單

自製無花果漿很簡單，將8盎司（227克）無花果和四分之一到二分之一杯（60至80毫升）的水放入果汁機攪打即可。

小常識

查一下網路，就會找到上百筆未具名的資料，提到日本研究發現無花果因內含苯甲醛萃取物，可使腫瘤變小。這只是假設。我找到兩篇苯甲醛的實驗研究，時間都是在1980年間，但都沒有提到無花果可以預防癌症。不過，它還是很值得吃，而且誰也不敢說科學家不會在未來發現它的確有抗癌成分。在這之前，我們就看在無花果的纖維、鈣質、鉀質和美味份上，放心地吃吧！

提醒大家：無花果乾較濃縮，含較多的卡路里。

4

水果類

137

椰子 ★

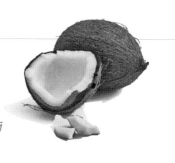

我真的很期待寫這一節，因為這正是為椰子洗刷世紀大冤屈的好機會。世人總以為含有飽和脂肪的椰子不是健康食物，其實是大錯特錯！

我先挑明告訴各位：椰子和椰子油都是超級食品，它們都是能讓人體吸收、最健康的食物之一。

小島研究證明椰子的珍貴之處

椰子的好，要從1960到70年代的研究發現開始說起。有人觀察到，住在南太平洋島嶼和亞洲的人，飲食中攝取高量的椰子油，卻神奇的都沒有心血管疾病、癌症和其他退化性疾病。因而展開一項跨學科的長期研究，調查普卡普卡（Pukapuka）和托克勞（Tokelau）兩座島上居民的健康狀況。結果出來之後，非常令人訝異。常吃椰子的小島居民，飲食雖然以高油脂（攝取熱量的35%到60%是來自椰子中的飽和脂肪）為主，卻幾乎沒有人罹患動脈硬化、心臟病和直腸癌。消化系統問題也很少看到。那裡的人既結實又健康，沒有腎臟病和高膽固醇的跡象。不過當地人搬到大都市之後，飲食習慣改變，放棄椰子油，改吃理論上較健康的精製多元不飽和植物油之後，心臟病發生率竟然急速上升。

半碗（47克）切絲椰子肉有將近4克纖維、142毫克的鉀、13毫克的鎂，還有不到3克的糖，最重要的是含有13克地球上對心臟最好、我們賴以維生的油脂。

椰子的飽和脂肪不必擔心

從這本書上市到現在，民眾對椰子和椰子油的認知已經改變很多。歐茲醫師在2011年主持電視節目之前，曾經跟我一起上過廣播電台的歐普拉頻道，我們談了整整一小時，也聊到椰子和椰子油。與歐茲醫師合作寫文章的麥可·羅正醫師（Michael Roizen）也是當天的節目來賓，他一聽到我說椰子油是超級健康食物，馬上指正我，說我大錯特錯，椰子油會造成發炎，含有飽和脂肪，根本是有害健康。我很尊敬羅正醫師（當時亦然），但大錯特錯的人是他。我很高興歐茲醫師幾年後在自己網站上將椰

子油列入他最喜歡的超級健康食物清單內。（不相信的人可以上網搜尋，只要輸入關鍵字：「歐茲醫師最愛的超級食物」）

即使到現在，還是有很多人對椰子的印象不佳，但這種不白之冤是怎麼發生的？你猜的沒錯，就是它含油脂，而且還是飽和油脂。因為美國對於飽和脂肪莫名的恐懼和廣為流傳的錯誤訊息，大部分的人都把含飽和脂肪的食物避之如洪水猛獸。有位作家在1962年曾寫道：「一般美國人對飽和脂肪的恐懼，就好像看到女巫一樣。」我相信這個心態到今天還存在，即使已經有很多研究駁斥了飽和脂肪與心臟病的關聯。

重點是，像蛋（含蛋黃）和椰子這種真正優質的健康食品已經從美式飲食當中消失，而問題就出在於人們——包括醫生——對脂肪根本一點都不了解。

我們人需要脂肪，要活下來更不能沒有它。細胞膜就是由脂肪構成，用來提供能量，保護器官。脂肪會製造必要的維生素A和D供人體之用。有些脂肪，如固醇（sterols），是性荷爾蒙之類重要激素的基本分子，更是組成前列腺素的成分，對於人體健康不可或缺。（在我和麥斯利醫師合著

的《聰明油脂》一書中會詳細介紹如何在飲食中正確攝取脂肪。）

椰子的中鏈脂肪酸易代謝

我們所知的「脂肪」和「油」，大都是由較小分子的「脂肪酸」所構成。脂肪酸不管是飽和或不飽和，都有不同的組成長度。簡單分類的話可歸為三類：短鏈、中鏈和長鏈。

椰子內含的飽和脂肪主要是中鏈，又稱為中鏈三酸甘油酯（medium-chain triglycerides, MCTs），但從生理學和生化學的角度來看，它跟「長鏈」飽和脂肪非常不一樣。首先，MCTs代謝比較容易（因飽受油脂吸收不良或慢性腹瀉症狀而日益消瘦的愛滋病患，在進行十二週MCTs療程後，有顯著的改善）。其次，MCTs會優先提供身體能量之用，而不會屯積在臀部。第三點，也是最重要的，就是MCTs主要由月桂酸（lauric acid）構成，具有抗病毒和抗細菌的功效。除了《醫師用藥指南》（Physicians' Desk Reference）之外，初步證據顯示MCTs對某些癌症患者頗有益處，而且對免疫也帶來正面的效果。

椰子中的油脂有50%是月桂酸，在人體當中會被轉化為單月桂酸甘油酯（monolaurin），幫我們殺死病菌。

瑪麗・艾寧格（Mary Enig）博士是美國傑出的脂質生化學家，曾經寫過月桂酸和椰子的抗病菌效果，引述多項研究證明其免疫增強的好處。她也澄清椰子的飽和油脂會對心臟或健康不好的錯誤觀念。

椰子預防性病

椰子油脂另外有6%到7%的比例是「癸酸」（capric acid），在人體內會轉化為單月桂酸甘油酯，也具有抗病毒作用，經檢測可預防皰疹；在抗細菌方面，可預防披衣菌和其他經由性行為感染的細菌。

雖然有人相信MCTs有助於減重和運動表現（因為MCTs較易做為能量而代謝，不易屯積在臀部），但這是個有爭議的觀點（有研究估計出熱量來源的比例要高於50%才有減重效果，而其他的研究則認為這個比例過高）。不過，有共識的部分是MCTs可做為囊腫纖維症、愛滋病、惡病質（嚴重度僅次於癌症的生理消耗）和兒童癲癇的治療用藥。

若沒有這些問題，從飲食中攝取健康的MCTs對你還是有益，而最佳補充來源就是椰子和椰子油。記得那些住在普卡普卡和托克勞島上的居民嗎？他們吃一大堆椰子和幾乎不加工的食品，沒有人有心臟病。在今天，任何美味可口又能增強免疫力的食物，我們都應該要給予認可。

柳橙

好幾年前，低醣風潮席捲全美，支持這些論點的醫師們公開表示，柳橙只是糖水，讓柑橘果農大為不滿，揚言要上法院告醫師，這件事在當時鬧得滿城風雨。而我的書《低醣生活：教你選對最佳策略》那時正好大賣，福斯新聞（Fox News）就請我上他們的知性談話節目，要我跟另一位柑橘果農代表辯論。

前往攝影棚途中，我在路上的7-Eleven買了一瓶大廠牌、一人份的柳橙汁。在「辯論」開始不久後，我拿出瓶子，把上面的成分標示大聲唸出來。我還記得前兩項是水跟糖，全部碳水化合物（醣）大概是50克。不過，我的對手反駁：「你看，這比汽水好多了！」我說：「比汽水好？這

樣就讓你的柳橙汁變『好』嗎？當然不，它只不過『比汽水好』。」

比賽結束。

柳橙汁比不上真正柳橙

千萬別誤會，真的，鮮榨柳橙汁不是完全沒有優點。哈佛大學針對87,000人進行的護理師健康研究中每天喝一杯柳橙汁的人，中風機率降低25%（雖然喝果汁的人可能是受到其他健康行為影響才有這樣的結果）。果汁裡雖然也含有許多抗癌的類檸檬素（limonoids），不過和真正的水果相比，柳橙汁只是二等公民，而且會讓我們吸收太多糖分，健康價值是比不上整顆柳橙的。

所以，我承認我不是很喜歡柳橙汁，特別是所謂的「柳橙飲料」（白話：糖水加上人造柳橙香料）。柳橙本身諸多令人喜愛的優點當中，最值得一提的就是維生素C，它是地球上最重要的抗氧化物之一，不但保持細胞健康，還保護細胞不受到自由基的攻擊（自由基可能會引發癌症、DNA受損與老化）。雖然柳橙因維生素C含量高而成名（每顆中型柳橙含63.5毫克），但它其實還有170多種抗癌的抗氧化植化物和60種類黃酮，具有完整的保健成分。

柳橙療法

柳橙跟其他柑橘類水果一樣，有豐富的抗氧化植化物——類檸檬素（許多用於傳統治療的植物都富含類檸檬素，如印楝樹），這是使新鮮檸檬和柳橙果皮發出香氣的成分。目前有人在研究類檸檬素是否具有抗病毒、抗黴菌、抗細菌、抗惡性增生和抗瘧疾等各種療效。在實驗室裡做的動物與人體細胞研究中，可看出柑橘的類檸檬素有助於對抗口腔癌、皮膚癌、乳癌、胃癌和直腸癌。

類檸檬素的代謝物之一是檸檬苦素（limonin），可留在血液中長達24小時，從這裡可看出其抵抗癌細胞的能力。早期研究者曾經猜測，檸檬苦素也許有降膽固醇的功效。目前美國農業部農業研究署（Agricultural Research Services）的科學家正在針對檸檬苦素降膽固醇的功效進行調查。

除了類檸檬素之外，柳橙還有其他有益健康的多酚。如柳橙中最主要的類黃酮橙皮苷（hesperidin），具有強化毛細管、抗發炎、抗過敏、保護血管和抗致癌物的效果。橙皮苷會與維生素C合作來保護心臟、打擊癌症和對抗感染。這兩項強效的抗氧化物聯手，可降低中風的風險、降血壓、抑制發炎，並且改善膽固醇。

141

另外，柳橙還有促進心臟健康的營養素，包括降血壓的鉀、降膽固醇的果膠纖維，還有降高半胱胺酸的葉酸。不僅如此，橘黃色的類胡蘿蔔素 β-隱黃質也會保護心臟。有許多研究顯示，柑橘類水果會降低多種癌症的風險。最後，柳橙所含的鈣質可強健骨骼與牙齒。一顆大小適中的柳橙，纖維含量是3.4克，所以我們當然要吃柳橙，而不是喝柳橙汁。

切記，果肉是你的益友

要記住，上述這些像是類檸檬素的健康成分，是存在於包覆著柳橙果肉的白色物質裡，甚至是果皮裡。所以，我建議大家在吃柳橙（榨汁）的時候，整顆都要用到，不要忽略任何一部分。

如果榨汁來喝，要記得果肉是你的益友，千萬不要丟棄。家裡如果有萬用的強力蔬果調理機，就把整顆柳橙連皮帶籽一起丟進去處理。打好的果汁會有些酸，但這不是太大的問題。或者先放一點試試，讓自己熟悉果皮的滋味，即使只加一點點也有它的好處。

檸檬／萊姆

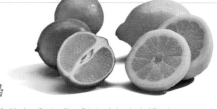

「若人生總是給你酸檸檬……不妨把它榨成檸檬汁，加入6盎司的水，然後一天喝兩回。」賈梭・克羅斯（Jethro Kloss）在他的經典之作《回到伊甸園》（*Back to Eden*）中，首度提到這項古老智慧。其實他是有私下調查過的。

檸檬是民俗療法中常用的水果之一，只是到現在我們才用科學方法呈現它的健康效益（每次有這種事情我都會很開心）。我以前在玩樂器的時候，總記得所有歌手都會喝熱檸檬水清喉嚨。我的好友吉特曼博士，她所有的飲食計畫安排，也都一定會放入熱檸檬水，它對肝、膽和消化系統都非常好。自然療法醫師安卓・盧曼（Andrew Rubman）表示，每天喝半顆檸檬擠的汁可提高體內的檸檬酸鹽，對清除腎結石有所幫助。（補充說明：其他的柑橘類果汁沒有這項功效；葡萄柚汁還會帶來反效果，如果易生腎結石者，請避免飲用。）

檸檬分為酸的和甜的兩種。前者如里斯本檸檬（Lisbon）和尤利佳（Eureka）是最普遍的品種。甜檸檬現在比較能買到，不過常做為裝飾用水果。還有一種季節性的品種，稱為梅爾檸檬（Meyer lemon），也有許多愛好者，據說是檸檬和橘子的雜交，其酸度遠低於一般的檸檬，而且還會甜。產季在十二月到五月之間。

檸檬皮加熱紅茶
可降低皮膚癌風險

大部分的人都知道，檸檬跟其他柑橘類水果一樣，是良好的維生素C補充來源，具有超強的抗氧化和抗發炎功效。光是這項優點，就稱得上是健康水果。不過檸檬還有其他兩種成分——類檸檬素與檸檬油精，都是查有實據的抗癌物質。

檸檬油精（limonene）存在於檸檬皮中，對乳癌、肝癌、肺癌和紫外線引起的皮膚癌等癌症具有化學預防效果，且對於乳癌和胰臟癌也有療效。據亞歷桑納大學最近一項研究結論，柑橘皮加熱紅茶一起喝，可減少三成罹患皮膚癌的風險（這些傳統祕方真是神奇！以茶和檸檬為例，它們的療效一再得到科學的證實）。而且

檸檬油精的量不必多，就可以得到這些好處。根據研究人員的發現，只要每週吃1大匙（6克）碎檸檬皮，就有非常顯著的健康效果。在做檸檬汁時，最好連皮一起，用果汁機打成新鮮果汁。不要怕，整顆檸檬連皮都可以放下去！

柑橘易引發過敏症，雖然不像小麥和乳製品那麼劇烈，但對於體質敏感者有時會帶來不良反應。

萊姆救命

過去的海上探險家前進印度洋和太平洋時，很多水手因感染壞血病而喪命。瓦斯科・達伽馬（Vasco da Gama）在1499年航海前往印度時，船上三分之二的水手因此死亡。壞血病的症狀令人慘不忍睹：皮膚變成如墨水般烏黑、潰爛，呼吸困難、牙齒脫落，最可怕的大概是患者嘴巴會長出大片的牙齦組織。絕不會有人想嘗試這般滋味。

現在我們知道壞血病是維生素缺乏之故，主要是維生素C不足，有時還會因吃魚肝油導致維生素A過量，使病情惡化。只有當英國的庫克船長堅持讓船員吃德國泡菜和萊姆汁（採

4
水
果
類

用1747年詹姆斯・林德醫師研究報告中提到的建議）之後，死亡率才開始降低。不過一直要等到1795年，英國皇家海軍才普遍提供萊姆汁給所有海軍成員以預防壞血病。到今天，英國海軍還一直被戲稱為「萊姆兵」（limeys）。

萊姆跟檸檬在營養價值上沒有太大不同，雖然不能算是營養巨人，依然是優質的維生素C來源，而且也是食物或飲料常用的酸味添加品，大部分料理都可以加入檸檬或萊姆。

葡萄柚

所有曾經減肥過的人都聽過梅約飲食（Mayo Clinic Diet）。這套飲食法流傳多年，久到連我都不清楚到底是什麼時候開始的。梅約飲食法強調每餐必吃葡萄柚，然後再吃改版（不太好）的艾特金斯飲食法（Atkins Diet）。

問題在於：這套飲食法既不是梅約醫學中心所推薦，也沒有醫院認可。不管怎樣，葡萄柚減肥法行之多年，還是有很多人認為葡萄柚具備神祕的減肥功效。我和其他營養學家一直在向大眾澄清這個概念，葡萄柚並沒有什麼神奇功效，它是含有酵素、低熱量、高分量的天然食品，吃下去當然會有飽足感，其實這就是正確減重飲食法的其中一步。

葡萄柚減肥也許確有其事

剛才的話好像說得太早了。位於加州拉賀亞的史格普斯醫院（Scripps Clinic）營養與代謝研究科的內分泌團隊在《藥用食品期刊》（Journal of Medicinal Food）發表過一篇研究報告，清楚地昭告世人，葡萄柚減肥的傳說也許真的有科學證據！研究人員想要了解葡萄柚對於體重和胰島素阻抗的影響。代謝症候群（有時是糖尿病）的主要特徵就是胰島素阻抗。研究人員將91位肥胖症受試者分成四組。第一組在吃飯前吞一顆葡萄柚丸，第二組是葡萄柚汁，第三組是半顆葡萄柚；第四組是對照組，只吃安慰劑（沒有任何作用）。結果，安慰劑組減了三分之一磅（150克），吞藥丸組減了1.1磅（500克），果汁組減1.3磅（590克），吃真正的葡萄柚組

則減了 1.5 磅（680 克）。整體來說，只有新鮮葡萄柚組才達到所謂「統計上顯著」的效果。不過對於代謝症候群患者，跟葡萄柚有關的三組體重減掉很多，每個人的胰島素阻抗情形也都有改善。作者坦言他們並不了解其中機制為何，但即使如此，減重時吃新鮮葡萄柚不失為好辦法。

吸菸者多吃葡萄柚

不過，即使不減重，葡萄柚還是很值得吃。德州農工大學（Texas A&M University）研究人員指出，冷凍乾燥的葡萄柚果肉跟整顆葡萄柚很像，在動物實驗中，可以降低早期結腸癌的發生率。

葡萄柚似乎也可以降低吸菸者罹癌風險。夏威夷大學的研究發現，每天喝三杯 6 盎司（256 毫升）的葡萄柚汁可降低一種肝酵素的活動。這種酵素稱為 CYP1A2，被認為會觸發吸菸時的致癌物。既然可降低使致癌物生長的酵素活動力，那麼不管致癌物來源是不是來自菸，自然對大家都是有幫助的。提到癌症，葡萄柚（依品種和季節的不同）含有一種類檸檬素（limonoids）的物質，可抑制動物癌細胞和人類乳癌細胞的生長，並降低膽固醇。紅色（粉紅色）葡萄柚含有茄紅素（參見「芭樂」和「番茄」介紹），這是一種類胡蘿蔔素，跟降低攝護腺癌與其他癌症風險很有關係。

紅的好還是白的好？

以色列的研究發現，飲食中加入葡萄柚可有效降低會導致心臟病的血中三酸甘油酯。這項研究把 57 名做過繞道手術、血中三酸甘油酯過高的病人分成三組。第一組給予一般的「有益心臟」飲食，其他兩組吃的內容也是一樣，但一組吃以色列農業專家培育出來的紅葡萄柚（Israeli Jaffa Sweetie），另一組吃一般的白葡萄柚。結果只有吃紅葡萄柚那一組的三酸甘油酯有顯著降低。最令人興奮的是，這組的人之前吃降膽固醇藥都沒有效，吃葡萄柚竟然可以讓壞膽固醇降了 20%！「紅色葡萄柚內含的抗氧化物也較高，這可說明它為什麼帶來不一樣的健康效果。」作者席拉·哥林斯坦博士（Shela Gorinstein）如此表示。

吃葡萄柚除了可能減重、降膽固醇和抗癌之外（其實這些就很吸引人了），也是一個低熱量卻提供鉀與維生素 C 的良好來源，甚至還有少許的鈣和鎂、20 毫克的植物固醇，和 1、2 克的纖維。紅色和粉紅色葡萄柚另有維生素 A、β-胡蘿蔔素，以及前面提

145

到有抗癌功效的茄紅素。

吃藥時避免與葡萄柚汁併服。為什麼？葡萄柚汁會使藥停留在血中的時間過長，有時會使藥品血中濃度過高，造成不良反應。而會產生交互作用的藥物包括：抗過敏藥（如艾來Allegra）、充血性心臟衰竭藥（毛地黃Digoxin）、降血壓與鈣離子管道阻斷劑（像是可悅您Cozaar、普心寧Plendil，以及Procardia和Sular）、癲癇藥（Carbatrol與癲通Tegretol）、降血脂藥（如美乏脂Mevacor、Zocar和立普妥Lipitor）。其他也許還有很多，所以即使沒有服用以上提到的藥物，還是小心為上，不要冒險。因葡萄柚裡含有三種物質，都屬於呋喃香豆素（furocoumarin，感光物質），對專司體內藥物代謝和調節的CYP3A4酵素產生抑制作用。科學家一直希望能利用這些酵素阻斷物質的特性，研發出可增強生物體利用率的超級藥品。不過到目前為止，我們還是先不要把處方藥和葡萄柚汁併服。另外，有多項研究也發現葡萄柚汁會提高腎結石的風險。

葡萄

葡萄是我最喜愛的甜點之一，我的獨門吃法就是吃冷凍葡萄！要吃的時候再從冰庫拿出來，很像冰凍果子露，可以讓你一邊咯吱咯吱地吃，一邊看電視。

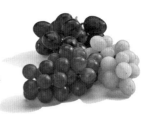

葡萄提供了完整、有益健康的營養素，其中很多都有延年益壽的功效。以白藜蘆醇（resveratrol）為例，存在於深色葡萄皮和由這些葡萄製成的紅酒中，而它正是使紅酒享有健康美名的大功臣。

白藜蘆醇屬於植物防禦素化合物，是植物自行產生，以抵禦病原性微生物的化學物質。不過白藜蘆醇的功能不是只有保護植物而已，在人身上，高劑量的白藜蘆醇可降低心血管疾病的發生率以及罹癌風險。

伊利諾大學芝加哥分校藥學系（Illinois College of Pharmacy）的科學家發現，白藜蘆醇在腫瘤形成的三個主要階段，都能產生保護預防的功能。白藜蘆醇也是可阻擋突變細胞，避免癌症生長的抗突變劑。同時它也是強

效的抗氧化劑，保護細胞，不讓會傷害DNA的自由基搞破壞。

葡萄使你長壽

　　白藜蘆醇可能是目前最有效的抗老成分之一。大衛・辛克勒博士（David Sinclair）的研究指出，目前所有曾經被實驗過的生物，包括酵母細胞、果蠅、蟲和老鼠，在給予微量白藜蘆醇之後，壽命都大幅延長，所以我和許多人都相信白藜蘆醇是最優良的抗老化營養素之一。你完全不需要去吃營養補充品，只要飲食中常吃葡萄就夠了！深色葡萄（紅色、紫色）更好。

　　葡萄的好處還不只是白藜蘆醇而已。葡萄籽與葡萄皮，可大量提供一種被稱為「前花青素」（oligomeric proanthocyanidins, OPCs）的類黃酮。前花青素是強效的抗氧化劑，功效比維生素C和E高出好幾倍，會保護人體不受到內在與環境（如吸菸、汙染）的壓力。

　　除此之外，研究也顯示，前花青素可抵消心臟與血管中高膽固醇帶來的影響，進而預防心血管疾病。《醫師用藥指南》中提到葡萄籽的花青素可「保護心臟」，這個說法最近得到西班牙的研究支持。研究團隊讓受試者每天喝100毫升紅葡萄酒，連續兩週之後，結果是壞膽固醇顯著降低，而好膽固醇增加，連發炎指數也隨之降低。前花青素還是絕佳的抗過敏藥。自然療法醫師吉娜・妮可（Gina Nick）在《唐森醫病通訊》（*Townsend Newsletter for Doctors and Patients*）中寫到，使用前花青素可紓解過敏症狀，也是自然的抗組織胺。

適量吃葡萄

　　很多朋友都擔心葡萄中的糖分。沒錯，如果你正在控制糖分的吸收，葡萄含糖的確稍高。不過它的GI指數適中，而且最該注意的是升糖負荷，葡萄的升糖負荷頗低（不到10），所以應以不吃過量為原則（雖然很難做到）。一碗（150克）葡萄有106卡，而且很快就吃完了！葡萄含少量的鈣、鎂、維生素C、A和K，以及分量適中的鉀質（294毫克），最好連籽帶皮一塊兒吃。很多有益健康的營養素都是從本來要丟掉的葡萄籽萃取出來的！

　　不少賣葡萄籽油的廠商一再宣稱他們的產品富含前花青素。然而獨立研究指出，葡萄籽油事實上是葡萄產品當中前花青素含量最低的。天然食品專家伍德表示，植物的毒素（跟動

物的毒素一樣）都濃縮在油脂中，而且植物的脂肪酸集中在種子，除非有人能用栽種期完全不接觸農藥的有機葡萄、不加工精製的葡萄籽油，否則非常不建議買葡萄籽油來吃。

葡萄乾

葡萄乾跟無花果和椰棗一樣，都是「大自然的糖果」。自然食品專家伍德表示，4磅（1.8公斤）葡萄除去水分之後，就成為1磅（455克）的葡萄乾。她說，葡萄乾的好處之一，就是採用在日光下晒乾的古法製作而成，雖然還是有一些廠商會用烤爐烘乾。

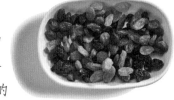

從農藥殘留的觀點來看，葡萄乾的品質取決於新鮮葡萄。基本上葡萄乾就是濃縮葡萄，而一般認為農藥殘留的情況會更嚴重，所以建議買有機的來吃。

再來談葡萄好的一面，它內含的豐富酚類成分已經一再被證實會產生抗氧化活動，預防體內細胞不受自由基分子的攻擊。美國斯克蘭頓大學（University of Scranton）的科學家發現葡萄乾（還有洋李乾、杏乾與蔓越莓乾）的酚含量甚至比新鮮水果階段來得高。

葡萄乾的硼（boron）含量也相當高，它是促進骨骼與關節健康的重要礦物質，特別是對女性。

有一項研究是針對12名停經婦女，讓她們吃缺硼飲食119天之後，接下來的48天，每日添加3毫克的硼。在第一階段，婦女的鈣與鎂流失程度增加，但是在第二階段卻出現相反的結果。《醫師用藥指南》中提到，「硼應是鈣質代謝的重要助力，可用於骨質疏鬆症的預防。」

葡萄乾也是重要的類黃酮——楊梅黃酮（myricetin）的食物來源。楊梅黃酮可抗發炎，還可能抑制類澱粉蛋白纖維（amyloid fibril）堆積，阻止阿茲海默症發生。

酪梨 ★

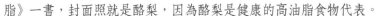

酪梨是令人讚嘆的水果！不過我們也是最近才有這個體認。我與麥斯利醫師在 2016 年合著的《聰明油脂》一書，封面照就是酪梨，因為酪梨是健康的高油脂食物代表。

味美多肉的酪梨在過去地位並不高，它是 1980 那個恐油脂年代的無辜犧牲品。雖然油脂揹的黑鍋還沒完全被平反，但情況已經好很多了。這對一直試圖為酪梨（和其他優質高油脂食物）翻案的我們是好消息，因為它們對健康真的很有好處。

酪梨的油脂好在哪裡？

是的，酪梨是高油脂食物，不過大部分是 omega-9 油酸（oleic acid），它是單元不飽和脂肪，在橄欖油、夏威夷豆和其他堅果類當中很多。單元不飽和脂肪有降低膽固醇的功效。位於墨西哥市的墨西哥社會安全研究所（Instituto Mexicano del Seguro Social）做過研究，讓 45 位志願者每天吃酪梨，連續吃一個禮拜，結果血中膽固醇平均降低 17%。更值得注意的是，酪梨改變了好壞膽固醇的比例：志願者的壞膽固醇與三酸甘油酯都有降，而會保護人體健康的好膽固醇比例則是上升。

酪梨中的單元不飽和脂肪也跟降低罹患癌症和糖尿病有關。《內科醫學檔案期刊》和美國糖尿病協會網站上都刊登過的一篇研究指出，採用「中度低醣飲食」搭配較多單元不飽和脂肪的人，減重效果比吃標準美國膽固醇教育飲食計畫的人更佳。順道一提，單元不飽和脂肪是地中海飲食的主角之一。幾乎所有的重要研究都發現，這種飲食法與降低心臟病罹患風險是息息相關的。

視力、心臟與皮膚健康靠酪梨

酪梨含有葉黃素，這是天然抗氧化物類胡蘿蔔素的一種，可以保護眼

部和皮膚健康。大衛·賀伯（David Herber）醫師是加州大學洛杉磯分校人類營養學中心（Center for Human Nutrition）主任，也是我很肯定的營養學家，他表示，「加州產的酪梨含抗氧化功效的葉黃素最多，而 β-穀固醇阻礙膽固醇的吸收，效果也遠比其他水果來得大。因此，在保護心臟方面，酪梨在各種蔬果當中成為非常好的選擇。」

雖然酪梨中有幾克飽和脂肪，但我一點也不在意，因為這是天然成分，跟炸薯條用的飽和脂肪完全不同，它也不是養殖場動物身上混合著類固醇、抗生素和成長激素的毒素。健康、天然的飽和脂肪，不管是來自草飼牛或美味的酪梨，終於要被洗刷汙名，得到認可了。一篇登在知名的《美國臨床營養學期刊》（American Journal of Clinical Nutrition）報告說，停經後婦女採用油脂佔25%的飲食法，把單元不飽和脂肪和飽和脂肪的比例都提高，可預防冠狀動脈阻塞。食用高升糖的碳水化合物則與冠狀動脈硬化有關。這個研究結果讓《美國臨床營養學期刊》特別刊載一篇題為「飽和脂肪預防冠狀動脈疾病？美國

矛盾」的社論。

我敢說，大家一定不知道酪梨也富含纖維質。不用覺得落伍，這點很多人都不知道。一顆酪梨約含11到17克的纖維！另外，還有鉀、葉酸、維生素A、β-胡蘿蔔素，以及一種類胡蘿蔔素：β-隱黃質。讀者也許覺得我很大膽，不過我會把一整顆剝好皮的酪梨當成副餐吃掉。它只有幾百卡熱量，給我一大堆有益心臟健康的油脂，一日所需纖維量的三分之一到二分之一，既吃得飽也很好吃，更棒的是幾乎不會讓血糖升高！

小常識

加州酪梨和佛羅里達酪梨的營養成分有點不同。根據美國農業部的食物資料庫，加州酪梨每顆熱量比佛羅里達的低了二成（加州酪梨289卡，佛羅里達的365卡）、脂肪也低13%，碳水化合物少60%。而且以加州酪梨含最多葉黃素與玉米黃質，這些是保護眼睛、預防視網膜黃斑部病變的超級明星。不過，佛羅里達酪梨的鉀則高出加州酪梨20%，鈣和磷的含量也較多。擔心熱量攝取過高的人，可以選擇加州產的，但不管吃哪一種都很好，也應該要買來吃。

鳳梨

滋味甜美的鳳梨，看起來健康，聞起來也健康。最重要的是，它的確很健康，千萬別錯過！

從營養觀點來看，鳳梨之所以得到肯定，是由於它富含有益健康的鳳梨酵素（bromelain），可幫助消化、加速傷口癒合，以及減輕發炎。整合醫學專家安德魯·韋爾醫師（Andrew Weil）表示，鳳梨酵素可消腫止痛，有效治療瘀傷、扭傷、拉傷。它還是天然清血劑，可預防過多的血小板凝聚而使血管堵塞。

鳳梨莖是精華

鳳梨酵素是一種強效的消化酵素，可治消化不良的毛病。它是蛋白質分解酵素，會從蛋白質中分解出胺基酸。我們可以在藥房買到從鳳梨萃取出來、以鳳梨酵素為主要成分的消化酵素，不需要醫師處方。

不過，鳳梨酵素跟很多食物中的營養化合物一樣，具有諸多功效，還有待更多科學家把它們發掘出來。澳洲昆士蘭醫學研究中心（Queensland Institute of Medical Research）最近研究從鳳梨酵素中萃取出CCS和CCZ兩種分子，發現它們具有對抗癌症生長的潛力。研究主持人崔西·米諾醫師（Tracey Mynott）表示，「我們發現CCS和CCZ蛋白可封鎖許多腫瘤細胞的生長，包括乳癌、肺癌、直腸癌、卵巢癌和黑色素瘤。」特別說明，大部分的萃取物都是來自不能吃的鳳梨莖。

小常識

鳳梨酵素大多是從莖部萃取，但是我們不太會去吃莖，而大部分營養補充品的酵素都是自莖部萃取。不過有人發現果肉裡也有這種酵素。證據？拿鳳梨來做膠狀甜點實驗一下，你會發現鳳梨酵素使明膠無法凝固，變成糊糊的一片。雖然如此，想用鳳梨酵素達到幫助消化、消炎或清血功效的人，最好直接吃鳳梨酵素成分較高的營養補充品。

一天最低只要攝取160毫克鳳梨酵素即可看到療效。不過對於大部分的毛病，建議每天分幾次吃，於兩餐之間服用，總量在750到1,000毫克，這樣的效果最好。

一碗（165克）切塊的新鮮鳳梨，含有每日身體需要量幾乎達百分之百的錳。錳可以維持皮膚、骨骼、軟骨生成健康，以及維持葡萄糖耐受度的正常，還會啓動超氧化物歧化酶（superoxide dismutase, SOD）進行抗氧化作用。依品種不同，鳳梨的維生素C可從25到50毫克不等，還有其他零星的維生素和礦物質，包括鉀在內，一碗（165克）裡面有2克的纖維質。而且鳳梨的升糖負荷（測食物對血糖的影響參考值）相當地低。

洋李乾

李子是很可口的水果，也是我們攝取水溶性纖維最佳也最簡單的途徑。水溶性纖維有助於排便順暢。排便順暢聽起來跟美麗、性感好像無關，但正常排便表示一個人有健康的消化，腸道更是免疫系統和營養吸收的前哨站，對於身體健康的重要性，比你想像的還大。

洋李乾即為風乾歐洲李

所有的洋李乾都是來自新鮮李子，但並不是所有李子都可以用來做李乾，只有歐洲李才能風乾做成洋李乾。多汁的李子沒辦法直接變成李乾，因爲發酵作用會使水果在變成李乾前就壞掉了。

洋李乾的出現要歸功於加州的淘金熱。雖然古代就有人種李樹，但傳到北美洲已經是1856年了，而且還是一名法國人帶來的。他的淘金夢破碎後，便在加州開闢了九萬多英畝的果園，經營長達三十五年之久。

洋李乾含纖維量很高，具有降低結腸直腸癌風險的功效。纖維對於減少心血管疾病、乳癌、糖尿病和憩室病的危險因子也很有幫助。減重要成功，吃高纖飲食比低纖飲食更容易讓你達到目標。

洋李乾也是維生素A、維生素C、鉀和鐵質的優質來源，還包含大量酚類物質，具備多種健康功效，有很高的抗氧化活力。李子中有兩種植物營養素：新綠原酸（neochlorogenic acid）和綠原酸（chlorogenic acid），都是強效抗氧化物，對抗會傷害人體、摧毀細胞的超氧陰離子自由基（superoxide anion radical）特別有效。

洋李乾抗氧化成分最高

　　經研究證實，洋李乾的成分有助於防止體內脂肪受到損害。我們的細胞膜和腦細胞多由脂肪構成，所以能防止自由基攻擊脂肪，就是很大的貢獻。膽固醇也是脂肪的一種，且只有在氧化（或是受到自由基的攻擊）後才對健康有害。因此只要能夠預防氧化，就會對我們的健康有益。洋李乾在ORAC——氧自由基吸收能力的名次最高，表示它所有的成分聯手，在受測食物中抗氧化保護力最強。洋李乾的抗氧化能力高居第一，是同為高分水果的藍莓和葡萄乾二倍之多。

草莓 ★

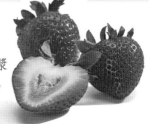

草莓跟其他漿果一樣，是真正的健康之源。所有的漿果，從草莓、藍莓到覆盆子，都含有抗子宮頸癌和乳癌細胞、保護正常細胞的成分。克雷門森大學（Clemson University）檢測各種冷凍水果萃取物對兩種子宮頸癌細胞株和兩種乳癌細胞株的影響，發現草莓和藍莓顯著地降低子宮頸癌和乳癌細胞的生長。

　　美國農業部網站上的初步資料顯示，草莓（與藍莓）的抗氧化植化物可抑制腫瘤形成。此外，《農業與食品化學期刊》登載的一篇研究，分析八種草莓的植物性保護成分，包括酚類、花青素和抗氧化能力。八個品種的草莓都顯著地抑制人體肝癌細胞的擴散。還有許多研究也指出，草莓具有功效強大的抗氧化活動力。

　　草莓也有鞣花酸（ellagic acid），這在後面櫻桃和覆盆子的介紹中會詳細討論。從1968年開始，就有研究觀察到鞣花酸抗致癌性和抗突變的活動。鞣花酸是許多植物天然生成的酚類化合物，特別是草莓、覆盆子和黑莓。在動物研究和實驗室的模型中，都發現它能抑制特定致癌物誘發的腫瘤生長。美國癌症學會出版的《美國癌症學會替代癌症療法指引》提到鞣花酸是很好的天然補充品，理由是鞣花酸可使癌細胞自體凋亡，卻不會影響健康的正常細胞。

草莓提升短期記憶力

　　草莓的成分也可以保護大腦，有助於提升記憶力。塔夫茲大學（Tufts

University）和美國農業部在《神經科學期刊》（*Journal of Neuroscience*）上發表過一篇研究，指出動物每天攝取藍莓、草莓和菠菜萃取物，對於改善短期記憶有顯著效果。被餵食蔬果萃取物的老鼠，學習成果較佳，動作能力也有大幅增進。這項創新的研究首度讓世人知道，攝取蔬菜和水果可使行為與神經細胞的官能障礙再度逆轉，出現改善。蔬果萃取物也可以保護老鼠的小血管不受損害。

草莓也含有花青素。花青素具有抑制環氧化酶（cyclooxygenase, COX）的能力。人體會自行製造二種（或更多）的 COX，即 COX-1 和 COX-2，後者專司疼痛與發炎的訊息傳導。想要止痛就要想辦法讓 COX-2 的效力降低。關節炎用藥希樂葆（Celebrex）和偉克適（Vioxx）就是能夠成功阻隔 COX-2 傳導疼痛和發炎的訊息。很遺憾，偉克適會造成危險的副作用，已經下架退出市場。

花青素有類似功效，卻無不良副作用。雖然草莓的花青素含量沒有櫻桃或覆盆子那麼高，但依然很可觀。花青素的抗氧化力也很厲害。

一碗（170克）草莓只有50大卡，卻有3克纖維。另外，還有鈣、鎂、磷、鉀，以及適量的維生素C（約85毫克）。

小常識

本書第一版在撰寫時，草莓就被環境工作組織列為經常受汙染（除蟲劑和其他農藥）的十二種蔬果之一。到了2016年，草莓已經高居汙染排行榜的榜首（也就是農藥殘留最嚴重的水果）。所以，請把草莓列入「只買有機」的清單中。

覆盆子 ★

覆盆子是高纖巨人，光是這項優勢，就足以讓它在健康食品排行榜中名列前茅。一碗（125克）覆盆子熱量只有區區的64大卡，卻提供我們高達（要看仔細！）8克的膳食纖維，可說是地球上單位熱量含纖維最高的食物之一。

當然覆盆子的好處絕不是只有纖維，它含有鈣、鎂、磷、鉀、維生素

C和有造骨功能的維生素K。吃低醣飲食的人，一杯覆盆子的碳水化合物「淨」值只有7克。這些你都可以在營養標示上看到，但你看不到的還有更多。

覆盆子的鞣花酸
打擊癌細胞，不破壞好細胞

覆盆子是地球上最好的鞣花酸來源之一。鞣花酸也存在於草莓和櫻桃中，在動物研究和實驗室的模型中都發現它能抑制特定致癌物誘發的腫瘤生長。美國癌症學會出版的《美國癌症學會替代癌症療法指引》提到，鞣花酸是很好的天然補充品，理由是，實驗發現鞣花酸可導致癌細胞自體凋亡，卻不影響正常細胞。

這裡面運作機制是這樣的：健康細胞正常生命週期約為120天，時間到會自然死亡，這個過程稱為「細胞凋亡」，接著由新的健康細胞取代，使生命延續。癌細胞就不是這樣，它們不會自體死亡，而是分裂呈倍數增加，一分為二，二分為四，四分為八，不斷地增加下去。鞣花酸在實驗室裡被發現可使癌細胞像正常細胞一樣自我毀滅，但不會對正常細胞產生任何影響。（化療和輻射治療也會殺死癌細胞，不過副作用很大。）

現在還沒有人說鞣花酸可治療癌症，在實驗室可以看到這麼好的作用，不但值得繼續研究，也很令人振奮，也許它真的可以帶給人類一些好處。根據史隆凱特林紀念癌症中心網站刊載的研究，鞣花酸也具有抗病毒與抗菌功效。

覆盆子是天然的關節炎良藥

覆盆子含有花青素，而花青素有顯著的抗氧化功能，還具有抑制環氧化酶的能力，能夠成功阻隔COX-2傳導疼痛和發炎的訊息，跟希樂葆和偉克適這類關節炎用藥有類似功效，卻沒有不良副作用。美國密西根州立大學針對多種蔬果調查每一種花青素的活動程度，在所有被檢測的蔬果當中，覆盆子的純花青素僅以些微差距次於櫻桃。

料 理 很 簡 單

覆盆子是很嬌嫩的水果，在手裡握太久會被捏爛。如果買的是新鮮覆盆子，要小心輕放，趕快吃完。冷凍的在超市也買得到，做成奶昔很好喝！

155

藍莓 ★

只要跟任何學者專家講到藍莓，一定會聽到詹姆士‧約瑟夫（James Joseph）博士的大名。他是美國農業部設在塔夫茲大學人類營養研究中心的神經科學實驗室主持人，他的研究興趣是，人應該吃什麼才會在老年還保有活力。藍莓也因為約瑟夫慧眼識英雄，被公認是增強記憶力的健康食品。

藍莓是頭腦食物

約瑟夫博士將實驗室的藍莓研究戲稱為老鼠運動大會。他用迷宮測量牠們的運動神經功能和記憶力，用綜合測驗來評估肌耐力和協調感。老鼠跟人類一樣，從中年就開始出現各種老化症狀。但是約瑟夫博士在給實驗室的動物吃了藍莓萃取物之後，神奇的事竟然發生了！更準確地說，應該是所有的壞事都沒有發生。

壞事是指心智退化。協調力和平衡力喪失的症狀也都不見了！吃了藍莓的老鼠就像恢復年輕一般，行動變得靈敏。約瑟夫博士的實驗室發現了「老鼠的青春不老之泉」。

藍莓的成分中，含有具抗氧化和抗發炎的花青素。發炎與氧化壓力幾乎跟所有嚴重的致命疾病脫不了關係，包括阿茲海默症、巴金森氏症、糖尿病和心臟病，更遑論一般的老化毛病，比如關節炎。光是這兩種成分就足以說服大家，藍莓是健康食品大明星。而更多其他好處之一，就是讓大腦裡的神經元之間進行更有效率的訊息傳遞。

藍莓增強你的記憶力

已經離開人世約瑟夫博士曾經說，「衰老的神經元，就像多年夫妻一樣，彼此再也不像以前那麼經常溝通聊天了。」隨著記憶力減退，負責協調和平衡的機制也逐漸衰竭，這就是腦部的訊息傳導，而藍莓成分當中的多酚有能力重新開啟訊息傳導這項功能。約瑟夫博士在一次訪談中表示，「我們不但能夠讓這些神經元彼此交談互通，還可以讓大腦生出新的神經元。」

藍莓是最佳的記憶力強化食品。動物實驗已經證實，每天吃藍莓會大幅降低因老化而受損的動作協調能力和記憶力。還有，若想降低血中膽固

醇、促進泌尿系統的健康，吃藍莓可能也有幫助。

歐越莓（bilberries）為歐洲版藍莓，被認為可以保護眼睛，預防青光眼和白內障。野生藍莓有大量的花青素、天然抗氧化劑和抗發炎成分，可消除眼睛疲勞，改善夜間視力，因此被日本人稱為「視力果」。目前有人在研究藍莓預防視網膜黃斑部病變的能力，視網膜黃斑部病變是65歲以上老人失明的主要原因。

藍莓穩坐衛冕者寶座

所有的抗氧化物和抗發炎化合物都可以預防心血管疾病。美國政府過去會使用一種名為ORAC（氧自由基吸收能力）檢驗法來測量各種食物的抗氧化能力，藍莓一直是世界上具有最高ORAC值的食物之一。不過ORAC資料庫在2012年已經從美國農業部營養資料實驗室的網站上被移除了，原因是健康食品業為了宣傳產品，經常濫用和錯誤詮釋ORAC的資料。但不論如何，藍莓都是水果類第一名。

藍莓含有紫檀芪，它跟白藜蘆醇的機制頗為類似，可調節脂肪酸代謝和血中脂肪，還可以預防動脈血小板的沉澱。

還需要更多理由嗎？抗癌呢？伊利諾大學曾經測試水果中對促癌酵素具有抑制效果的特定類黃酮，在所有受測的水果當中，野生藍莓的抗癌能力最活躍。

新鮮、冷凍，任君選擇

只要每天吃半碗（75克）野生或冷凍的藍莓，就可以攝取到這些驚人的健康成分，真是再棒也不過了。到目前為止還沒有人做過研究，來比較新鮮、冷凍和罐頭藍莓。不過基本上不管哪一種，都含有重要的花青素和原花青素（proanthocyanins），對健康有莫大助益。其實，約瑟夫博士做實驗用的，都是冷凍藍莓，跟一般在超市冷凍櫃買到的差不多，經濟實惠，也夠方便。

料理很簡單

撒幾顆藍莓在生菜沙拉裡、加在活力飲一起打汁、或是把冷凍藍莓混著優格一塊兒吃。優格版是我的最愛，當優格剛接觸到冰凍的藍莓時會稍微結冰，吃進嘴裡冰涼又可口，簡直就是難以想像的健康美味「甜點」。

4
水果類

157

櫻桃 ★

《新聞周刊》（Newsweek）有篇文章寫著，「醫生告訴你『先吃10顆櫻桃，明天再打電話過來』的日子也許快來了。」如果從食品資料庫查櫻桃的資料，也許會奇怪為什麼作者這麼說，到底它神奇之處在哪裡？沒錯，櫻桃的熱量低，而且跟其他蔬果一樣，是豐富的鉀質補充來源。酸的櫻桃有不少維生素A。不過櫻桃真正的好處光從營養標示看不到，只有在你真正了解時，才會恍然大悟，原來《新聞周刊》的評價頗有道理。

探究其因，櫻桃含有多項抗發炎、抗老化、抗癌成分，這些你在營養標示表中都看不到。櫻桃的抗癌成分包括槲黃素（一種類黃酮）、鞣花酸和紫蘇醇（perillyl alcohol）。

神奇的槲黃素和鞣花酸

槲黃素被科學家視為強效抗癌物，也具有顯著的抗發炎功效，是我用來治過敏和氣喘的最佳補充品。鞣花酸是抗癌和抗細胞突變的天然酚類，在動物研究和實驗室的模型中都發現它能抑制特定致癌物誘發的腫瘤生長。《美國癌症學會替代癌症療法指引》中提到鞣花酸是很好的天然補充品，理由是，實驗發現鞣花酸可導致癌細胞自體凋亡，卻不會破壞正常細胞。史隆凱特林紀念癌症中心官方網站上的研究報告，也指出鞣花酸具有抗病毒與抗細菌的特性。

櫻桃的紫蘇醇抑制腫瘤生長

另一項成分就是紫蘇醇。雖然它的啟動機制還不完全為人所知，但它本身和其代謝物似乎可以抑制腫瘤生長。動物模擬研究可觀察到紫蘇醇對胰臟、胃、直腸、皮膚和肝癌的影響。克里夫蘭醫院的塔席克癌症中心（The Cleveland Clinic Taussig Cancer Center）正在進行多劑量紫蘇醇對於有乳癌病史健康婦女影響的第一期臨床試驗。

尿酸過多是引起痛風的頭號肇因。科學家也發現紫蘇醇可以降低血中尿酸，美國加州大學戴維斯分校（University of California–Davis）的研究指出，每日一份櫻桃可降低女性血中尿酸濃度達15%。

喝櫻桃汁也有效

櫻桃汁可帶來健康功效，關鍵在於花青素，這不單是讓櫻桃色澤鮮豔欲滴的色素，也可幫助體內消炎。花青素的其他功效，就是顯著降低美國第三大癌症：直腸癌的罹患風險。

醫師與科學家相信，櫻桃之所以會降低血中尿酸、紓解痛風疼痛，就是靠花青素。

花青素是天然的COX-2抑制劑。COX全名為cyclooxygenase（環氧化酶），人體內的兩種類型稱為COX-1和COX-2，後者的作用是疼痛與發炎的訊息傳導。關節炎用藥希樂葆和偉克適就是因成功阻隔COX-2傳導疼痛和發炎的訊息，只留下非炎性的COX-1而大受歡迎。但很不幸地，偉克適因為會造成一些令我們非常不適的副作用，已經被撤下架，退出市場。花青素有類似的功效，卻沒有不好的副作用，在櫻桃（與覆盆子）裡的含量最高，其對COX的抑制效果，跟非類固醇消炎止痛劑（舒抑痛ibuprofen、那普洛先naproxen）簡直難分軒輊。研究人員還發現除了止痛和消炎之外，經常攝取花青素也可降低心臟病和中風的機率。

料 理 很 簡 單

吃整顆酸櫻桃或打果汁來喝，都可享受櫻桃的健康好處。下面跟各位分享我最喜愛的櫻桃點心：先買好有機冷凍紅櫻桃放冰箱，要吃的時候再從冷凍庫拿出來，丟入裝在小碗的生牛奶或優格裡，讓牛奶或優格瞬間變成半冷凍狀的牛奶冰。攪拌後會變成如 Cherry Garcia（櫻桃加巧克力碎片口味）般的冰淇淋，但營養價值提高了無數倍。這道甜點口味絕佳，是我對抗誘人冰淇淋的祕密武器。相信大家都能體會我的心聲！

黑醋栗

黑醋栗（又稱黑加侖）為小型灌木，在夏天會長出帶紫色的成串漿果。由於果實很酸，經常會跟其他水果一起食用，或做成果醬或果凍。黑醋栗在美國本土產量很少。

黑醋栗的葉子、果實與種子皆可入藥，尤其是種子榨出的油，跟月見草油一樣都含有 γ-次亞麻油酸（GLA）這種活性物質。GLA具有舒

159

緩發炎的功效，在動物實驗中，若在飲食中混合含omega-3的魚油EPA與DHA，則有降血壓和抗氧化的作用。

科學家整理黑醋栗的健康功效資料指出，「黑醋栗成分對於多種疾病具有強大的抗發炎、抗氧化和抗菌效果。」有好幾份研究則聚焦於黑醋栗治療高血壓、心血管疾病、神經退化性疾病與糖尿病、腎病的潛在用途。

蔓越莓

大多數美國人接觸到蔓越莓的唯一機會，就是在感恩節晚餐，但我們應該多去認識這個小巧可愛的酸漿果。

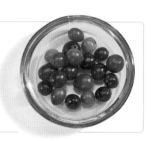

蔓越莓熱量很低（一碗100克，44大卡），且高纖低糖。不過它跟葡萄一樣，很難從一般的營養成分標示讓我們見識到它真正的好處。

蔓越莓預防尿道感染

在美國化學學會第23屆年會發表的研究中指出，水果中的紅色漿果具有效果最強大的抗氧化物。蔓越莓具抗癌功能、抑制一般食物傳染的病原體生長，還含有抗病菌成分，幫助預防泌尿道感染（UTIs）。

麻州大學達特茅斯分校助理教授凱瑟琳・妮特（Catherine Neto）發現，從蔓越莓中分離出的數種具生物活性化合物會殺死不同的癌細胞。她表示：「在我們的分析結果中，可看出這些化合物能夠抑制的腫瘤細胞包括肺癌、子宮頸癌、攝護腺癌、乳癌與血癌。」蔓越莓富含酚類物質（又稱酚酸），這是可預防許多疾病的植物化學成分。根據《農業與食品化學期刊》研究報告，在二十種常吃的水果中，蔓越莓的酚含量高居第一。半碗（55克）蔓越莓就有373份的酚，比紅葡萄、蘋果、草莓和藍莓還多。

你不知道的蔓越莓

很多人都知道蔓越莓可預防尿道感染，它是藉著不讓細菌附著在尿道壁達成預防的功效（詳見「蔓越莓汁」）。最近又有研究發現同樣的功效也能發揮在口腔裡，不讓細菌黏在牙齒，防止蛀牙的發生。另外，蔓越莓會阻止細菌附著在胃壁上，達到預防胃潰瘍的效果。

要注意，我是指真正的、新鮮的蔓越莓。如果買到烘乾加糖的蔓越莓，你還是可以吃到它所有的健康成分，但是熱量會八級跳（從每碗110克的44卡到370卡），糖分也一樣。如果這對你不是問題，比方說你正要爬山5小時，那乾脆和堅果棒一塊吃！如果不是的話，烘乾加糖的蔓越莓還是不要吃過量。

黃金莓（燈籠果）

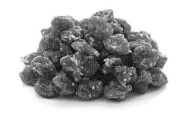

黃金莓外觀類似白葡萄乾，但這只是表面。白葡萄乾是外表金黃色的乾燥白葡萄，而黃金莓跟茄子和番茄才是近親，味道甜中帶酸，有些人覺得它像金桔。黃金莓直徑只有1至2公分，大小和彈珠不相上下。

黃金莓是茄科酸漿屬，又稱秘魯酸漿，富含許多重要的植物化合物，包括槲黃素（quercetin），這是我所知道最強效的天然抗發炎物之一。槲黃素的益處太多了，所以我經常跟有意使用抗發炎食療的人推薦槲黃素補充品。

2013年有一項以黃金莓為主要成分的化合物研究，發現一種很奇怪、名字幾乎唸不出來的化學成分 4β-Hydroxywithanolide E（4β-羥基睡茄內酯E），研究者希望找出它對人類肺癌細胞擴散的影響。結論是說，黃金莓的天然成分具有抗肺癌的化療潛力。

黃金莓含大量維生素C、A和B群，也是少數可提供withanolide（睡茄內酯）類化合物（屬固醇酮類，能抗氧化與抗發炎）的天然食物。（印度人蔘也含有Withanolides）所以科學家發現黃金莓有抗發炎與抗氧化功效，並不令人意外。

不少健康食品商家都有賣大包裝的黃金莓，上網訂購也可以。

161

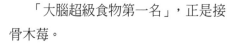

接骨木莓

幾年前，梅曼・歐茲醫師（Mehmer Oz）上傳了《大腦食物》一文，內容是他和神經科醫師馬紀・富都怡（Majid Fotuhi）討論預防阿茲海默症和增強記憶力必吃的超級食物。

「大腦超級食物第一名」，正是接骨木莓。

接骨木莓不但營養，更是強大無比的良藥。

但為什麼我們都沒在吃？

原因有二：其一、這種水果很難找；其二、這種水果難吃極了。

而且即使找得到，也不會有人想去野外摘。只有熟透、呈藍紫（近黑）色的果實和花可食。未熟的果實和種子都有毒，因為它含有會釋出氰化物的分子。沒錯，就是氰化物，沒人會想碰這種東西吧！

幸好現在有了名為Sambucol（以下音譯為「山布可」）的接骨木莓萃取物，它保有原來植物的療效，也很好吃，到處都買得到。

山布可的問世要歸功於以色列病毒學家瑪德蓮・曼古露（Madeleine Mumcuoglu）。她自1980年代開始研究這個有數百年藥用歷史的植物。舉例來說，接骨木莓釀的酒一直都被用來治療流行性感冒和風寒。曼古露發現了接骨木莓的主要活性成分，還有治療流感病毒的功效。她在1992到1993年間以色列南部發生流感大流行時做了首次實驗，結果有20%病人在服用接骨木莓的24小時內，發燒、疼痛和咳嗽等症狀都有驚人的改善。第二天病情轉好的比例大幅提高到74%，第三天則達到90%。沒有服用接骨木莓，只接受安慰劑的控制組在兩天之後只有16%的患者病情改善，但大多數都在將近一週才好轉。曼古露後來成立樂宅巴公司（Razei Bar）來行銷這項產品。

有關山布可的研究非常多。這個產品最著名的功效就是縮短流感讓人下不了床的時間。有一項研究（Zakay-Rones 2004）的結果顯示，山布可在四天內便能舒緩流感惱人的症狀。研究團隊指出，「接骨木莓萃取物似乎是有效、安全，且成本低廉的流感藥物。」

而另一項研究則發現山布可能有效對抗十種不同的流感病毒株，而且

將嚴重症狀影響人體的期間減少到僅三、四天，這太令人興奮了。得過流感的人都知道，一旦染病，隨隨便便就要乖乖躺一週，所以能夠把這個時間縮短真的是造福百姓。研究團隊還測試山布可對健康免疫系統的影響，尤其是發炎細胞激素的製造功能，這是免疫系統最強大的武器。發炎細胞激素的製造，尤其是其中的腫瘤壞死因子-α更是顯著的增加。研究者在報告中寫著：「根據研究結果，山布可接骨木莓萃取物除了具有抗病毒的特性之外，還能藉由提升發炎細胞激素的數目，達到活化免疫系統的結果。因此，山布可在免疫系統的活化，在健康人體的發炎過程，甚至對罹患各種疾病的病人，都能夠有所助益。」

我家隨時都備著山布可，一有感冒或流感徵兆就馬上服用。不必在北美洲或歐洲大陸的野地裡辛苦搜尋就能享有接骨木莓的療效，更沒有不慎中毒的風險，這不是很棒嗎！

鵝莓與印度醋栗（印度鵝莓）

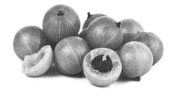

鵝莓和黑醋栗是近親，有許多共同點，比如兩者都是小個頭，多半（但不必然）是橢圓形，而且顏色與味道多變，生長在歐洲、北美和西伯利亞的野地，夏季溼熱但冬季苦寒的氣候長得最旺盛，富含抗氧化的多酚和多種維生素。

鵝莓能提供少量的必需維生素，像是維生素B_6、B_5、葉酸、B_1和維生素A。其他像銅、鈣、磷、錳、鎂與鉀等礦物質也不少。

鵝莓植物全身上下經常被用來治病，但最重要的是果實，可單獨使用或搭配其他藥草，用來治療感冒、發燒，做為利尿劑、瀉劑、生髮水，保肝、治胃病、解熱、抗發炎、助消化，預防消化性潰瘍和消化不良。

印度醋栗（amla）又稱印度鵝莓，雖然都叫鵝莓，但彼此的差異甚大。2011年一篇刊登在《歐洲癌症預防期刊》（*European Journal of Cancer Prevention*）的論文，就指出印度醋栗在「治療與預防癌症上是非常棒的漿果」（Baliga, 2011），作者群還將其視為「很可能是印度阿育吠陀傳統醫學

中最重要的天然藥物」。

　　印度醋栗的成分，比如鞣花酸，很早就有人做抗癌功效的研究。而其他文獻也指出印度醋栗具有保護神經、肝臟、腎臟、腸胃和心血管的效用。印度醋栗抗氧化物與維生素C的含量非常高，但很酸並且有苦味。此外，植化物也很多，尤其是類黃酮和

花青素。這些植化物都具有抗癌、抗發炎與抗老化的功效，對預防神經性疾病可能也有幫助。印度醋栗還能提供其他抗氧化物質，比如丹寧酸（石榴皮葡萄糖酸 punigluconin、長梗馬兜鈴素 pedunculagin 與 emblicanin）和維生素C（115克的印度醋栗可提供445毫克喔！）

桑椹

桑椹酷似黑莓和覆盆子的綜合體，幾千年來都被中醫用來治療心臟病、糖尿病、貧血和關節炎。桑椹所含的花青素和綠原酸等有益健康的植物多酚類化合物總含量很高。

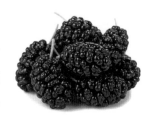

　　桑椹樹的種類多達二十四種，但最常見的果實有黑、白、紅三色。黑桑椹的抗氧化力應該是最高的。桑椹的熱量低（每碗140克有60卡），很多人把果實晒乾來吃（像葡萄乾），可提供豐富的維生素C和鐵質，還有維生素K₁、E與鉀。

　　桑椹的花青素含量很高，所以才反映在果實的顏色上，對健康的許多好處也都得到了證實。舉例來說，花青素能抑制LDL膽固醇的氧化。膽固醇被氧化（遭到破壞）對健康不利，因此任何能減緩破壞速度的物質都是

好的。

　　此外，桑椹還含有一種名為DNJ（1-deoxynojirimycin, 1-脫氧野尻黴素）的有趣物質，它能抑制分解碳水化物的酵素，也就是有助於減緩飯後血糖上升的速度，這對糖尿病患來說是個好消息。

　　桑椹內含的多酚對心血管疾病有極大的保護力，也能降低可能導致多種疾病（包括癌症）的氧化壓力。

　　桑椹味道甜美，營養豐富，多多益善。

蘋果

「一天一顆蘋果，醫生遠離我。」這句話簡直是老掉牙了，但歷經時間的考驗之後，證明這句語是對的。哈佛大學研究團隊發現，每天來一顆中型的蘋果（或一把新鮮草莓），即可降低四成的心臟病風險。

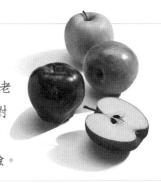

大家對蘋果的最初印象，是被亞當與夏娃偷吃的水果，不過它已經扭轉這個禁果形象了。如果要幫蘋果做一份健康履歷，它的資料足以寫成一本書。流行病學研究發現，蘋果和癌症、心血管疾病、氣喘、糖尿病的風險降低是相關聯的。但蘋果的好處不只這些。

蘋果含有槲黃素（quercetin），這是一種類黃酮。根據2001年梅約醫學中心的研究，槲黃素可預防攝護腺癌細胞的生長。另一項康乃爾大學做的研究，也證實蘋果果皮的抗氧化植化物會抑制43%的直腸癌細胞繼續繁殖。此外，美國國家癌症研究院也提出報告，表示像蘋果這種含類黃酮食物可降低肺癌風險達50%。

蘋果的抗氧化力

蘋果的好處還不只這樣！

它有一大堆的抗氧化植化物，包括上面提到的槲黃素，還有兒茶素、根皮苷（phloridzin），以及綠原酸，這代表什麼呢？就是特強的抗氧化力。因為心血管疾病和癌症被認為跟氧化性壓力（指氧化作用對細胞和DNA的損害）有關。食物之所以具有療效，主要就是它們可以對抗氧化作用的破壞性。

總而言之，蘋果有強大的抗氧化力，在美國人常吃的水果中，它高居抗氧化能力的第二名（屈居藍莓之後）。

蘋果中的酚類化合物含量也是排名第二。酚類物質是一群具有生物化學活性的物質，多屬於類黃酮。類黃酮的種類有上千種，只要知道這對人體非常好就夠了。跟其他水果相比，蘋果含自由酚類的比例是最高的。而這些酚類物質是剛從牢裡放出來，才叫做自由酚嗎？實際上這是指它們不會結合水果中其他成分，比較容易被血液吸收，有效率地發揮健康與抗癌功效。

吃蘋果會減低腫瘤生長、肺癌與心血管疾病的風險

有數以百萬計研究告訴我們，多吃蔬菜水果可以預防許多疾病。以34,467名女性爲研究對象的「護理師健康研究」（Nurses' Health Study），發現大腸直腸腫瘤（惡性腫瘤）生長風險的大幅降低，和常吃水果有顯著的相關。

針對單一蔬果的研究並不多，但是在「護理師健康研究」和「醫療人員追蹤研究」（Health Professionals Follow-up Study）中，每天至少吃一份蘋果和梨的女性，罹患肺癌的風險較低。而另一項在夏威夷做的研究，蘋果、洋蔥和白葡萄柚吃最多的受試者，肺癌風險降低了40%至50%。其他的研究也都發現類黃酮（尤其是槲黃素）和發生癌症之間是有相關的。在「女性健康研究」中，類黃酮攝取最多的女性，心血管出問題的風險降低35%。

吃蘋果和氣喘的關係是，蘋果吃越多，氣喘越少發作。在芬蘭做的研究，則發現吃蘋果使第二型糖尿病的風險降低。巴西也觀察到吃蘋果跟減重有相關。

蘋果內含的果膠是珍貴的可溶性纖維，可減少壞膽固醇，同時調節血糖濃度。談到糖，是的，蘋果的確含有糖分（果糖），不過我倒不太擔心（除非是糖尿病患，或者有嚴重的血糖問題）。因爲蘋果裡的糖，外面包覆著5克纖維，還有許多營養素，和市面上那些垃圾食物使用的高果糖玉米糖漿不能相提並論。奧瑞崗州立大學（OSU）黎努斯·鮑林研究所（Linus Pauling Institute）席維娜·蘿迪朵（Silvina Lotito）醫師的研究就認爲，蘋果的果糖也許就是讓這種水果如此有益健康的功臣之一。

骨質疏鬆症與蘋果

對了，好像沒有人提到這點，蘋果是補充「硼」（boron）最好的來源之一。礦物質硼具有造骨功能，是預防骨質疏鬆的重要角色。雷克斯·紐罕博士（Rex E. Newnham）刊登在《應用營養學期刊》（Journal of Applied Nutrition）的一篇論文指出，體內缺乏硼很可能導致關節炎的發生。世界上不同的人種族群當中，都可以觀察到關節炎和硼的關係。硼似乎也可以提供能量。

我的朋友約翰·荷南德茲（John Hernandez）醫師是德州聖安東尼整合健康中心主任，他提到一項研究提供3毫克的硼給愛打瞌睡的大學二年

級生，結果立即見效，課堂上再也沒有人睡著了！雖然證據不多，但臨床經驗不代表它不科學，或者應該被忽視。我的營養學恩師羅伯‧克雷洪（Robert Crayhon）在他生前常說：「紐約的消防員不需要科學研究教他們用水來滅火，因為他們早就知道這招有效！」

蘋果精華在果皮

順道一提，吃蘋果或打果汁時，不要忘掉果皮。蘋果皮具有強大的抗氧化力，可大幅抑制肝癌和直腸癌細胞的生長。只要是蘋果，都有珍貴的酚類和抗氧化成分，不過在抗氧化成分上，傳統品種的五爪蘋果似乎還優於其他品種。

蘋果汁好不好？

很抱歉，答案是否定的。我不會考慮把蘋果汁列入健康食物排行榜。

如果蘋果很好，果汁很糟，為什麼我還是喜歡自己打蘋果汁呢？（見第307頁）道理很簡單，我愛的是自己在家裡打的果汁。它跟超市賣的果汁完全不同。自己打的果汁會保留所有珍貴的維生素、抗氧化植化物質、活性酵素，還有蘋果裡其他的好東西（除了纖維，不過若用高速果汁機就可以保留纖維）。此外，大部分在家裡自己打的，其實是蘋果和其他青菜水果（比如菠菜）的綜合蔬果汁，雖然含糖量稍高，但是想到有各種營養素，我是可以接受的。

至於市面上的包裝果汁，只不過混合了糖水和蘋果香料。也許果汁裡有少許維生素，可是這麼少的營養換取一瓶高糖分飲料，付出的代價太高。外面賣的蘋果汁真的沒比汽水好到哪裡去。我認為，如果大人們不要整天給孩子喝這些東西，絕對可以幫助孩童改正許多影響健康的不良習慣。

波羅蜜

真希望我可以告訴讀者，我是跟「採藥人」喀里安一樣，握著鐮刀，在巴西雨林尋找營養神物與藥材時發現波羅蜜這種水果的。但事實上，我是在有機商店買的。

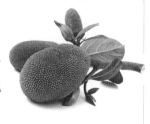

貨架上躺著小包裝的波羅蜜，看起來就像木瓜果乾。我決定買一包試試，幸好我有買。波羅蜜果乾很有嚼勁、香甜、高纖，真好吃。

波羅蜜本身體積很大，說巨大無比也不為過。它是地球上所有從樹上長出果實中體型最大的，有時可重達100磅。除了豐富的維生素C，果實中的上百顆種子更有料，富含蛋白質、鈣、鉀和鐵質等。雖然美國本土幾乎不會有，但是紐約的唐人街有時候會有人賣整顆波羅蜜。（當然在有機商店可以買到包裝好的果乾！）

這種獨特的水果外表是綠色，成熟時轉成淡棕色，並逐漸散發出濃郁甜蜜的果香。波羅蜜是高纖維水果，果肉的維生素A、β-胡蘿蔔素、葉黃素等，這些都是維護眼睛健康的重要成分。波羅蜜也能提供不少的維生素C，但更是少數含有維生素B群的水果，比如B6、菸鹼酸、核黃素與葉酸。此外，鉀、鎂、錳，甚至鐵質的含量也都很高。（鉀是控制心跳快慢與血壓的重要營養素）

研究指出，波羅蜜果樹全身上下都可做為印度傳統醫藥的藥材。成熟果肉可預防膽汁分泌過量、強化體能並增加元氣。斯里蘭卡和印度的傳統醫師會用樹葉治糖尿病，樹根可用來處理各種皮膚病、氣喘與腹瀉。中醫則用波羅蜜來輔助酒癮治療。

有個傳說很有趣，不妨聽聽看。雖然孟加拉尊波羅蜜為國果，但印度人似乎不太喜愛這個可以為上百萬挨餓、營養不良的人民提供營養的食物。因為它被視為窮人的水果，造成75%印度本地產波羅蜜遭棄置不用。雖然到處都有長，卻被視為糞土，絕大多數的果實都放著爛掉。

至於在東南亞，波羅蜜有龐大的商機，包括煮咖哩、熱炒、水果片、冰淇淋、種子磨成的麵包粉，還有我最近在有機商店裡面發現的果乾。如果有看到，絕對值得一買，好吃又營養。以波羅蜜發想的創意食品，有無限的可能。

山竹

美國沒有山竹。在東南亞地區，山竹則有「水果皇后」與「眾神之果」的美稱。這是因為東南亞的一些島嶼上，來自原生常青樹種的山竹是民俗醫藥的要角。

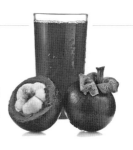

山竹的硬外皮含豐富的天然植物營養素「氧雜蔥酮」（xanthones），原意是希臘文的黃色。氧雜蔥酮的黃色素具有抗癌效果。有一篇文獻回顧的研究指出山竹萃取物「經許多試管實驗與動物實驗確認，可抑制多種人體腫瘤細胞的擴散」。

可是氧雜蔥酮主要儲存在沒人吃的硬果皮。有些高品質的山竹果汁會用果肉與果皮製作，所以喝好一點的果汁理論上可攝取到一些氧雜蔥酮。除了抗癌，它還兼具抗發炎與抗菌等生物作用。

另外，山竹（果肉）的B群和銅、錳、鎂、鉀等礦物質含量也不少，只不過它現在賣點還是在氧雜蔥酮。美國人對山竹仍很陌生，不容易買到，也不是特別受歡迎。果汁飲品倒因為廣告大肆宣傳而成為熱門商品。

雖然氧雜蔥酮的科學證據看起來非常有說服力，但市面上果汁到底有多少含量？有的產品含量高，有的含量是零。並不是說含量零的果汁就不好，因為果汁還是有很多營養素，只不過這些營養素在其他熱帶果汁中也有。要注意，買山竹汁的時候記得看看成分標示，有寫出果皮的才會有氧雜蔥酮。

叫我第二名

苦瓜

苦瓜其實不是瓜，而是外形似黃瓜的夏南瓜，生長在熱帶的非洲、亞洲和南美洲。英文名除了叫做bitter melon，也稱為balsam pear。苦瓜含有纖維、維生素A、維生素C、葉酸、鎂、鉀、鋅和錳，但最受重視的，是它降血糖的功效。

苦瓜在歷史上被用來治療各種毛病，從普通感染到糖尿病都有。中國、印度、斯里蘭卡和西印度群島的人都不約而同用它來治療糖尿病。事

實上，它在科學研究中真的被證實含苦瓜苷（charantin）等多種抗糖尿病成分。著名的自然療法專家莫瑞醫師表示，苦瓜素比口服抗糖尿病藥吐魯必他胺（Tolbutamide）還有效。不過，除了苦瓜素之外，至少還有兩種成分具有降血糖的作用，就是類似胰島素的胜肽和生物鹼類。這三種成分當中哪一項最有效，或者是三者聯手才能有效降血糖，目前還不清楚，不過科學界幾乎可以確認未成熟的新鮮苦瓜汁可降低血糖。

未成熟的苦瓜通常被當成蔬菜來吃，煮的方式很多種，可清炒、蒸煮或煮咖哩。比較積極吃苦瓜的人會加上茄子和洋蔥，做成蔬菜咖哩。苦瓜用煮的比較吃不到奎寧成分，所以苦味會減少。亞洲食品雜貨店裡可以買到苦瓜，甚至是冷凍的苦瓜。

小常識
專家建議婦女懷孕期間吃苦瓜應適量攝取。

西洋梨

對於香蕉的描述——熱量100卡，美味可口，又能吃到纖維和鉀質——也可以用在西洋梨。一個中型西洋梨有纖維質5克、鉀質200毫克，以及一些零星的鈣、磷、鎂、13毫克的多酚，和保護眼睛的葉黃素與玉米黃質75微克。各個品種的梨，包括Anjou、Bartlett、Bosc，還有亞洲梨，在營養成分上沒有太大差異。

還記得住在紐約的時候，我常去找全美知名營養學家兼抗老化專家歐茲‧格西亞博士（Oz Garcia），他總是用西洋梨果汁做底，準備排毒飲料請大家喝。雖然目前還沒有找到強而有力的科學證據支持梨子的排毒功效，不過許多自然療法專家認為，西洋梨不像其他水果可能會引發過敏症，所以都建議吃西洋梨或喝梨汁。我也提不出佐證，但這是流傳很久的古老智慧。我自己最喜歡的蔬果汁，就是用芹菜、西洋梨和薑打成的（見第310頁）。

梨子有豐富的纖維質，是很值得吃的水果。

柿子

先告訴大家關於柿子不為人所知的小傳奇，應該很多人沒聽過：早期探險家和美國原住民補充熱量吃的肉糜餅（pemmican），是以肉乾和乾果壓製成條狀的乾糧，非常好吃，用草飼牛肉做成的，味道更是一絕。而柿子就是主要水果類材料之一。

柿子有分甜柿和澀柿兩種。知道你買到哪一種很重要，因為澀柿要等到果實變軟、成熟後才能吃，否則吃起來很可怕，這是因為含有丹寧的緣故，紅酒和茶裡面也都有這類成分。丹寧在果實成熟變軟之後，會逐漸褪掉，所以水果吃起來不會苦澀。讓水果快速成熟的方法，就是先放在冷凍庫裡，隔天早上再拿出來解凍。如果不小心吃到還沒熟的澀柿，你一定會覺得那是世上最難吃的東西。不過，千萬別放棄嘗試柿子變軟的滋味，沒有丹寧酸的柿子吃起來完全不同。如果是甜柿，則軟硬都可以吃。這兩種柿子，外表看起來都很像奶奶以前常擺在餐桌上的塑膠水果，但它們的味道可是比看起來好太多了（別吃到還沒軟的澀柿子就好）。

市面上的柿子以峰屋柿（又稱日本柿）和富有柿這兩種為主。峰屋柿是美國最普遍的品種，不過是澀柿，所以要記得等到熟透再吃。富有柿是甜柿，軟硬皆可食。另外，還有夏隆果（Sharon fruit，又稱以色列柿），其外觀圓而味甜，跟富有柿一樣立即可食。

柿子降血脂

有好幾項柿子的研究，雖然用老鼠做實驗，但都非常有趣。其中一項是耶路撒冷希伯來大學哥林斯坦博士所領導的團隊所進行。兩組老鼠都餵食膽固醇，其中一組再加餵柿子。通常老鼠吃了膽固醇添加物，血脂會升高，不過有吃柿子的老鼠血脂升高幅度卻較低。這組老鼠的壞膽固醇、三酸甘油酯和過氧化脂質（測量受自由基攻擊的受損細胞）都比沒吃柿子的對照組還低。研究者認為柿子具有降血脂功效，也是強效的抗氧化物（可保護細胞不受自由基攻擊）。

此外，柿子果肉和果皮都富含纖維。《植物療法研究》（*Phytotherapy Research*）期刊登載過一篇研究，指出柿子皮萃取物具有潛在的抗癌療效，而柿子本身也有不少類胡蘿蔔素和多酚成分，對健康很有助益，同時也含有鉀、鎂、錳和鐵質。

南韓曾經做過一項很有意思的研究：從柿葉萃取出的多酚成分，搓在皮膚上可以抗皺紋。我不確定直接吃水果會不會帶來同樣的功效，不過就像大家說的，「吃了也無妨」。

木梨

有沒有想過，夏娃用來誘惑亞當的也許不是蘋果？信不信由你，有些史學家認為應該是木梨（quince）。事實上，有人認為它才是《聖經‧雅歌》裡提到的水果，而不是蘋果。這

個推測不無道理，因為木梨的栽種歷史早於蘋果，而且可能在西元前100年就已經傳到巴勒斯坦。

雖然有這些民間傳說，但今日的木梨外形既不討喜，也幾乎不被拿來生吃，特別是在美國，因為其中的丹寧成分讓它吃起來酸又澀（在西亞和赤道地區的人會用它做軟化劑和打果汁），所以它是少數要煮過才能吃的水果。燉過或烤過的木梨味道完全不一樣，它在烹煮時會散發獨特香氣，是煮肉或甜味菜餚最棒的調味料。木梨也很適合做果醬，跟蘋果醬的質地與口感差不多。

它也富含果膠，果膠是一種可溶性纖維，可降膽固醇並延緩葡萄糖被血液吸收的時間。一顆木梨有超過1.5克纖維、181毫克的鉀和13毫克的維生素C。雖然沒有明星級的營養成分，但不妨把它加到健康水果清單中試試看。木梨的濃郁芳香，在室溫下可持續數週不散，所以在古代被用來做室內芳香劑。

小常識

1990年代有人開發出有甜味、可生吃的蘋果木梨。另外，法國諾曼地也栽培出 passé-crassane（西洋梨和木梨的混種），果肉呈粒狀而結實，適合入菜，生吃也不錯。想動手做有健康概念的果凍、果醬或蜜餞時，木梨內含的果膠是不可多得的首選。

楊桃

這個金黃色水果原產於印尼，最特別的是橫切面呈完美的星星狀。目前主要產地為台灣、馬來西亞、蓋亞那、印度、菲律賓、澳洲、以色列和美國的佛羅里達與夏威夷。

楊桃有酸和甜兩個品種。酸種楊桃稜與稜的間隔比較密，甜品種的稜則是厚而多汁，不過這兩種差別並不那麼明顯，酸的品種還是帶點甜味。甜楊桃可直接吃、做成甜點或生菜沙拉；酸楊桃可用來替代檸檬或萊姆。楊桃是不折不扣的熱帶水果，在美國只有從七月到隔年二月才買得到。

楊桃是維生素C（每碗〔132克〕有45毫克）、鉀（每杯176毫克）與纖維的優良來源。自然食品專家伍德女士表示，楊桃可清涼、止血、解熱，還有治腹瀉的功效，熱量很低。《食品化學》曾登載的研究指出，楊桃具有抗氧化成分。從萃取物發現的成分，最主要是前花青素，其中以表兒茶素（epicatechin）最受矚目，常跟綠茶和紅酒一起被提及，應該常吃。

巴瑞·席爾博士 (Barry Sears, Ph.D.)

席爾博士是區域減肥法的發明人,「食物引發荷爾蒙反應」領域中的國際權威。他有11本關於區域減肥(Zone Diet)的著作,包括紐約時報第一名暢銷書《區域減肥法》,以及最新出版的《抗發炎區域》(*The Anti-Inflammation Zone*)。席爾是頂尖科學家,專業背景為生物化學,任職於組織炎症學研究基金會,從事飲食控制慢性疾病的全球研究。

席爾醫師是我從私人健身訓練轉向營養學的推手。他在1995年提出「食物影響荷爾蒙」的理論,在當時是開創性非常高的理論和研究,現在則成為普遍的知識。不過他的主張讓我逐漸脫離1980年代高醣低脂的主流風潮,重新回到學校修習營養學。我們雖然在某些事情上看法不一致,比如對蛋黃及大豆的評價,但我認為他是這個領域最聰明也是最投入的大師級人物。

❶ **野生鮭魚** 是補充omega-3脂肪酸的絕佳來源,一道珍饈。

❷ **雞胸肉** 典型的低脂蛋白質食物,配什麼都合適。

❸ **蛋白** 易取得的低脂蛋白質,任何一餐都能吃,可中和碳水化合物。將水煮蛋取出蛋黃後,填上鷹嘴豆芝麻沙拉醬,就是很棒的點心。

❹ **綠花椰菜 / 白花椰菜** 兩種都富含纖維、維生素和礦物質,且碳水化合物含量超低。白花椰菜煮熟後搗成泥稍微烘烤,就是馬鈴薯泥的最佳替代品。

❺ **菠菜** 維生素和礦物質的寶藏。橄欖油炒菠菜能提供優質的碳水化合物。

❻ **紅椒** 是讓食物秀色可餐的祕密武器,含大量抗氧化物質與保護人體的抗氧化植化物,以及纖維質。

❼ **大麥 / 燕麥** 兩種很棒的穀類,含有豐富的可溶性膳食纖維,減緩碳水化合物進入血液的速度。

❽ **黑豆** 也是可溶性膳食纖維的良好補充來源。

❾ **莓類** 全世界最好的甜點,有大量的抗氧化物質,美味可口。

❿ **特級橄欖原油** 富含強效抗氧化的多酚,是我心目中第一名的油脂。丟掉奶油,改用橄欖油做沙拉醬,蘸任何蔬菜都會更加爽口。

俗話說得好，「一天一顆蘋果，醫生遠離我。」事實上這句話用在一些堅果上也說得通。常吃堅果的人，比不吃的人更不容易心臟病發作或死於心臟病。幾項重要的大規模長期研究，包括護理師健康研究、愛荷華婦女健康研究（Iowa Women' s Health Study）以及安息日會信徒健康研究（Adventist Health Study）等等，都顯示每週吃堅果的人心臟病發作或罹患心臟病的風險幾乎都比一般人低三至五成。

被視為當代最傑出營養學家的哈佛大學公衛學院流行病學與營養學教授，也是哈佛醫學院醫學教授沃爾特·威立特（Walter Willett）表示，這個結果應該來自一些特定機制，其中一項就是堅果類所內含的精胺酸（arginine），這是一種胺基酸，具有保護動脈血管內壁的功效，使動脈較柔軟，也較不易形成動脈粥狀硬化。

精胺酸是構成一氧化氮的重要分子，一氧化氮的存在會使狹窄的血管再度放鬆，血流恢復順暢。除此之外，堅果有多種活性植物營養素，這些物質都具有強大的健康效益，其中一項就是抗氧化活動，可預防冠狀動脈心臟病。

堅果富含好油脂

堅果另外一項公認有益健康的機制，就是油脂。本書在推出第一版時，油脂有益健康的概念尚未建立。十年後這個觀念已經逐漸被接受。這些年有很多人出書提倡高脂飲食，包括我跟麥斯利醫師合著的《聰明油脂》。只要講到堅果的油脂，幾乎可以說都是健康的。

堅果內含的油脂，大部分是單元不飽和脂肪。有的則含有多元不飽和脂肪，比如胡桃就是，它擁有的大量omega-3就是一種特殊的多元不飽和脂肪，好處多得不可勝數。就我所知的食物成分文獻中，除了維生素C之外，最受歡迎的研究主題非omega-3莫屬。有些堅果（和種子）雖然含有飽和脂肪，但你現在可能知道，我完

全不會撻伐這些天然油脂。

堅果所含的油脂以單元不飽和脂肪爲主要類型，又稱爲omega-9。地中海飲食就是以這類油脂爲主，幾乎所有對這種飲食法的研究，都得到它能讓人長壽及降低心臟病與癌症發生率的結論。著名的里昂飲食暨心臟研究，讓兩組曾經在1988到1992年間有心臟病發作病史的人，分別吃一般的預後飲食（減少攝取飽和脂肪）和富含高比例單元不飽和脂肪的地中海飲食。經過四年的追蹤結果，發現食用地中海飲食的人心臟病發病率減少70%，比服用司他汀的成效多了將近三倍！不僅如此，整體死亡風險也降低了45%。

科學家又在2015年設計更有趣的地中海飲食研究，但一組多吃堅果，另一組則多加橄欖油。結果是，吃地中海飲食外加橄欖油的參與者罹患乳癌的相對風險降低，而兩組（多吃堅果和多加橄欖油）受試者認知功能都出現顯著的改善。這份研究發表在2015年《美國醫學會內科醫學期刊》（*JAMA Internal Medicine*）。

選對堅果

哪些堅果最好？事實上，現在還沒有明確的答案。杏仁、榛果、美洲胡桃、胡桃、夏威夷豆和開心果都會改變血液的組合，降低罹患冠狀動脈疾病的風險。而且不用吃很多，就可以達到健康功效。每日1盎司（28克）或每週5盎司（140克）含有各種堅果的組合就夠了。即使比這個分量更少，應該也沒問題。

克里夫蘭醫院（Cleveland Clinic）預防心臟學與復健科營養計畫協調人瑪莉沙・史蒂芬（Melissa Stevens）曾經提出一些很好用又有效的小祕訣，讓我們把堅果納入平常的飲食習慣當中。這裡只列出一些我很喜歡的部分：

• 炒菜時加腰果或榛果。
• 大蒜番茄醬上面撒些烤松子。
• 吃優格時加杏仁片。
• 菠菜和草莓沙拉拌胡桃。
• 自己動手做綜合堅果棒（我建議用堅果、椰棗、葡萄乾和燕麥片）。

當然，不要忘了我二十年來一直大力推薦的零嘴：蘋果切片或芹菜條蘸天然花生醬或杏仁醬。雖然這是很老派的零嘴，但真的沒有比這個更棒的了！

杏仁果／杏仁醬 ★

杏仁果是最早被人類種來吃的堅果食物，也是自古以來最棒的食物之一。真難想像，不久之前杏仁果還被具有健康概念的消費者嫌太油。可別小看它們，它們可是真金不怕火煉！

適量食用有助減肥

我們先拋開「吃杏仁果會變胖」這件事。諸如護理師健康研究、安息日會信徒健康研究，以及醫師追蹤研究等流行病學研究，都一致顯示堅果吃最多的人BMI（身體質量指數，測量體重過重的指標）最小。吃堅果確實不會令人發胖。

當然，杏仁果含有油脂和熱量，不可能一次吃一大桶還想減肥，不過真的有許多研究指出油脂（與蛋白質）可帶來高度飽足感，而且適量吃杏仁果的確有助於減重。有一項研究比較正在減重的兩組人，控制他們的總熱量攝取相同，從杏仁果當中吸收520大卡熱量的人減重效果較佳。初步研究指出，杏仁果的細胞壁會抑制部分膳食油脂的消化或吸收，所以杏仁果的熱量很可能有一小部分沒被吸收。無論如何，研究結果很清楚地證實，飲食當中的熱量如果部分代換為熱量相等的杏仁果，不會造成等量的體重增加，還會有「反效果」。

杏仁果有益心臟健康

雖然有研究指出杏仁果有助於降低膽固醇，但如果看過我寫的《膽固醇大迷思》那本書，就知道這其實並不重要。杏仁果雖然可以降低膽固醇，但比這更重要的是它含有大量單元不飽和脂肪，對心臟的好處遠超過降膽固醇。杏仁果的油脂中約有七成屬於可抗發炎的單元不飽和脂肪，它之所以重要，是因為每一種已知的老化疾病都跟發炎有關。

地中海飲食就是以單元不飽和脂肪為主，幾乎所有地中海飲食研究都得出相同結論：它不但使人長壽，心臟病與癌症發生率也隨之降低。

里昂飲食暨心臟研究是此類研究中知名度最高的。研究人員將心臟病發作一次的病人分成兩組，一組接受心臟病預後標準飲食建議（降低飽和脂肪與膽固醇），另一組則建議採用地中海飲食。經過四年的追蹤，食用地中海飲食的人心臟病發病率減少70%，整體死亡風險也降低45%。

雖然受試者膽固醇沒有太大改變，但這個驚人的結果告訴我們，膽固醇與心臟病的關係可能不如我們之前認為的那麼強（這即是《膽固醇大迷思》一書的主旨）。里昂研究的結果太顯著，以致於出現道德爭議，只能中途喊停，請所有受試者改吃地中海飲食，以大量單元不飽和脂肪為主，這跟杏仁果內含油脂是一樣的。

糖尿病患放心吃

1盎司（28克）杏仁果含有高達3克的膳食纖維、6克左右的蛋白質，以及80毫克的鈣質。另外還有磷、維生素E與豐富的鎂。杏仁果幾乎不含碳水化合物，很適合糖尿病患和必須控制血糖的人食用。

1盎司杏仁果（或是一小撮杏仁醬）再加上一片水果，比如蘋果，就是美味可口的零食，也是我最喜歡的運動前點心之一。西洋芹蘸杏仁醬也很配。不管是蘋果或是芹菜，熱量都不算多（約250大卡），而且營養也很足夠。

料 理 很 簡 單

用杏仁果和水可以做成好喝的「杏仁奶」。幾大匙有機杏仁果和一杯（235毫升）瓶裝水放入果汁機一起打，一下子就做好了！想喝甜一點的杏仁奶，就放一點未過濾的生蜂蜜或木糖醇粉、甜菊糖或赤藻糖醇都好。

芝麻／芝麻醬／白芝麻

說芝麻是古代食物絲毫不為過，它是史上最早為了取其種子和油脂開始以人力栽種的植物，在東方、地中海與非洲地區特別受到重視。芝麻莢果在成熟時會裂開，《天方夜譚》（The Arabian Nights）中有名的「芝麻，開門！」就是源於此。

坊間一般健康食品書跟網站上對於芝麻和芝麻油裡的健康酚類化合物名稱有諸多混淆。這不難理解，我們馬上就會揭曉。芝麻的油脂有五至六成是木酚素類（lignans）的芝麻素（sesamin）和芝麻林素（sesamolin）。芝麻精製時（如榨油），會再形成芝麻酚（sesamol）與無醣基之芝麻木酚素（sesaminol）兩種酚類抗氧化物。

芝麻燃燒脂肪

即使不特別分辨這些專有名詞或各種木酚素，還是會知道植物成分的木酚素對健康真的很好。芝麻木酚素（包括前段提及的芝麻素與無醣基之芝麻木酚素）會增強維生素E的吸收與可得性、改善血脂成分，維持血壓正常。動物實驗結果顯示，芝麻木酚素藉由提高數種可分解脂肪酸的肝酵素，達到促進脂肪燃燒的作用。健身營養品製造商當然也不會錯過這項研究發現，立即在網站上推出芝麻補充品。有效嗎？我不知道。

芝麻木酚素也能降膽固醇。發表在《血脂研究期刊》（Journal of Lipid Research）的一篇研究指出，芝麻能降低血中與肝臟的膽固醇，並建議應針對這個「可能的天然降血脂藥物」進行更深入研究。當然，以往鎖定膽固醇來改善心臟病的途徑，現在已經越來越式微，但這份研究還是有它的貢獻。另外，刊登在《營養學期刊》的研究發現，24名健康的停經婦女在每日食用50克芝麻粉連續五週之後，總膽固醇、壞膽固醇、膽固醇比例與抗氧化狀況都有改善。研究人員同時注意到受試者性荷爾蒙的分泌改善，故提出芝麻對停經婦女也有幫助的建議。

芝麻植物固醇最多，可降膽固醇

由於芝麻富含大量可降膽固醇的植物固醇，所以吃芝麻降膽固醇並不令人驚訝。維吉尼亞理工暨州立大學的研究團隊曾經針對二十七種不同的堅果與種子進行研究，芝麻（與小麥胚芽）似乎是所有受測產品中植物固醇含量最高的（每100克含400毫克）。在所有堅果與種子樣本中所發現的植物固醇，主要是 β-穀固醇，它不但可降低膽固醇，還可以促進攝護腺健康。

鈣質的爭議

芝麻含鈣量很高，不過是否能被身體吸收，還有一些爭議，因為芝麻的鈣有一大部分會結合草酸，降低鈣質的生體可用率（bioavailability）。芝麻去殼（除去外皮的過程）雖然可把草酸去掉，但同時也會損失大部分的鈣質、纖維、鉀與鐵質。全芝麻在日本某些地方是飲食中不可缺少的一部分。他們把未去殼的芝麻加粗海鹽高溫烘焙，做成芝麻鹽來調味。全芝麻用高溫烘焙會除去草酸鹽，改善人體對鈣的吸收。

除了鈣質以外，芝麻也是豐富的礦物質、纖維和蛋白質營養素來源。2大匙（16克）芝麻含有鐵、鎂、磷、鉀和

179

錳、銅，佔每日身體需要量的35%，另外還含有2克纖維、3克蛋白質，是堅果或種子類當中蛋白質比例最高的。

試試看把芝麻放在不加油的平底煎鍋，用中火烘焙到變成金黃色，可增添堅果風味。芝麻有黑色、咖啡色、黃色和常見的米色，其中黑芝麻氣味較強烈。芝麻醬是最好的花生醬替代品，而且也常用烘焙過的全芝麻為原料。白芝麻是去殼的精製產品，也很好吃。芝麻是鷹嘴豆芝麻沙拉醬的要角，這是一道中東開胃菜，用磨碎的鷹嘴豆、大蒜和白芝麻做成。另外還可將烤茄子搗碎，加上白芝麻、檸檬汁、大蒜和鹽，調製成中東風味的茄子醬（baba ghanoush）。

花生/花生醬

美國前總統卡特應該是第一位告訴你花生不是堅果的人。花生其實是豆科植物，跟豌豆同宗，生長於土裡。因為營養成分跟堅果很類似，看起來也像堅果，所以我猜許多想要在本書中查閱花生的讀者，應該會先從堅果篇找起。

抗氧化物含量跟草莓一樣高

花生內含的抗氧化物出奇地高。佛羅里達大學食物與農業科學研究所（Institute of Food and Agricultural Sciences）在《食物化學期刊》（*Journal of Food Chemistry*）發表的研究報告指出，花生的抗氧化物含量比許多水果還高。研究團隊成員之一史堤夫・塔考（Steve Talcott）表示：「講到抗氧化物含量，花生跟草莓是並駕齊驅的。花生有很高的抗氧化物，而且含量還跟許多水果一樣，這讓我們有點意外。」

佛羅里達大學研究人員也發現花生含有一種高濃度的多酚物質，稱為P-香豆酸（p-coumric acid）。已經有人在研究P-香豆酸的抗氧化與抗癌能力，不過理想的分量是多少，還需要更深入研究。《美國生理學與細胞生理期刊》（*American Journal of Physi-*

ology-Cell Physiology）的文獻顯示，P-香豆酸在老鼠實驗中，是功效強大的抗氧化物，尤其會顯著抑制體內壞膽固醇的氧化。另一篇文獻（發表在《藥理學研究》），在結論提出可考慮「以P-香豆酸做為癌症輔助治療的效果」。不過，研究用的P-香豆酸在分量與濃度上絕對比花生高出許多，我們現在只要先知道這種物質也可以從食物中取得就夠了。研究還顯示，烘焙過的花生會提高P-香豆酸的量，整體抗氧化物含量增加的幅度可高達22%。

吃花生趕走心臟病

千萬別會錯意，花生不是藍莓或羽衣甘藍，當然也比不上抗氧化物群裡的其他群強，我只是說它的抗氧化物跟黑莓或草莓一樣多。然而，花生之所以好，並不是只靠最近才發現、還不甚了解的P-香豆酸。普渡大學（Purdue University）的研究人員對於吃花生影響飲食品質曾做過一番調查，主要研究者之一理查·梅茲博士（Richard Mattes）說：「我們發現飲食中添加花生，可顯著提升鎂、葉酸、纖維、銅、維生素E和精胺酸的吸收，這些都是預防心臟病的重要成分。」這項研究結果刊登在《美國營養學院期刊》（Journal of the American College of Nutrition）時，還用了非常引人注目的標題：「吃花生改善健康成年人的心血管危險因子」，結論與之前賓州大學的研究結果一致。賓州大學比較吃花生與花生醬，和一般美式飲食的兩組人之後，發現前者的三酸甘油酯減少了13%。花生也富含菸鹼酸，是一種可維持消化系統、皮膚和神經健康的維生素B，藉由釋出碳水化合物的能量，來幫助身體調節血糖濃度。

花生約有一半的油脂為單元不飽和脂肪，這是地中海飲食的主要油脂，幾乎所有研究這種飲食法的結論都是：它不但使人長壽，心臟病與癌症發生率也降低了。

近來新品種「高油酸花生」的出現真是一大福音，油酸（oleic acid）就是鼎鼎大名的單元不飽和脂肪的正式名稱。新品種的高油酸花生在經過改良後，含有八成（而不是五成）的油酸，大幅提升單元不飽和脂肪的含量。

小常識

幾乎每一家天然食品店的農產品區都會擺上一台小型研磨機。把花生丟到篩網中，下面放個容器，開關一開，全世界最濃純可口、營養豐富的花生醬就做成了！這是最純的花生醬，沒

有任何添加物，也沒有加糖、反式脂肪、香料或色素，只有前面提到的花生種種益處。你也可以在天然食品店裡買店家做好的花生醬，上面會標示是天然或是有機的。不要把天然花生醬和那種糖很多、使用反式脂肪製作的大廠牌花生醬搞混了。你吃的花生醬裡面，除了花生本身的成分之外，絕不能含糖，而且成分更不能出現「部分氫化油脂」（意指反式脂肪）。（如果你知道很多大品牌的花生醬都有摻這些東西，你一定會覺得很驚訝。還是別買這些產品，自己動手做最好。）

南瓜子

市面上男性專用的維生素補充品，特別是攝護腺強化配方，成分中一定少不了南瓜子萃取物。這是因為南瓜子含有 β-穀固醇，是治療良性攝護腺肥大頗有功效的植物固醇。雖然攝護腺肥大並不算很危險的病症，症狀卻十分惱人，會讓40歲以上的男性半夜上好幾次廁所。

揭開南瓜子神祕面紗

諷刺的是，南瓜子其實沒有那麼多 β-穀固醇。維吉尼亞理工暨州立大學生物化學與化學系的科學家，測試了二十七種美國人常吃的堅果和種子類產品之後，發現南瓜子的 β-穀固醇含量相對較低（每100克種子含量只有13克）。不過，這並不表示南瓜子對攝護腺健康沒有幫助，事實上有好幾項研究都指出，它可能會和其他像是鋸棕櫚（saw palmetto）等植物性藥物發揮協同作用。

南瓜子中的葫蘆素（cucurbitacin）被認為可阻礙男性睪固酮代謝副產品二氫睪固酮（dihydrotestosterone, DHT）的生成。DHT過多是禿頭和良性攝護腺肥大的原因之一，所有男人都希望DHT越低越好。相信我，這點我最清楚不過！

除了攝護腺之外，好吃的南瓜子也有不少很棒的營養素。維吉尼亞理工暨州立大學的研究團隊刊登在2005年《農業暨食品化學期刊》中的研究指出，南瓜子的植物固醇含量相當高

（每100克有265毫克），在常見點心類的排名僅次於開心果和葵花子。植物固醇有非常多的健康效益，降膽固醇只是其中之一。

南瓜子礦物質含量也很豐富，特別是鎂、鉀和磷。有趣的是，烘焙過的南瓜子蛋白質含量竟然變多（熱量也一樣上升），至少美國農業部的資料庫上是這樣寫的。烘焙過的南瓜子有更多的鎂、磷、鉀、鋅、纖維和可抗癌的硒。不管是生的或是烘焙過的，都含有錳，這是很重要的微量礦物質，在發育、生殖、傷口癒合、大腦功能，以及糖、胰島素和膽固醇的正常代謝等，都扮演著重要的角色。總之，生（乾）的跟烘焙過的南瓜子，營養一樣豐富。

料 理 很 簡 單

你可以輕鬆地自己烘焙南瓜子，再拌上好油和香料，讓健康加倍。做法是先將一點有機奶油融化（也可用夏威夷豆或橄欖油替代），拌入南瓜子，然後全部抹在烘焙紙上，用薑黃粉、大蒜或辣椒調味，再放進烤箱烤到脆為止。南瓜子也是綜合堅果棒、炒青菜或生菜沙拉的材料，更不用說我最愛的燕麥粥了！

胡桃 ★

「形象學說」（Doctrine of Signatures）是非常古老、存在長達數百年的藥草學概念，基本信念是：神創造的一切事物都有其獨特的形象特徵，代表著它存在的目的。因為胡桃形似人腦，所以根據形象學說，它存在的目的就是為了保護器官。胡桃和魚類一樣，是真正的大腦食物，這是現代科學認同古老智慧的寫照。請接著讀下去吧！

吃胡桃改變情緒？

胡桃是所有堅果當中omega-3脂肪含量最高的。omega-3有諸多好處，包括降低三酸甘油酯、使血管不易形成斑塊等，還對各方面的大腦功能有好處，其中包括情緒和感覺。

幾項說服力很強的人口研究結果都發現，大量攝取魚肉（omega-3脂肪酸）和低比例的憂鬱症有關。許多研究中心目前都在進行規模不同的omega-3控制憂鬱症臨床研究。已經有生化證據顯示，憂鬱症病人（以

及其他行爲與認知異常者）體內的omega-3濃度都不高。我們可以這樣解釋：從飲食攝取的油脂會形成細胞膜，質軟的流體omega-3脂肪可帶給細胞足夠的靈活度，進行良好的傳導溝通工作，使負責愉快感覺的神經傳導物質，如多巴胺和血清素，能夠在細胞內外通行無阻，幫助記憶與思考。所以，omega-3真的是「大腦食物」，而胡桃可提供很多的omega-3。

胡桃是兒童最好的點心

很多研究都指出，在給予學童omega-3補充後，會使他們的注意力集中、減少行爲問題，類似注意力缺失症（ADD）的行爲也比較少發生。讓小孩吃魚本來就很困難，更別說要帶到學校當午餐吃，所以最聰明的辦法就是替他們準備專用點心：胡桃。

胡桃也是體重控制的好幫手。洛瑪琳達大學（Loma Linda University）的專家說法是：餐前吃一點胡桃（4到6.5顆）可以降低飢餓感，正餐自然就會少吃。而該校營養學系主任瓊安‧沙芭博士（Joan Sabate）表示：「胡桃能解除飢餓感，而且是天然的營養補充品，讓你可以在不吃很多東西、攝取很多熱量的前提下，獲得很多必要營養素。」

不過，如果你的飲食已經是高熱量，千萬別以爲多吃胡桃可以減肥。你能夠做的，就是用你常吃的東西，代換成相等熱量的胡桃。胡桃除了提供營養之外，甚至還會自動幫你控制食慾。

胡桃幫助發育、生育和腦功能

胡桃跟大部分的堅果類一樣，都是營養豐富，而且礦物質特別多。營養素包括蛋白質、纖維、鈣質、鎂、磷和鉀。胡桃的錳佔每日身體需要量將近一半，對發育、生育、傷口癒合、腦功能，以及糖、胰島素和膽固醇正常代謝都很重要。

自然食品專家伍德女士提醒大家，買胡桃時要挑帶殼的，要吃之前再敲開。不過這樣做太麻煩了，我們可以買去殼的整顆胡桃，只要確定果仁是白色沒有變黃即可，黃色表示果肉已經腐敗。伍德也說，有機胡桃的殼比較偏深咖啡色，但外表顏色會依樹枝受到日晒程度多寡而異。

常見的胡桃有英國胡桃（但幾乎都來自美國加州）和黑胡桃（Black Walnut），黑胡桃才是原生於美洲。兩個品種只有在營養成分上有些許差異，英國胡桃的蛋白質較少，油脂稍多。不過兩種都很棒！

美洲胡桃 ★

美洲胡桃之所以享有健康食物的盛名，
主要歸功於單元不飽和脂肪。單元不飽和脂肪跟
有益健康的橄欖油成分是一樣的。美洲胡桃還有
鉀、維生素E、植物固醇等豐富的營養素，以及可降膽固醇的植物性 β-穀固
醇。一份美洲胡桃有將近3克的纖維質，比一片普通大小的麵包來得多，而且
完全沒有傷身的成分。

哈佛大學曾經做過三項研究，證實美洲胡桃等堅果是健康食品，有兩篇研究報告還刊登在《美國醫學會期刊》（*Journal of the American Medical Association*）。其中一篇提到食用堅果可能會降低第二型糖尿病的風險。另一篇則提到少吃精製穀類，多吃含有水果、蔬菜、堅果、全穀類的飲食，是有效預防冠狀動脈心臟病的方法之一。當年我還在唸書的時候，大家常會以首字母縮寫「PAW」來記憶美洲胡桃（pecans）、杏仁果（almonds）和胡桃（walnuts）這幾種很健康的堅果。

美洲胡桃是美國原生植物，主要產於德州、路易斯安那、密西西比和喬治亞等州，而且品種高達三百多種。美洲胡桃要趁新鮮（收成後三週內）吃完，否則很快就會臭掉。美洲胡桃容易臭掉，以及它之所以健康，關鍵都在於高含量的油脂。但未剝殼的美洲胡桃，不像剝殼的果仁，會很快變質。裝在真空盒拿去冰箱或冷凍庫冰起來，則可以放上一年。

吃堅果小心別過量

要非常注意堅果的食用分量，它雖然很健康，卻是高熱量。1盎司（28克）的堅果熱量就有196大卡，而且堅果很容易讓人吃得停不下手。我完全不怕堅果的油脂，因為那些都是好油，從好油攝取應有的熱量，又何必耿耿於懷？所以油脂含量高不高，對我不會有任何影響。但是，當我看到有人一包接一包的吃，就很替他們擔心了。請注意：如果你的意志力不夠堅定，那就從家庭包拿出剛好一份（每份約20.5顆）的量，其餘的就藏起來吧！

185

巴西栗

巴西栗的含硒量，在我所知道的食物中是最高的。正因為如此，它穩穩掌握健康食品的身分。有大量的研究顯示，硒這種微量元素具有保護人體、對抗癌症的作用。根據《醫師用藥指南》的記載，硒具有「抗氧化、免疫調節、抗致癌性與抗動脈粥狀硬化的效果」，簡單來說就是可以保護細胞、增強免疫系統、抗癌，也有助於預防心臟病。硒的健康履歷真的是非常有看頭！

除非特別補充含硒營養品或是吃巴西栗（編註：又稱巴西堅果），否則只能在一般飲食當中，像是魚、菜或是吃到硒的動物（牛、雞）中吸收。不過透過這種方式攝取到的硒，會依青菜賴以生長的土地含硒量（以及我們吃多少魚）而異。住在土壤缺乏硒的地區，人的硒攝取持續不足就會出現各種毛病，癌症病患也較多。早在1984年，芬蘭就開始在肥料中添加硒，以提高國民硒的攝取量。美國北部內布拉斯加和達科塔州的高原區，由於有火山沉積物，土壤中含有非常豐富的硒。其他地方就沒有這麼幸運了，更何況許多美國人吃的蔬菜量本來就不夠，所以可以推測，很多人體內這種會保護健康的礦物質是不夠的。

硒攝取過低，會伴隨著增加攝護腺癌、肺癌、結腸癌、胃癌和皮膚癌的發生率。它也是健康的免疫功能不可或缺的物質。還有，硒似乎也有助於穩定精子結構，至少在老鼠實驗是如此。不過研究發現，不孕男性的體內硒含量也偏低，所以對人類來說也許真的適用。

硒也有助於中和有毒重金屬的影響。硒似乎會附著一些重金屬，阻止它們活動，最後幫助人體將其排出。此外，硒有助將活性較低的T4（甲狀腺素）轉為活性較高的T3（三碘甲狀腺素），是讓甲狀腺維持正常的重要成分。如果你正在服用一般的甲狀腺藥物，例如左旋甲狀腺素鈉（synthroid），它是純的T4，這時就需要硒來轉化。硒缺乏可能損及甲狀腺功能。

汞與硒的重要關係

海鮮是地球上最棒的食物來源，

可是大家卻吃得不安心，問題出在汞汙染。當然，汞是很可怕、絕對要避免沾上的神經毒素，尤其是懷孕婦女。有一則非常有趣的資料：硒對於預防汞的毒性扮演重要的角色，而這項研究結果早在1967年就發表了！

有不少研究指出硒能拮抗汞的功效。有些科學家認為，硒會與汞結合，幫助人體抵禦重金屬的毒性作用。魚的硒含量高，吃魚有助於降低汞的不良影響。

塞席爾共和國是檢驗這個理論最理想的地方，因為這裡居民攝取魚產的量是歐美人的十倍，而他們體內的汞含量一直很低。這便是1980年出現塞席爾兒童發展研究的背景，研究目的是為了確認吃魚和汞暴露對兒童發育的影響。

也有很多研究發現，懷孕期間平均每週有十二餐吃到魚的婦女，從她們小孩身上找不到吃魚造成的汞暴露與神經功能缺損有相關的證據。

完全沒有。

為什麼？也許關鍵是硒。北達科他大學拉斯頓博士（Nicholas Ralston）和他的同事做的一系列研究告訴我們，當食物（比如魚）帶來的硒超過汞的時候，對人的神經系統與發展過程就不會形成風險，因為硒會拮抗汞的毒性。塞席爾島上的居民正是吃了大量富含硒質的海鮮。

巴西栗是補充硒的最佳選擇

無庸置疑，巴西栗是補充硒最好的來源。1盎司（6到8粒果仁）就有高達544毫克的硒。蛤蜊、牡蠣、鮪魚、火雞和牛肉也是不錯的選擇，但都遠不及巴西栗。此外，還有蛋白質、鈣質、每盎司2克的纖維，以及有益心臟健康的單元不飽和脂肪。

夏威夷豆

在我還沒寫這本書之前，艾特金斯醫師就與世長辭了，所以沒有機會請他提供前十名健康食材名單。不過我很確定，如果他有給名單，夏威夷豆一定會上榜。他曾經說過：「我一直在找尋一種營養完整、可當正餐吃、當零嘴又令人放心的食物。現在我只需要準備一罐夏威夷豆就好了，只要正餐有延誤，我就先吃這個墊肚子……這是我搭機必備的食物。」

我不會說夏威夷豆是超完美食物，但可以確定它是非常好的食物。夏威夷豆的油脂中，有八成以上是單元不飽和脂肪，比例高於所有其他堅果類（橄欖油七成五是單元不飽和脂肪）。

單元不飽和脂肪是地中海飲食的主要油脂，幾乎所有研究這種飲食法的結論都是，它不但使人長壽，也能降低心臟病與癌症發生率。大家對於單元不飽和脂肪的健康效益幾乎沒有爭議，而夏威夷豆正是富含這種脂肪。

有助降膽固醇、促進攝護腺健康

1盎司（28克）的夏威夷豆含有鈣、磷、鎂（可強健骨骼和牙齒）、有益心臟的鉀和好幾克的纖維，也有少量具顯著抗癌功效的微量礦物質硒，以及 β-穀固醇這種植物固醇。而 β-穀固醇經研究可降膽固醇，維持攝護腺健康，可能還有抗發炎功效。

夏威夷豆熱量很高，每盎司（28克）約有204大卡，所以想減肥的人不要瘋狂地把整罐都吃光，建議一個禮拜吃二、三次就好，把熱量相同的食物換成夏威夷豆。

開心果

如果開心果有公關經理人，那麼近來登在《農業與食品化學期刊》上的研究結果，鐵定會讓這位經理人雀躍萬分。這篇研究檢驗了27種不同的堅果與種子，是目前為止關於這類食物最完整的分析。雖然開心果的植物固醇含量不是最高（最好的是芝麻和小麥胚芽），但是在一般人會當點心吃的食物中，它在植物固醇的含量上還是登上寶座（每100克含有270毫克）。維吉尼亞理工暨州立大學所組成的研究團隊表示，「由於植物固醇影響膽固醇代謝有許多可能的機制，所以有必要對不同食物做出植物固醇的含量估計。」在所有堅果與種子樣本中所發現的植物固醇，主要是 β-穀固醇，不但可降低膽固醇，還可促進攝護腺健康。

吃開心果，免疫力立增

不加鹽開心果的鉀鈉比例很高，

有助於維持血壓正常與體內的水平衡。開心果也含有功效強大、具抗氧

化作用、還會增強免疫系統的維生素E。開心果中的維生素E幾乎都以 γ-生育酚（gamma-tocopherol）的形態存在，比一般營養補充品中最常見的 α-生育酚有更好的健康功效。開心果含鎂、磷，以及少量其他礦物質與維生素和植物固醇。開心果核萃取物在實驗中也展現顯著的抗病毒活動。

還有，開心果很好吃！

不過有一點要注意，有些種開心果的農夫或是進口商會用染劑把開心果染紅，使果仁遭受化學物質暴露，所以購買時盡量選擇外觀平實的就好。

腰果

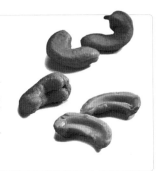

我愛極了腰果，誰不愛呢？在低醣熱潮興起時，腰果因碳水化合物比其他堅果來得高，頓時成為不受歡迎的食物。但是除了忠貞奉行低醣飲食的人，這點不足以阻止你去享受這種美食。

常吃堅果，少得心臟病

除了吃的時候讓人心花怒放之外，腰果的好處跟一般堅果類食品很類似。經常吃堅果的人比起不吃的人，比較不會心臟病發作，或是較少死於心臟病。幾項很重要的大規模長期研究，包括護理師健康研究、愛荷華婦女健康研究和安息日會信徒健康研究等，都顯示每週吃堅果的人，心臟病發作或罹患心臟病的風險幾乎比一般人低三至五成。

腰果所含的油脂有一半是單元不飽和脂肪。地中海飲食就是以這類油脂為主，幾乎所有研究這種飲食法的結論都是，它不但使人長壽，也使心臟病與癌症的發生率降低（參見第33頁）。跟碳水化合物相比，單元不飽和脂肪血脂具有正面的功效，還能抗發炎，真是再好不過了！

腰果熱量低，礦物質含量高

腰果和其他堅果比起來熱量稍低，但碳水化合物比例較高。它跟其他堅果一樣都富含礦物質（鎂、鈣、磷、鉀、銅和硒），高蛋白質（每盎司5克），而且每盎司（28克）還有1克的纖維。

有一些小常識供你參考：生腰果

不是真的是生的。腰果仁外面有一層含苛性油的保護層，會刺激皮膚，所以被歸類為毒藤植物。苛性油可在傾斜、外有排孔且會轉動的圓桶中（由於噴出來的油會使皮膚起泡，所以不用淺鍋）經加熱去除。在腰果仁外面的苛性油去除後，剝殼工人會灑水使其冷卻。最靠近熱源的腰果容易焦掉，成為較便宜的次級品，不過還是一樣營養好吃。（等級一的腰果是白色的，等級二則稍有烤焦。）

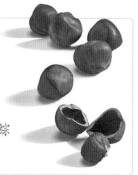

榛果

榛果是個大家都不愛的小可憐，至少你不會想把它擺在好萊塢華麗盛會的點心桌上。當然，你還是會看到碗裡面幾顆沒人拿的榛果，這是因為商人會把榛果放入整包綜合堅果中。這不太公平，因為它對我們真的很好。

榛果有助控制膽固醇和良性攝護腺肥大

榛果跟美洲胡桃很像，也含有β-穀固醇這種植物固醇，研究發現它有兩項非常重要的功效：降膽固醇和減緩良性攝護腺肥大（BPH）症狀。幾乎每一名40歲以上的男性都有類似的困擾，累得他們半夜起來上好幾次廁所。男性攝護腺肥大對身體雖然無害，卻是一個很惱人的毛病。醫學雜誌《刺胳針》（Lancet）刊出一篇研究報告，研究人員給予攝護腺肥大的男性每日三次20毫克的β-穀固醇，結果排尿不順的情況大為改善。當然，這個分量比一份榛果來得多，不過只要有吃，還是會讓人安心。

此外，榛果也含鉀、鎂、磷和維生素E。1盎司（28克）的榛果含有大約3克的纖維質。任何食物只要加上一點榛果，就可增加清脆的口感與香醇的氣味。

前進好萊塢

榛果的公眾知名度在上了歐普拉脫口秀之後提升了不少。歐茲醫師在節目中「讓你更加青春美麗的祕訣」這個單元，對著電視機前的全國觀眾表示榛果是很好的omega-3脂肪酸來源。也許下次榛果就會出現在那些好萊塢的宴會中了。

葵花子

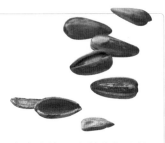

根據維吉尼亞理工大學生物化學系凱瑟琳·菲利普斯博士（Katherine Phillips）的研究，葵花子擁有許多能夠預防疾病、抗氧化與抗致癌性的成分，所以是一種機能性食品，表示這種食物可提供基本營養素以外的功效。這對曾經只能當作鳥食的葵花子來說，已經是很大的突破了！

葵花子降膽固醇

葵花子含多項營養素與捍衛人體健康的植物化合物「植物固醇」，植物固醇具備降膽固醇和其他健康功效。維吉尼亞理工暨州立大學所組成的研究團隊表示，「由於植物固醇影響膽固醇代謝有許多可能的機制，所以有必要對不同食物做出植物固醇的含量估計。」他們的研究檢驗了二十七種堅果與種子的植物固醇含量，結果出來之後，對葵花子協會應該是一項利多。在一般人會當點心吃的食物當中，葵花子的植物固醇含量高居前兩名（另一項是開心果）。我們在所有堅果與種子樣本中所發現的植物固醇，主要是 β-穀固醇，它不但可以降低膽固醇，還能促進攝護腺健康。

葵花子內含的硒與維生素E，是堅強的抗氧化組合，可抗癌並預防心臟病。維生素E是體內最強的抗氧化物之一，只要四分之一碗葵花子即可提供每日身體需要量的40%以上（我個人還是認為這個建議量標準太低了）。不只如此，這四分之一碗還可給我們每日身體需要量30%的硒。硒是非常重要的抗癌微量礦物質，跟維生素E一起會發生協同作用。

葵花子也富含蛋白質與纖維。四分之一碗（36克）可提供8克以上的蛋白質、將近4克的纖維，還有248毫克的鉀、127毫克的鎂、254毫克的磷、2毫克以上的鐵，另外也有錳、銅與鋅。

葵花子減低心臟病風險

小小果仁也是甜菜鹼（betaine）的來源，甜菜鹼又名三甲基甘胺酸（trimethylglycine, TMG），有助於減少可能會引發心臟病的高半胱胺酸（homocysteine）。另外，葵花子的精胺酸含量比杏仁果、榛果和美洲胡桃

191

來得高，精胺酸是一種胺基酸，具有保護動脈血管內壁的功效，使動脈較柔軟、較不易形成動脈粥狀硬化。精胺酸是構成一氧化氮的重要分子，一氧化氮的存在，能使狹窄的血管再度放鬆，血流恢復順暢。

我常吃全種子，就是連殼都吃。整顆吃可以嚼很久，消化時間也會拉長，也許這些種子堅果殼還有更多沒被發現的神奇功效呢！

再說，這些東西還可以跟鳥兒分享，我猜牠們應該不會介意吃到帶殼還是去殼的。

奇亞籽

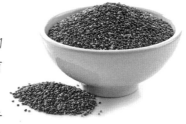

奇亞籽近來大受歡迎，主要是由於它豐富的omega-3內涵。眾多植物性食材當中，含有omega-3的屈指可數（還有亞麻籽和大麻籽），而且跟魚油當中的omega-3不同。魚和草飼牛等動物性食材中的omega-3是EPA與DHA，而植物性的omega-3則是ALA，奇亞籽就屬於後者。

奇亞籽色黑而顆粒小，是原生於南美的鼠尾草種子。雖然拜ome-ga-3之賜一炮而紅，但它提供的營養不僅於此。1盎司（28克）奇亞籽含的纖維量高達11克，還佔二位數比例的各種營養素建議攝取量，鈣（18%）、錳（30%）、鎂（30%）和磷（27%）。

我認為多數的營養素建議攝取量都過低，尤其是鎂。奇亞籽營養價值高，熱量適中（每盎司有137卡，11克的纖維之外，只有1克的碳水化合物）。

奇亞籽的抗氧化物也很多，最大好處是避免種子當中的油脂變質。還有，每盎司（28克）含蛋白質4克，

以及比例均衡的必需胺基酸。所以，奇亞籽的蛋白質和纖維組合可說是減重良品。

研究發現，飲食中加入奇亞籽後會改善健康指標。不過最令人驚豔的研究則是有關奇亞籽對糖尿病和心血管危險因子的影響。研究結果發表於2007年，研究人員隨機將糖尿病患者分成奇亞籽組與小麥麩組，每日服用量都是37克（所有人在研究期間都持續服用糖尿病藥物）。

結果發現，奇亞籽組的受試者收縮壓與發炎指數都下降，糖化血紅素值（hemoglobin A1C, 糖尿病診斷參考）也減低。研究團隊的結論是，長期攝取奇亞籽可降低血壓，「除了傳統療法，能額外幫助第二型糖尿病已得到控制的病人維持良好的血糖與血脂。」

我很喜歡Barlean's的兩款奇亞籽產品。一款是有機奇亞籽，另一款是熱銷的亞麻籽、奇亞籽、椰子三合一組合，不論煮什麼菜，加了奇亞籽都能增添絕佳的口感與氣味。這兩者我會隨便挑一種加在我最出名的抗老化招牌料理：強尼博士莓果櫻桃甜點。材料有：冷凍藍莓、冷凍黑櫻桃、全脂優格、少許石榴汁、杏仁果、椰子片，最後撒上奇亞籽或三合一組合。

印加果仁

我第一次聽到印加果，是在寫一篇蛋白質粉文章時無意中發現的。我一直是乳清蛋白的忠實支持者，不過編輯希望我也能介紹一些植物性的蛋白質粉。因此，我找到大家比較熟悉的大豆蛋白、豌豆蛋白、糙米蛋白、大麻籽蛋白，還有過去未曾聽聞的──印加果。

印加果在美國市場算是比較新的產品，可是它卻已經存在數千年了。它另一個名稱是印加花生，因為它是秘魯原生植物──南美油藤的種子，是亞馬遜雨林區居民三千年來的食物來源之一。由種子長出來的果實不能吃，但種子本身經過輕度烘焙後，滋味絕佳。

南美油藤（編註：又稱星果藤）學名為Plukenetia volubilis，星狀果實

193

中的種子經過烘焙，味道就像帶有淡淡木香的深焙花生。從印加果（雖說是果，但先前講過它其實是種子）榨出來的油，傳統上用來護膚、治療傷口、昆蟲咬傷與皮膚感染。

印加果仁不只是好吃的零食，也是很受歡迎的植物性蛋白質來源，還能跟糙米、豌豆或大麻籽等植物性蛋白質混搭，做成高蛋白粉。根據食品產業網站（NutraIngredients）上所介紹的，製造過程不添加任何溶劑，用冷壓法把大部分的油脂榨出，留下蛋白質的部分，再研磨成粉狀。據說非常容易消化，而且九種必需胺基酸一樣不缺。

印加果的高蛋白特色，從它具備豐富的omega-3脂肪酸就可以看出來了。還記得前面提過來自植物（亞麻籽、奇亞籽、大麻籽）的omega-3嗎？它們與鮭魚、草飼牛等動物性的omega-3不同，印加果這類植物性的omega-3是ALA，而鮭魚（或魚油）的動物性omega-3則是EPA和DHA。

EPA和DHA經過大量研究，已經是omega-3家族的超級明星。而ALA具有它獨特的功效。吃高ALA飲食的人比較不會罹患致死的心臟病。還有研究指出，ALA攝取越多，心臟病死亡率會隨之下降。

印加果本身纖維含量高，印加果仁做成的高蛋白粉也一樣。每盎司（28克）有4到6克的纖維（含量因不同製造商而異），與其他完全不含纖維質的高蛋白粉相比，已經是相當不錯的量了。

期待能有更多人投入印加果的研究，也希望跟印加果的相關知識不要只來自廠商。儘管如此，目前可以掌握的證據，都指出印加果仁不管是烘焙後當堅果吃，或做成高蛋白粉，確實是健康食品無誤。

印加果的好處很多。首先，它是純植物性產品，適合純素者享用；其次，它有大量的植物性omega-3油脂和適量的纖維；第三，它是非基改，不含麩質，而且（通常）是有機的。

就像上一輩人常說的，教你如何不愛它！

戴尼爾・艾曼醫師（Daniel Amen, M. D.）

戴尼爾・艾曼醫師被《華盛頓郵報》稱為「全美最受歡迎心理醫師」。具有雙專科認證的艾曼醫師有多本著作登上《紐約時報》暢銷書榜，我在這裡列都列不完，有《改變你的大腦》、《改變人生》、《拯救記憶力》等等，而且他上美國公共電視網節目收視率簡直無人能敵。他創立的艾曼診所擁有全球最大的腦部掃描資料庫，囊括全球111國，將近10萬筆病人腦部掃描資料。艾曼曾經透露，「我看過最漂亮的腦部掃描圖，是有在吃銀杏的病人。」

我認識艾曼與他的夫人泰娜大概有十年了，任何跟大腦相關的問題我一定會先請教他。所以我的書大部分都會在致謝欄特別感謝他。他提供了11種會讓頭腦變聰明的食物給讀者。（艾曼還說過，從大腦的觀點來看，桌球是全世界最能延年益壽，保護腦部的運動。）

❶ **卡宴辣椒**（Cayenne Pepper） 具有促進血流功效。

❷ **丁香** 抗氧化成分有益健康，老年人尤其需要它。

❸ **野生鮭魚** 含omega-3脂肪酸，有抗發炎等諸多健康與營養功效。

❹ **薑黃** 這種香料有助減少大腦中乙型類澱粉蛋白斑塊的形成。

❺ **蝦** 促進人體主要神經傳導物質乙醯膽鹼的生成，對頭部有創傷的病人特別有幫助。

❻ **芸苔屬蔬菜** 包括白色與綠色花椰菜、高麗菜、球芽甘藍等，會刺激人體分泌重要的解毒酵素。

❼ **番紅花** 可舒緩憂鬱症狀。

❽ **大蒜** 具備多種健康功效，其中一項是提升免疫力。

❾ **蛋** 我建議吃蛋改善膽固醇*。

❿ **扁豆** 這種豆科植物富含纖維。

⓫ **酸櫻桃** 能提高褪黑激素分泌，有助於改善睡眠品質。

*吃蛋改善膽固醇？這裡不是寫錯或印錯。艾曼醫師是我的著作《膽固醇大迷思》最早的支持者之一。他早就知道醫學界對膽固醇與油脂看法有誤。特別把蛋列進來，正因為蛋有膽固醇，是維持大腦健康很重要的營養素。此外，蛋還能提供維生素D與促進生長激素分泌。

5 堅果與種子類

195

大豆食品好嗎？

我幾乎可以聽到讀者們不約而同的疑問：「在本書中收錄地球上最健康的食物中，幾乎見不到大豆，總要給個說法吧！是印刷錯誤嗎？」不，不但沒有錯，而且坦白說，我不特別喜愛大豆。大豆在營養學界是很有爭議的食品，從本書發行第一版到現在，辯論一直持續著。支持者咸信任何大豆製品都是健康食品；基於各種理由，也很少有科學家、營養學者和研究者提出任何質疑。

另一方面，反對者言論有時過於偏執、情緒化，甚至過度誇張大豆的負面影響。話雖如此，我認為大豆做為健康食物的說法是有點言過其實。

大豆的負面消息

大豆裡有大量天然毒素，或稱「抗營養素」，其中最主要的是強效的酵素抑制劑，會阻礙蛋白質在消化時所需的酵素活動。（當然，有些人相信蛋白酶抑制劑具有保護人體免於癌症的功效，也是爭議點之一。）

大豆裡還有會導致紅血球凝集的酵素，以及會抑制甲狀腺功能的甲狀腺腫素。此外，大豆裡的植酸是所有被研究的穀類和豆類當中含量最高的（植酸鹽會阻礙礦物質的吸收，但經過發酵作用後，效力會減弱）。

大豆的植物雌激素經常被拿來說嘴，但對人體是好是壞會受到許多因素的影響，包括年齡和性別。以色列衛生部早在2005年的公開健康建議中，就強烈建議孩童與大人攝取大豆的分量應加以限制，而且應避免用大豆配方奶粉哺育嬰兒。《小兒醫學、腸胃病學與營養學期刊》（*Journal of Pediatrics, Gastroenterology and Nutrition*）也曾刊登一篇大豆蛋白嬰兒配方的研究，文中提出大豆蛋白奶粉的營養價值並沒有優於奶粉，而且，「其高含量的植酸、鋁和植物雌激素（大豆異黃酮）……可能帶來不良影響。」

FDA調整對大豆的評價

包括大型機構在內，各界對於「大豆即健康」的堅定信念已經開始

動搖。美國心臟學會營養委員會在2006年4月就不再支持食用大豆能降低膽固醇的看法。其實，長久以來膽固醇導致心臟病的理論已逐漸式微。而有關大豆的健康訴求，多半放在降低膽固醇上面。隨著心臟病的風險測量方法越來越精準，膽固醇已喪失它的重要性，支持大豆的聲音也因此越漸薄弱。

就在本書第一版付梓時，美國食品藥物管理局（FDA）已開始在檢討大豆的健康功效和相關政策。2016年6月30日，美國食品藥物管理局在官方網站上聲明：「本局最新科學證據，即將完成大豆蛋白與冠心病關聯的整體評估。」只是這份覺悟仍然拖了很久，至少許多醫界人士還沒完全明白過來。十年前，《哈佛女性健康觀察雜誌》登了一篇題為「大豆，不再是奇蹟？」的文章；十年後，也就是2014年，溫斯頓‧普萊斯基金會（Weston A. Price Foundation）控告美國食品藥物管理局，質疑該局容許廠商強調大豆蛋白對冠心病的影響。（這個官司恐怕在本書出版後才會開庭。）

亞洲飲食中的大豆，和在美洲被視為健康食品的大豆，其實是截然不同的。亞洲人傳統上吃的是經過自然發酵的豆製品，如大豆天貝（譯註：soybean tempeh，原本是印尼傳統發酵食品，為肉類替代品，且為當地人主食之一）、味噌，以及經古法釀造的醬油。不但如此，它在亞洲飲食中所佔的分量並沒有想像的那麼多。其實亞洲人從飲食得到的健康效果，究竟是因為吃大豆，還是經常食用魚和海帶，到目前為止並不清楚。不論如何，沒有證據顯示亞洲人吃的大豆跟美國人吃的大豆完全一樣。我上次去中國也沒看到路上有一大堆大豆製成的冰淇淋、脆片、乳製品、仿肉和其他加工食品，倒是看到當地人在吃魚、青菜、少量米和水果之前，拿毛豆當開胃菜。

大豆策略

其實，在現今薯條、速食、反式脂肪與高果糖玉米糖漿氾濫成災的世界裡，吃一點大豆蛋白還算不上是最糟的。但因為上述原因，我並不認為大豆製品是地球上最健康的食品之一。在我看來：

■ 發酵大豆製品，如味噌和天貝（遵循亞洲古法發酵製作的），跟大多數傳統發酵食品一樣（如德式酸菜），是非常健康的。天貝這類發酵食物能提供很棒的益生菌與益菌

生。

- 每日一份優質的大豆蛋白粉不但無害，對某些人反而有利。

- 大多數的大豆製品，如大豆脆片、豆奶、大豆冰淇淋、豆腐冰淇淋、大豆漢堡、大豆起士、大豆拿鐵等等，都是垃圾食品，根本不是健康的替代食品。

- 除非沒有其他選擇，否則我不會買大豆奶粉餵食嬰兒或小孩子，其實替代選擇不可能沒有。

- 不管在任何情況下，大豆都不會是我唯一的蛋白質來源（素食者請特別注意這點）。

- 我不建議吃大豆異黃酮補充品。

大豆的正面資料俯拾即是，若想知道它另一面的訊息，則要多花點力氣找。想更了解關於大豆的爭議，我建議先在網路上搜尋瑪麗·艾寧格（Mary Enig），再閱讀她以此為主題的眾多著作，包括《大豆計謀》（*The Ploy of Soy*）和《大豆警戒：悲劇與宣傳伎倆》（*Soy Alert: Tragedy and Hype*）。如果想找簡明、饒富趣味，同時亦有大量學術根據的，就要看凱拉·丹妮爾博士（Kayla Daniel，艾寧格的博士指導學生）所寫的《大豆全記錄：美國健康食物的黑暗面》（*The Whole Soy Story: The Dark Side of America's Health Food*）。

順道一提，書中所有提供自己「十大健康食物」名單的專家，不論新版或原版，都沒有人提到大豆，有趣吧！

毛豆

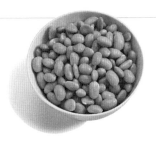

略讀過這本書後，你也許猜得到我不是大豆迷（理由請詳見前頁），不過我倒很願意將毛豆納入前150名最健康的食材中。

在亞洲，毛豆被當成一道點心，日本人稱毛豆為青豆，他們會喝啤酒配毛豆，跟美國人配花生差不多。毛豆是很棒的零嘴，鮮嫩甜美，吃起來不像在吃蔬菜，也沒有苦味，而且大豆裡面一些我不大認同的化合物，像是蛋白酶抑制劑、胰蛋白酶抑制劑和植酸，在毛豆裡的量都沒有那麼多。

毛豆未經過可怕的加工過程，通常是連豆莢水煮或蒸煮後，加上辣椒

和鹽，當成開胃菜，也可以快速冷卻包裝，送到食品雜貨店裡賣。這本書當初出版時，只有幾家在賣毛豆，比如喬氏超市就有冷凍毛豆，雖然現在這家超市不賣了，反而是全美各超市都有進貨。

毛豆是健康點心

跟抗癌的高麗菜或綠花椰菜等十字花科蔬菜，或是覆盆子、扁豆這類高纖巨人相比，毛豆似乎算不上是營養界巨星。不過沒人會把毛豆拿來當正餐吃，因此它可以做為高營養、高蛋白的素食點心。如果毛豆能在美式足球賽期間完全取代洋芋片，也許球迷的平均健康就會大幅提升。3.5盎司（100克）的毛豆仁可提供蛋白質12克、纖維4克、鈣145毫克、鎂60毫克、葉酸111微克，還有少許的維生素A與C。每100克毛豆含有500毫克以上的鉀，是含鉀的重量級供應者。當然，很多人不會一次吃這麼多。

登載於《農業與食品化學期刊》的研究發現，毛豆有不少大豆異黃酮和類胡蘿蔔素。煮過的毛豆有甜味和堅果香，在中國和韓國的傳統做法是炒來當菜吃。如果當點心，只要把毛豆仁直接塞進嘴裡即可。

發酵大豆（天貝與味噌）

大豆食品中，我認為最健康的是天貝與味噌。天貝是印尼人將煮熟毛豆經過發酵做成的傳統食品，一般是用黑黴菌（Rhizopus mold，又稱天貝酵頭）將大豆加上發酵粉來進行發酵。天貝發酵會產生天然的抗生素，據信可增強人體對於感染的抵抗力。

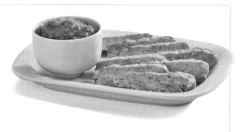

天貝舒緩更年期症候

天貝含有大豆異黃酮和皂苷等植物化學物質，大豆異黃酮不會因為發酵而被破壞。研究大豆蛋白的文獻指出，大豆異黃酮也許有助於紓解更年期症候群。天貝所含的大豆蛋白與大豆異黃酮可能會降低心臟病和某些癌症的風險。皂苷則是蔬菜與豆類當中的健康成分，有強大的生物活性，包括抗菌。有些人推測皂苷具有抗癌功效。皂苷會保護大豆不被外來者和昆蟲掠食，不過根據凱絲‧星格塔麗

（Keith Singletary）博士的研究，這種物質也可以預防結腸癌。

料理很簡單

天貝同時含有堅果和菇類的香氣，切片後炒至表面呈金黃色即可食用，也可以煮湯、做生菜沙拉或三明治。所有適用菇類的做法都適合天貝。

味噌

味噌是大豆醬，從西元七世紀起就是日本烹調的主角之一，由煮熟的大豆混合鹽、米麴或麥麴發酵製成。味噌種類很多，「八丁味噌」只用大豆（編註：以大豆爲種麴），「納豆味噌」則添加了薑，其他大部分是以大豆和一種穀物麴菌製作而成。

雖然我對大豆整體上採保留態度，不過特定大豆製品依然有它補充蛋白質的健康效益，傳統健康食品當中的味噌便是其中之一。四分之一碗（64克）原味味噌含有8克的大豆蛋白。另外，還有5微克具抗癌功效的礦物質硒、144毫克的鉀、109毫克的磷、少量的鈣與鎂，最後是高達3.7克的纖維。然而，四分之一碗的味噌含有鈉2,500毫克。西方人大都會喝味噌蔬菜湯，這是一道好吃、低卡、健康的前菜。

納豆

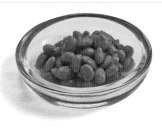

納豆是日本傳統食品，很多人得慢慢練習才能接受它獨特的味道。它的主要原料是大豆，再由納豆菌（Bacillus natto）發酵，變成黏稠、味道非常……強烈的成品，這也是它沒有在美國大受歡迎的原因之一。然而，號稱「素食起士」的納豆已經被人類食用長達數千年了。

納豆因爲含有豐富的納豆激酶（nattokinase）而享有盛名。納豆激酶是一種纖溶酶（fibrinolytic enzyme, 分解纖維蛋白的酵素），有助於溶解並預防血塊產生。跟我合寫《膽固醇大迷思》的心臟科醫師辛納屈就是爲這個理由成爲納豆的忠實支持者，他也寫過納豆激酶補充品有自然降血壓功效的文章。

它是這麼運作的：人體會製造許

多可能導致凝血的物質，其中一種為纖維蛋白（fibrin），是具有黏性、避免流血過多的網狀纖維構造。纖維蛋白會維持正常的血液濃度，但過量時則會使血流受阻，提高血壓。身體本來有自然生成的纖維蛋白分解酵素，但會隨著年齡而減少。納豆中的納豆激酶跟纖維蛋白分解酵素的結構很相似，可以直接溶解纖維蛋白，預防血栓，使血流順暢，因此納豆被視為促進血液循環的食品。

研究指出納豆有助血流正常

有關納豆激酶的研究很多，還包括兩項人體試驗，其中一項是請12名健康的日本人在早餐前先吃200克的納豆，結果發現血塊溶解的時間減少了48%，溶解血塊的能力可維持2至8小時。

一些維生素補充品製造大廠開始銷售納豆激酶補充品，有些觀念先進的營養學家也經常建議納豆激酶是清血藥物的替代品，可幫助預防中風。（請注意：除非有合格醫師的指示與監督，否則請勿自行停止服用清血藥。）

納豆的確可以將凝血因子控制在健康範圍內，不過要記得它也含有維生素K。維生素K雖能強健骨骼，但卻會干擾可邁丁（Coumadin）或其他抗凝血劑的作用。平常希望血流循環順暢而吃納豆，並不會有什麼問題，但對於正在服藥的人，則可能有潛在的問題。有鑑於此，有些製造商在製造納豆激酶補充品前，會先去除維生素K。

納豆使你容光煥發

把納豆列為地球上最健康的食品之一是恰如其分的，但我並不期待會有一堆人開始狂吃納豆。很多人，包括日本人在內，對這種軟軟爛爛、黏答答又有怪味的發酵大豆敬謝不敏。不過只要敢吃，納豆不但能幫助血液循環，還會使肌膚亮麗。吃納豆會增加皮膚中天然潤溼因子，功臣正是使它變黏稠的聚麩胺酸。

艾倫・克里斯帝森醫師（Alan Christianson, N. M. D.）

艾倫・克里斯帝森是自然醫學醫師，專精內分泌，尤其是甲狀腺機能症與腎上腺功能。他訓練各國醫師應用自然療法來治療甲狀腺疾病、腎上腺壓力與荷爾蒙替代等，常受邀至各大媒體專訪，比如歐茲醫師秀（*Dr. Oz*）、今日秀（*The Today Show*）、CNN、醫生們（*The Doctors*）、女性世界（*Women's World*）與《身材雜誌》（*Shape*）。他寫的好幾本著作，像是《重整腎上腺飲食》（*The Adrenal Reset Diet*）、《甲狀腺疾病傻瓜指南》（*The Complete Idiot's Guideto Thyroid Disease*）和《治療橋本氏甲狀腺炎-內行病人指南》（*Healing Hashimoto's - A Savvy Patient's Guide*）等，都登上《紐約時報》暢銷書排行榜。

克里斯帝森醫師是我認識的醫生當中最有運動細胞的，他那些嚇死人的高山自行車影片就是明證。還有，他戰勝重大疾病的親身經驗也相當令人敬佩。克里斯帝森醫師經常提到能促進荷爾蒙分泌平衡的食物，以下就是他列出最愛的10種食物，還有喜歡的理由。

❶沙丁魚　清潔的海鮮，富含EPA和DHA（魚產中的兩種長鏈omega-3脂肪酸）。魚骨頭可以吃，能提供鈣質和鎂。

❷馬鈴薯　是鉀與抗性澱粉的可靠來源。

❸紅豆　鎂含量非常豐富，還能補腎。

❹蕎麥　柑橘生物類黃酮，尤其是芸香和橙皮苷，是我喜愛這個低升糖穀類的原因。

❺甜菜葉　鉀質很多，也是人體取得維生素K的有效途徑。

❻野生米　是良好的纖維質、抗氧化物與維生素 B_6 的來源。

❼香菇　含有提升免疫力的多醣體，不枉它的美名。

❽亞麻籽　富含植物性的omega-3（ALA），還有皂苷和植物凝集素；它的木酚素具有抗癌活性，纖維質也有助於降血壓。

❾青花椰菜芽　具有抗癌的吲哚素和蘿蔔硫素。

❿牡蠣　富含硒、錫、蛋白質、DHA和維生素 B_{12}。蠔沒有神經，也許有些人道素食者可以接受。

對於乳製品，我開門見山告訴各位，我不是牛奶迷。

這需要解釋一下，只有在秉持永續農業理念經營的小型牧場裡，吃天然牧草長大的乳牛所生產、未經殺菌與均質化處理的有機生牛奶，我才會認同。事實上，我相信全脂的生牛奶只要符合以上的條件，便是全世界最好的天然食物之一，但一般超市所賣的，完全不是這麼回事。我知道這個說法跟主流觀點有出入……

長久以來，乳品業者營造牛奶有百般優點，簡直具有神效的公關行銷手法，包括請健美性感、唇上還留著喝過牛奶痕跡的廣告明星，面帶微笑地問：「喝過牛奶了嗎？」此外還警告你，如果不每天喝一夸脫（946毫升）牛奶就會有骨質疏鬆症等（錯誤訊息）一籮筐的壞處。但我們這本書講求事實，不做擴大詮釋。關於牛奶的資料可以有很多解讀法，是很複雜的議題，牽涉到的不只是食物，還包括農企業、經濟、政治與營養學，而我的職責是提供大家對這些資料的解讀，那就是：牛奶對小牛是很棒的食物，對人類而言，如果直接來自草飼牛，未注射抗生素、類固醇、生長激素，且未經消毒與均質化處理過的牛奶也很不錯，但如果是超市賣的，恐怕連小牛都不想碰。

大家都知道畜牧產業砸大錢做廣告和遊說，而且這兩招的確有效地說服社會大眾，養在工廠式牧場的牛產下的牛奶，做了均質化與殺菌處理，就會等於健康的食物。畜牧業非常討厭競爭，無所不用其極地阻止小酪農將「不含生長激素」或「不含牛生長激素」等字眼標示出來，原因很簡單，就是不想讓消費者建立無生長激素的牛奶比一般牛奶稍微好一點的印象（實際上便是如此）。畜牧業也把豆漿視為眼中釘，未殺菌的生乳也會徹底打擊，而且都獲得勝利。所以全美國只有十三個州可以買到未殺菌鮮乳。而且在這些州即使可以合法購買，比如我住的加州，還是有些店家偷偷地告訴我他們被施壓的情形。

伍蘭丘全食物商店（Woodland Hills Whole Foods）最後不堪其擾而投降，另一家嫩芽農夫市集（Sprouts Farmers Market）還在苦撐。有良心的資本主義付出的代價真高。生意人藉著保護大眾之名而切斷生乳市場的行為，其實是出於自利。2007年美國疾病管制局的網站調查，飲用生乳的人口約有900萬。那麼，有多少人因此而生病？

42人。

這本書並不想加入牛乳的政治口水戰。讀者只要知道，如果工廠出產的肉品含有生長激素、抗生素和各種不應該出現的化學物質，那麼從這些動物身上擠出的乳品一樣會有這些東西。我一點都不認為均質化（改變油脂成分）和殺菌（殺掉一大堆好成分）對身體健康的人會有什麼幫助。我自己每天都喝未經均質化也未經殺菌處理的全脂冷生乳，也建議讀者先試試看再自己決定要不要喝。即使在尚未開放生乳販售的州，也可以去農場合作社買。

強調效率導致營養缺乏

在現代的工廠式牧場（牧場真是個諷刺的名稱），牛只是生產牛奶和牛肉的機器，牠們存在的目的是為了把玉米和穀類（現在是牠們的主食）用最快的速度轉換成奶與肉。牛的主食本來應該是草，現在卻形成一場生物鬧劇，就像用巧克力片來養活獅子一樣。麥可‧波倫（Michael Pollan）在他精采的《雜食者的兩難》（The Omnivore's Dilemma）中描述這個現象：「動物經過大自然精心的淘汰，最後以草為主食，我們人類必須遵守這項自然法則，這對動物本身、對滋養生物的大地、對以牠們為食的動物都有好處，是值得我們考慮的成本。只用玉米來養活牠們，充其量不過是提供廉價的熱量。」

「值得考慮的成本」這個用詞太含蓄了！大量的玉米會使牛產生酸中毒，進而降低牛隻的免疫能力，讓牛容易受到各種嚴重疾病的感染。光靠玉米維生的牛隻很少能活超過150天，而且在屠宰場待殺的牛隻當中，有15%到30%的比例，肝臟已經長滿膿瘡，有些估計出的數字甚至比這個更高。

還有，為了要趕上密集的生產期程（果真是名副其實的「工廠」式牧場），乳牛必須生產遠超過自然產量許多倍的牛奶。生長激素（荷爾蒙）和違背自然的擠奶容易使乳牛的乳房疼痛、沉重、發炎。牧場為了預防這

種情形發生，會定期給予牛隻高劑量的抗生素，再加上類固醇和生長激素，最後這些物質將難以避免地殘留在牛奶和牛肉當中。

如果你覺得這些生長激素對人類的健康不會有影響，那就看看2005年2月出刊的權威雜誌《美國皮膚病學會期刊》（*Journal of the American Academy of Dermatology*）登出的一篇研究，指出喝牛奶和青少年青春痘有正向的關聯。研究人員指出最有可能的解釋，就是牛奶中所含的荷爾蒙和「生物活性分子」。

殺菌和均質化的真相

如果生長激素、類固醇和抗生素還不夠可怕，那我們再來談談牛奶的殺菌和均質化過程。牛奶中最重要的健康成分在經過這兩道手續後，將會被摧毀殆盡。喬・馬克拉醫師（Joe Mercola）說得好，「牛奶的殺菌過程會破壞酵素、使維生素消失、改變結構脆弱的奶蛋白、破壞維生素B_{12}和B_6，殺死益菌，也會刺激病原體的活動。」

牛奶與癌症？

發現乳製品（尤其是牛奶）的攝取跟攝護腺、卵巢癌罹患風險的

上升有顯著相關的研究報告不在少數。《美國臨床營養學期刊》在2005年5月號的一篇研究指出「乳製品可能會藉由鈣質相關路徑，致使攝護腺癌的風險增加」，還有「乳製品與鈣質可能提高攝護腺癌風險的機轉，應再釐清並確認」。哈佛公共衛生學院在2000年4月4日也曾發布一篇題為「食用較多的乳製品可能增加攝護腺癌風險」的新聞稿。還有，在2001年10月號的《美國臨床營養學期刊》刊登一篇題為「醫師健康研究中，乳製品、鈣質與攝護腺癌之相關」的報告，結論是：「結究結果支持我們的假設：乳製品、鈣質和攝護腺癌風險的提高有關。」

牛奶與卵巢癌的關聯仍有爭議

科學家在乳製品（特別是牛奶）與卵巢癌之間，同樣也發現令人十分不安的相關性。瑞典的科學家發表在2004年11月號的《美國臨床營養學期刊》報告中指出：「攝取大量乳糖與乳製品，特別是牛奶，會伴隨著嚴重卵巢癌的風險上升，但不包含其他次類型卵巢癌。」正當本書即將付梓之際，哈佛大學公衛學院也正在回顧過去曾經出版的相關研究，企圖整理出一個趨勢，結果發表在2006年2

月出刊的《癌症流行病學之生物標記與預防》（*Cancer Epidemiological Biomarkers and Prevention*）中，表示並未發現特定乳製品、鈣質和卵巢癌之間有顯著相關，但是發現「相當於每日三份牛奶的乳糖攝取，會伴隨著卵巢癌風險的微幅上升」。研究人員補充，「因為三份牛奶正好是建議攝取量，所以食用這麼多乳製品和卵巢癌的關係，值得深入研究。」

我真希望直接跳過因果相關，從這麼多相異的研究當中整理出確定的結論，很可惜現在還做不到。我現在能夠做的，只是把這些研究告訴大家，希望可以提醒各位，讓各位再想想，是不是應該全然接受乳品業者創造出來的「牛奶神話」，還是保留一點質疑。

另外也值得一提的是，這些研究對象應該不太可能喝我所推薦的，未經殺菌、均質化的有機生牛奶。這會帶來不同的結果嗎？我個人的想法是肯定的，也因此不向大家推薦工廠式牧場牛隻所產的牛奶或肉品。

不過我倒是很肯定優格。在最理想的情況是自己製作優格，或用草飼牛生產的有機生牛乳來做。但即使是一般的商業化優格，還是擁有大量有益健康的益生菌，光是這項優點，優格就足以上榜。另外，我也認為有機奶油和酥油（ghee，指澄清奶油）有諸多有益健康的好處，兩者都是我非常肯定的好油。

奶油／酥油 ★

我超愛奶油。2006年剛寫完這本書時，我知道這個觀點大概會讓很多減肥權威、傳統營養師、醫師，還有其他減肥機構成員從椅子上跌下來。沒錯，嚇死他們了！不過此一時彼一時也。有兩篇分別刊登在2010年《美國臨床營養學期刊》和2014年《內科醫學年鑑》（*Annals of Internal Medicine*）的重要統合分析研究，都指出飽和脂肪與心血管疾病是否真正相關，缺乏顯著的證據支持，還引發《紐約時報》美食作家與消費者權益倡議家馬克‧畢特曼（Mark Bittman）寫了一篇名為「奶油強勢回歸」的專欄文章。事實上，來自有機飼養、草飼牛的奶油，是極好的健康食品。

奶油

　　想了解爲什麼真正的奶油是健康食品，得先忘掉原本各界對飽和油脂塑造的印象。關於飽和脂肪的爭論，已經到了非常複雜的地步，我只做摘要說明，不在此細談。有興趣知道更多的人，我也會建議一些參考方向。首先，奶油的確含有飽和脂肪；其次，飽和脂肪會提高膽固醇，這樣的結果並不如過去認爲的那麼嚴重，更先進的膽固醇研究，都顯示飽和脂肪對總膽固醇是好的影響；第三，高膽固醇是否可被直接解讀爲心臟病高風險或高死亡率，爭議非常大，其中牽涉到的勾心鬥角、政治陰謀和派系分化……，恐怕連《達文西密碼》的故事情節都會相形失色。想多了解的人，建議先從我（與心臟科專家辛納屈醫師）在2012年寫的《膽固醇大迷思》開始看，建立新的概念。

吃些飽和脂肪有益健康

　　沒錯，奶油含有飽和脂肪，但是我們先別在這裡辯論。當然，我們總是可以拿更多研究來佐證，還有我們對於奶油的評價並未蓋棺論定。我認爲美國人已經被飽和脂肪帶來的恐懼綁架了四十年，但平心看待它的好處與壞處，這種程度的恐懼遠超出正常的比例原則。有些飽和脂肪對人體有益，也是飲食當中所必須，如果只因爲飽和脂肪就拒絕奶油、酪梨和雞蛋這些健康食品，我認爲這是極度不智的舉動，更不用說到目前爲止都還沒出現合理的研究證明。

　　既然如此，我們就來談談奶油好的一面。奶油是補充維生素A的優質來源，我們人體許多功能都需要用到維生素A，包括維持免疫系統正常與良好的視力。奶油也有其他脂溶性維生素，如維生素E、K與D。維生素D缺乏症已經被許多營養學家視爲現代「沉默的流行病」，他們認爲一般人所攝取的量根本不夠用來抵抗癌症或是強健骨骼。

小常識

我建議讀者只買來自草飼牛的奶油，市面上都買得到。Kerrygold的奶油是我的首選，但我的朋友戴夫·亞斯普雷（Dave Asprey，防彈咖啡發明人，優質奶油支持者）最近告訴我，Kerrygold的牛飼料當中，3%是基改飼料。Kerrygold並不是有機品牌，不過我和亞斯普雷還是推薦這家，因爲他們的奶油比別家賣的好太多，而且基改飼料的比例很低，廠商也不打抗生素或生長激素，牛隻一年中有312天是養在戶外吃草！（感謝亞

斯普雷提供這個消息。在此聲明，我們兩人和這家公司並沒有金錢往來關係。）

優質奶油的CLA給你苗條體態

吃到來自健康草飼動物的產品時，你也會間接從動物的飲食中獲得好處。牛隻真正的食物是青草，不是穀類。來自草飼牛的奶油富含健康的油脂如omega-3，這是吃穀類長大的牛所沒有的。食草動物產品亦含有一種特別健康的油脂，經實驗證明那就是具有抗癌功效的CLA（共軛亞麻油酸）。研究也發現CLA可控制體重增加的幅度，特別是小腹周圍的脂肪。

CLA潛力之大，讓科學社群特地以它為主題舉辦一場學術研討會——「展望共軛亞麻油酸：現況與未來發展」（Perspectives on Conjugated Lino-lenic Research, Current Status and Future Directions），會議資料可在國家衛生研究院的膳食補充品辦公室（Office of Dietary Supplements）網站上查閱。吃穀類的牛所產的奶油、牛奶和肉品，幾乎完全不含CLA，只有草飼牛隻才能夠提供大量有益健康的脂肪酸。

奶油裡面的油脂有多項健康功效。多年來，我一直和減重權威唱反調，大聲疾呼奶油是「好油脂」，堅果、雞蛋、魚、椰子、酪梨和某些油品也都一樣值得食用。奶油已經被人類食用數千年，而且裡面有三成是單元不飽和脂肪（跟橄欖油一樣）。受人敬重的脂質生化學家，已故的艾寧格博士提到奶油的油脂會抑制病原體的生長，有好幾種抗菌成分，包括可癱瘓多種病原病毒的月桂酸。「奶油內的醣脂質（glycolipid）可抗感染，CLA可防癌，」艾寧格博士在教科書中是這樣寫的：「奶油絕對具有促進健康的功效。」

這點我再同意不過。

酥油

奶油所製成的澄清奶油稱作酥油，簡單來說，就是去除奶油中的乳固形物（milk solid）成分。不過單單把酥油視為奶油的「另一種形式」，還不足以適當呈現它在幾千年來深受傳統醫學看重的特殊健康功效。

酥油具有優良的歷史傳統，被流傳近五千年的印度阿育吠陀醫學視為具有藥性與療效的食品。《食物即良藥》一書作者喀爾沙醫師表示，酥油在瑜伽營養療法中佔有重要地位，不但本身提供營養，也可用來保存食物與藥品。阿育吠陀醫學相信，酥油可

強化我們健康與免疫系統中最深層、維持生命的支撐力。

牛快樂，酥油也健康

　　記住，牛在印度是神聖的象徵，所以印度沒有圈養牛隻的工廠式牧場，所有的牛都是吃草長大的。因此前段提到草飼牛所產奶油的種種好處，完全適用於酥油。正如亞曼達・莫寧史塔（Amanda Morningstar）在她那本絕妙好書《西方人專用之阿育吠陀料理》（*Ayurvedic Cooking for Westerners*）中所描述的牛：「牠的乳汁、牠的奶油，澄清如酥油，如同阿育吠陀裡母親的乳汁，為我們帶來健康與安適，因此牛一定要純淨無瑕。許多西方人擔心酥油會讓膽固醇升高，或食用的是不必要的油脂。若是依照阿育吠陀的生活方式，這些事完全不會發生。」而《食療》（*Food and Healing*）一書作者安瑪莉・柯賓博士（Annemarie Colbin），在她的書裡面也提到她認為酥油是品質最好的三種油品之一。

　　阿育吠陀醫學相信酥油能促進體液在全身的正常流動，是使心靈、頭腦與神經系統恢復活力的聖品。由於不含乳固形物，酥油可以高溫烹煮，

是阿育吠陀中最上等的油品，它會增加食物的「消化之火」，提升食物的營養價值。而且酥油不會腐敗，我家廚房的流理台上就放著一罐酥油，不用放冰箱冷藏，幾乎每天都會用上一匙。

　　酥油跟奶油都含有丁酸（butyric acid，又稱酪酸），具有抗病毒和抗癌功效，同時也會提高體內抗病毒干擾素的濃度。

小常識

喀爾沙醫師提供製作酥油的簡單做法，就是先用文火慢煮無鹽奶油（約10到20分鐘），直到表面形成一片近乎透明的油皮，熄火。取出這層油皮後，再濾一下容器內金黃色的液體，記住沉在底部的白色沉積物也要丟掉。如果不想自己做，也可以像我一樣到外面買，大部分的天然食品店都有賣做好的酥油。酥油不用冰，一些傳統的看法是常溫下的酥油療效更佳。

有機生乳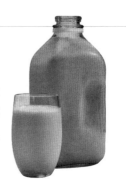

未經殺菌與均質化處理，並且經過認證的有機生牛乳，是地球上真正的健康食物之一，它提供了優質的蛋白質與鈣質，內含的油脂完全適合人類食用，風味絕佳。生乳富含營養素，還包括嗜酸乳酸桿菌等益菌。這些好菌和好酵素沒有經過高溫殺菌，不會在過程當中遭到破壞。

生牛乳應該來自吃草的牛隻，才會含有較多抗癌的CLA和更多完整的維生素與礦物質。維持生命的必需維生素A與D，在草飼牛生產的牛奶中含量最高。生乳中的健康酵素會幫助人體消化吸收這些優質養分，當然裡面也包括鈣質。曾出版《傳統食物是最佳良藥》（Traditional Foods Are Your Best Medicine）、《你不知道的牛奶故事：青草、滿足的牛與生乳製品》（Untold Story of Milk: Green Pastures, Contented Cows and Raw Diary Products）等書作者，康乃迪克州自然療法醫師朗‧許密德（Ron Schmid）表示，生病後要恢復健康，培養並維持強健的體魄，都要靠酵素。「我越來越相信喝生乳對各個年齡層的人都有莫大的助益。」

草飼牛生產的牛乳有較多 Omega-3

有機飼養草飼牛生產的牛乳，其油脂含量和工廠式牧場生產的大不相同。研究發現，放牧飼養、吃青草的牛隻生產的牛乳，omega-3脂肪比工廠式牧場生產的高五成，而後者其實幾乎沒有任何omega-3可言。

在英國蘇格蘭的亞伯丁大學（University of Aberdeen）和威爾斯亞伯里斯特威斯（Aberystwyth）草原與環境研究院（Institute of Grassland and Environmental Research, IGER）所做研究顯示，有機牛奶的omega-3比一般非有機的牛奶高71%到240%，而且omega-3對omega-6的比例也比一般牛奶高出許多。這也許是因為食草放牧牛隻除了天然牧草之外，飼主還餵食紅花苜蓿（red clover）青貯飼料的緣故。

只要看報紙就知道，食物汙染導致牛隻生病的情況很常發生，生乳常被視為危險分子，被不公平地排擠。以下是溫斯頓‧普萊斯基金會網站的

部分內容：

除了1990年短暫的特例之外，在加州健康食品店都買得到生乳，而且曾有一陣連雜貨店也有販賣，成千上百萬的人這段時間都喝過商業化販賣的生乳，即使衛生部門虎視眈眈想要蒐集生乳有害健康的證據，當時卻沒有任何意外發生。同一段時間，殺菌牛奶反而傳出多起汙染案例，有些甚至還導致消費者死亡。

在美國很難買到有機生乳。不過，有越來越多人開始向小農場採購或是邀集跟農莊團購。在寫到這段的同時，光是賓州已經有將近四十座取得販售生乳許可的農場。為了買到生乳還是值得花時間找找看。

關於山羊奶

山羊奶的油脂和蛋白質比牛奶更容易被人體消化吸收。蛋白質吸收率較佳，對於嬰兒、體質虛弱，或調養中的病人很重要。山羊奶的鈣質也比牛奶高出18%、鎂高出41%、磷22%、鉀42%，以及將近兩倍的維生素A，但葉酸和B$_{12}$不算多，如果要做為嬰兒主要營養來源必須特別注意。很多對牛奶過敏的人可以改喝羊奶。還有，羊奶的味道真的很棒。

但是，前面提到牛奶必須注意的事，同樣也適用羊奶。許多商業化羊奶不只是殺菌，還是強化殺菌，目的是為了保存更久。套句許密德醫師的話，（這道手續）「只是把好東西變得一無是處。」

駱駝奶

駱駝奶在美國越來越好買了。我試過，發現它好喝極了，而且是接近人類母乳的乳品，提供豐富的鈣、鐵、鎂、銅、錫、鉀、維生素A、B$_{2}$、E和C。在有些地方，人們使用駱駝奶治病的歷史更長達數百年。也有研究發現駱駝奶可降血糖、胰島素阻抗和糖化血色素，是治療糖尿病的有效工具。而對於B型肝炎病人的免疫反應、自體免疫疾病、兒童食物過敏和自閉症，駱駝奶也都有潛在的治療效果。此外，駱駝奶完全不含 β-乳球蛋白和 β-酪蛋白，這兩種成分都是牛奶中主要的過敏原，但它卻有多種維護健康的蛋白質，主要是抗菌、抗病毒和具有免疫功效的酵素。

需要注意的是，駱駝奶不便宜（客氣的說法）。

小常識

想搜尋離你最近的真正有機認證生乳店家，可上 www.realmilk.com.

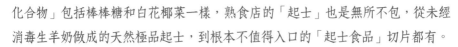

起士

關於起士，只有一句話：來源決定它的命運。

起士這個名稱已經被濫用，就好像認為「碳水化合物」包括棒棒糖和白花椰菜一樣，熟食店的「起士」也是無所不包，從未經消毒生羊奶做成的天然極品起士，到根本不值得入口的「起士食品」切片都有。

有些起士無法上榜的原因何在？

標示起士成分的食品多到數不清，從有機生乳起士到起士零嘴。光是整理這麼多種類與不同來源，就可以寫成一本專書，如果每一「種」健康的起士都放進來，篇幅就不夠了。所以我只會在這個項目做一般說明。

起士根據生產技術和成熟度，分成以下四大類：

· 軟質未熟成起士
  （鄉村、瑞可它、納莎泰勒）
· 軟質熟成起士（藍黴、布里）
  與鹽封起士（菲達）
· 硬質起士（切達、瑞士）
· 特硬質起士（帕瑪森或佩克里諾）

所有起士都有的營養素包括鈣、鎂、鋅、硒與葉酸。天然起士也有完整的四種脂溶性維生素：A、E、K與D。至於礦物質的含量，會依鹽和其他添加物、凝結方式、凝乳處理與酸度而有所改變。

法國起士更能抗癌減肥

法國起士的CLA含量特別高，有多項研究發現CLA具有抗癌和消脂的功效。根據1998年的調查，每克法國起士的CLA含量介於5.3到15.8毫克之間，而來自傳統乳品業的美國起士僅有這個的一半。原因就在於法國的畜牧業者比較習慣用牧草餵養牛隻，所以CLA自然就比較高。

健康動物生產的起士，好處不僅止於CLA。未經殺菌處理的卡門貝爾（Camembert）軟質起士，是有益健康的乳酸桿菌（lactobacilli）天然補充來源之一，在優格和天然發酵食品裡也有。

全脂乳製品不會增加健康風險

2017年，《歐洲流行病學期刊》（*European Journal of Epidemiology*）刊登一項研究結果，科學家檢視食用全脂乳製品的後果，結果是什麼都沒發現。而過去十年來，我們一直被提醒

不吃碰全脂牛奶。所以作者的結論是：攝取全脂起士、全脂奶、全脂優格，絲毫不會提高罹患心臟病或中風的風險。

比這篇論文更早的，還有2010年的另一篇統合分析，整合了十六年來，超過1,500名成人的資料，看看乳製品攝取量與死亡率的關係。研究結果也是沒發現一致的關聯。反倒是全脂乳製品攝取量最高（每日約399克）的人，死於心血管疾病的風險比攝取量最少的人減少69%。

全脂乳製品含有一種稱為棕櫚酸（palmiteric acid, 又稱軟脂酸）的脂肪酸，具有預防糖尿病的人體保護作用。棕櫚酸似乎能降低碳水化合物在肝臟中形成的脂肪量，減緩代謝症候群和脂肪肝的發展。美國塔夫茲大

學富利曼營養與政策學院（Friedman School of Nutrition Science and Policy at Tufts University）院長戴如・莫查法理安（Dariush Mozaffarian），本身即是心臟科醫師，他投入許多全脂乳製品相關的研究，最新的發現刊登在2016年的《循環》期刊（*Circulation*），結論是「透過食用乳製品取得油脂量最高的人，和攝取量最低的人相比，罹患糖尿病的風險降低50%」。

我再次強調：來源最重要。綿羊和山羊較不易被集體圈養，所以牠們的乳品和起士殘留的藥劑和抗生素較少。而經由天然生乳製成的起士，不管是牛奶或其他動物的乳品，都會有較豐富的健康油脂，像是omega-3和CLA，如果是草飼動物的話，含量會更多。

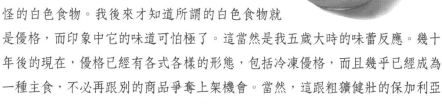

優格 ★

我還記得小時候聽過不少關於住在保加利亞山區的人的事，那裡的人生得健壯，壽命也長，據說他們能夠健康長壽的祕訣，就是常吃一種奇怪的白色食物。我後來才知道所謂的白色食物就是優格，而印象中它的味道可怕極了。這當然是我五歲大時的味蕾反應。幾十年後的現在，優格已經有各式各樣的形態，包括冷凍優格，而且幾乎已經成為一種主食，不必再跟別的商品爭奪上架機會。當然，這跟粗獷健壯的保加利亞人吃的是不是同一種東西，又另當別論了。

二十世紀初，俄國科學家米契尼可夫（Metchnikoff）在他 1908 年出版的《長壽》（The Prolongation of Life）一書中，道出優格的好處。他認為腸道細菌產生的毒素會使人生病，壽命也會縮短，而優格裡的好菌能汰換壞菌，達到促進健康的目的。百年以來，有大量研究顯示米契尼可夫的看法是有根據的。

許多健康和營養學專家相信所有健康來自於腸道，因為這是營養素消化與吸收的所在地，也是人體免疫系統中的重要部分。米契尼可夫直覺的猜中，腸道是好菌和壞菌廝殺的戰場。雖然無法完全消除壞菌，但是可以用好菌來平衡，創造一個健康的環境來促進消化、提高免疫力、防止念珠菌過度成長，並且強化免疫系統。

優格的益生菌促進腸道健康

許多對人體有益的好菌都可以從優格補充，但我指的是真正的優格。所謂的好菌就是益生菌，從字面上可以很清楚地知道它對生命有幫助。益生菌對於我們的整體健康扮演著關鍵性角色，但是大多數人的攝取幾乎都不夠，所以營養學家才會建議益生菌是我們應該每天吃的營養補充品。這也許沒錯，不過我們還是可以藉由吃富含益生菌的食品，慢慢為腸道建立一個健康的環境。

首先介紹優格的起源和定義。優格是英譯（yogurt 或 yoghurt），很可能是土耳其語中描述「濃稠」的形容詞。基本上它是發酵乳，不管是山羊奶、綿羊奶或牛奶都可以用來發酵，乳糖轉為乳酸的發酵過程，會讓優格帶有特殊的微酸口感。優格、德國酸菜和味噌等傳統發酵食品，都是非常健康的食物，含有豐富的酵素與微生物，為身體帶來數不盡的各項好處。

體魄強健的保加利亞人吃的優格裡面富含保加利亞菌。保加利亞菌（bulgaricus）可抗病毒、抗細菌和抗黴菌，又名雙歧桿菌（bifidobacteria, 俗稱比菲德氏菌 B.bifidum），是好的益生菌種之一。比菲德氏菌在大腸發揮功效，而另一類乳酸桿菌的益生菌則通常活躍於小腸。乳酸桿菌的家族成員有：嗜酸乳酸桿菌（Lactobacillus acidophilus）、酪蛋白乳酸桿菌（Lactobacillus casei）、胚芽乳酸桿菌（Lactobacillus plantarum）。（整合神經醫師大衛·博瑪特強烈建議，不論吃哪種益生菌補充品，最好要包含胚芽乳酸桿菌）。

優格之所以是健康食品，就是因為這些活性菌所帶來的功效。

優格提升免疫力

優格的健康功效太多了！有大量研究證實，成員眾多的乳酸桿菌家族可支持並改善免疫力。發表在《營養與代謝年鑑》（*Annals of Nutrition and Metabolism*）上，由奧地利學者做的研究，發現每天吃優格可刺激提升健康年輕女性的細胞免疫力。另一篇發表在《美國臨床營養學期刊》的報告顯示，優格的乳酸桿菌和比菲德氏菌會阻礙幽門螺旋桿菌的生長。

自從本書出版以來，腸道健康的研究如雨後春筍般蓬勃起來，到處都在討論微生物群系。（微生物群系指的是棲息於身體腸道與皮膚的非人類細胞。）微生物群系的健康與肥胖、情緒、精神分裂症和自閉症等諸多疾病都有相關。我們對於益生菌療法的知識還處於啟蒙階段，比方說我們不知道哪種益生菌株能達到哪一種功效。話雖如此，每個人也都同意維持腸道菌落的健康對人類健康有絕對的益處，不管從飲食或額外攝取補充品或雙管齊下。含有活菌的優格是發酵食物中爭議最少，接受程度最高的，可說是最佳選擇。

注意LAC標示

美國超市裡面什麼樣的優格都有，但並不是品質都一樣，而且差很多。有的產品掛著「優格」的名稱，但除了用語以外，其他部分跟真正的優格完全扯不上關係。舉個例子，優格口味餅乾？優格葡萄乾？優格裡面有37克的糖和底下一點點水果？我們是不是該認真一點！

優格要有健康效果，必須含有真正的活菌。美國優格協會（National Yogurt Association, NYA）發展出LAC標章（Live and Active Cultures），告知消費者產品內含的活菌量是否達特定標準。要注意，如果是寫「以活菌製造」，就跟LAC標章的意義不同。所有的優格都是從活菌製造而成，重點在於加工後成品裡面是否還留有活菌。LAC標章代表著，每克優格在消毒殺菌之後，出廠時成品至少含有一億個活性菌。

有些產品雖然沒有標示LAC標章，但也許真的含有活菌。要如何確定買到的是含有活菌的產品，可以看成分表，如果是標示含「活性優格菌」（active yogurt cultures 或 living yogurt cultures，或是 contains active cultures）的產品也可以買。美國有兩家優格廠牌（Stonybrook Farms 與 Dannon〔原味 plain〕）的產品就含有活性菌。你只要記住，所有的優格都是用

活菌製造，不要被「以活菌製造」矇混，一經高溫處理，所有活菌都會死光光。

優格的成分項目越少越健康

原味優格營養價值最高，而成分只有兩種：活菌和牛奶（全脂、低脂或脫脂）。成分表的清單越長，就表示熱量越高、優格營養素越少。有些添加太多糖的產品中，糖分的熱量甚至高於優格，所以要仔細看營養成分表上所列出蛋白質和糖的含量。蛋白質越高、糖分越低，表示該產品中有較多真正的優格。

美國優格協會一直在要求美國食品藥物管理局，禁止讓不含活性菌產品使用「優格」的名稱。LAC標章可以讓消費者確認他們買到的優格真的含有促進健康的活菌，而不是只有製造時用到活菌的優格。

乳糖不耐症患者也可以享用優格

優格除了活菌之外，也可提供豐富的蛋白質、鈣與鉀。有些因為廠牌和種類不同，還會有一點維生素B跟重要的抗癌礦物質硒。

優格活菌裡面含有可分解乳糖的酵素，所以很多飽受乳糖不耐症所苦的人也可以享用優格，不會出現不適症狀。

此外，假如你還不了解我，我是不主張不含油脂的食物，這個立場也適用優格。許多維生素和礦物質（包括鈣質），還是要有一點油脂才能幫助人體吸收。前面我提過好幾次，如果沒有攝取多餘的熱量，也就是說將從飲食中獲得的總熱量控制在身體需要的水準，那麼油脂佔總熱量的比例是多是少完全不重要，當然前提必須是油脂不能來自油炸食品或可怕的反式脂肪。

帶有油脂的優格可填飽肚子，比無脂食物更能帶來飽足感，而且通常含糖較少，不會讓血糖一下子上升。如果你真的很在意油脂的攝取，至少可以選擇低脂而不是脫脂。

你可以在市面上買到下列的優格產品：

- 保加利亞優格：以氣味特殊而聞名，含有重要的保加利亞乳酸桿菌。（Lactobacillus bulgaricus）
- 希臘優格：做法跟一般優格類似，只是多了一、二道過濾的程序，去除更多乳清蛋白，得到更濃稠、更高蛋白的優格。傳統的希臘黃瓜優格醬（Tzatziki）就是由優格、小黃瓜和大蒜做成。
- 拉昔（Lassi）：來自印度，以優格

為基底製成的飲料，分為甜、鹹兩
種口味。鹹味拉昔通常會加上美妙
的小茴香與辣椒，甜味則是加果汁。

- 克菲爾（Kefir）：另一種發酵乳
  品，有時稱為優酪乳。
- 山羊奶與綿羊奶優格：具有山羊奶
  和綿羊奶所有好處，絕對值得一試。

小常識

優格冰淇淋或外表裹著優格的花生和
葡萄乾，這些都是美味可口的甜點，
喜歡吃的人吃吃無妨。但不要騙自己
說吃了真正的優格，那些都是偽裝成
健康食品的甜點。

希臘優格好在哪裡？

　　希臘優格和一般優格基本材料是一樣的。先加熱牛奶，然後調到可發酵的溫
度（約攝氏41到46度），加入優格菌後就等牛奶發酵。希臘優格的製造多了一道
過濾的手續，目的是去除更多的乳清蛋白（和乳糖），讓優格變得更濃稠。也因
此，希臘優格比一般優格的蛋白質含量更高（油脂含量也更多，但我並不認為這有
什麼不好）。

　　也因為多了幾次過濾，希臘優格的鈉和碳水化合物含量比一般優格來得少。

　　要吃希臘優格或是一般優格，因人而異，有些人覺得它的口感太黏、味道太
濃，有些人則可以接受。因為質地濃醇，有時也被用來做酸奶油替代品。

　　不管吃不吃希臘優格，我都勸各位不要吃脫脂或低脂優格。廠商去掉油脂
後，總是會再添加更多的糖，而且把油脂留下來根本沒什麼不對。塔夫茲大學富利
曼營養與政策學院院長莫查法理安的研究，發現透過乳製品取得油脂量最高的人罹
患糖尿病風險降低46%。不必說，最好的全脂優格一定是來自草飼牛（介紹牛肉與
牛奶時我會做詳細說明）。我很高興可以告訴大家，來自草飼牛的優格越來越容易
在超市買到，只不過要買到草飼牛的希臘優格可能還是得費一些工夫。

史蒂芬・辛納屈醫師 (Stephen T. Sinatra, M.D., F.A.C.C., C.N.S.)

辛納屈醫師是認證合格的心臟科醫師、生物能量心理治療師、營養學暨抗老化專家。擅長結合傳統醫學、替代醫學、營養學與心理學來進行心臟病治療。我推薦他所寫的經典之作《女性心臟感》（*Heart Sense for Women*）。我們還合寫過《膽固醇大迷思》一書。

辛納屈醫師沒辦法從他所列12項健康食品中刪掉任何兩項，所以我只好讓步。下面列出的就是他日常生活中的飲食內容，全部都是有機、天然、野生或是放養的食品：

❶蘆筍　富含葉酸、維生素C和穀胱甘肽前驅物。

❷酪梨　含有大量維生素E、穀胱甘肽及單元不飽和油脂，身體不用特別分泌胰島素回應。

❸洋蔥　生菜沙拉可加入生洋蔥切片。含有重要的類黃酮，包括可以支持免疫系統、促進攝護腺健康的槲黃素，也是造成「法國矛盾」（指法國人高脂飲食卻少有罹患心臟病之特殊現象）的主要營養成分。

❹菠菜　含有葉黃素，可預防視網膜黃斑部退化，有助肺臟與心臟健康，也是鈣質最佳補充來源之一。

❺野生藍莓　含類黃酮，不只促進眼睛黃斑部和視網膜健康，也會使腦部神經元訊息傳導更有效率。

❻石榴汁　研究發現石榴內含強效的抗氧化物，會讓頸動脈和心臟的斑塊沉積慢慢消退。

❼放牧水牛　水牛肉的飽和脂肪非常少，是極佳的蛋白質來源，而且沒有生長激素、抗生素或是其他化學物質汙染。草飼的水牛肉有珍貴的omega-3脂肪。

❽野生阿拉斯加鮭魚　提供蛋白質和必需類胡蘿蔔素-蝦紅素的優質來源。類胡蘿蔔素可預防脂質過氧化作用，還有助修補DNA分解產物。野生鮭魚肉比碧蘿芷（pycnogenol）的功效強大十七倍，比維生素E強大五十倍。鮭魚肉含類胡蘿蔔素，故呈橘紅色。

❾綠花椰菜　綠花椰菜的硫化合物可幫助人體排毒。它是蘿蔔硫素與吲哚-3-甲醇等防癌成分的主要供給來

源。用新鮮大蒜和橄欖油蒸煮花椰菜，對心臟可帶來莫大的益處。

❿杏仁果　果仁中豐富的單元不飽和脂肪裡，含有珍貴的營養素 γ-生育酚，可中和對內皮細胞膜產生強大破壞力的過氧亞硝酸基（自由基的一種）。

⓫**海帶**　含有全部56種礦物質，其中最特別的就是甲狀腺所需的天然碘質。另外還有身體運作必需的鎂、葉綠素與褐藻酸（alginates）。

⓬**大蒜**　整顆烤大蒜不但有助於控制血壓與膽固醇，還能讓身體排出重金屬（如汞與鎘）帶來的毒素。在二次世界大戰時，大蒜被俄國人用來當成盤尼西林，可以中和各種細菌、病毒與黴菌，是完美的保健食品。

要區分天然食品店常見的專有名詞標示很不容易，來看看我們的辨識力如何。

首先是「天然」。這個字完全可以不用理會，因為它沒有任何法律意義，食品廠商可在行銷時任意使用，也就是說它的內涵是空的。天底下有很多天然的東西，但我卻不會吃進嘴裡，比方說天然氣或毒香菇。所以看到「天然」或「純天然」的字眼時，你只能翻個白眼，不必受它影響。

另一方面，「有機」則具備真正的法律定義。美國農業部公告實施的國家標準，對有機食品的定義如下：

有機食品強調農作物在生產過程中，使用再生資源，注重水土保育，提升未來世代的環境品質。有機肉類、禽肉與蛋奶製品應來自未使用抗生素或生長激素的動物。有機食品的生產過程，幾乎不用傳統殺蟲劑、不用化學合成或廢水污泥做成的肥料，也避免生物工程或游離輻射。在政府認可的驗證稽核員到農畜產品生長所在地，確定蓄養與種植者遵守符合所有農業部頒定的有機標準，才能將產品貼上「有機」標章。另外，處理有機食品的公司行號也要經過認證核可，才能將有機食品上架或做成餐點。

有機食品最重要的，就是非基因改造的特點。經合法程序標示為「有機」的，絕不會是基改產品。這是確保消費者不會買到基改食品的唯一途徑。如果沒有標示的話，含玉米和大豆的產品幾乎都逃不掉基改。

即便是「有機」，它的內涵也被貶低和稀釋了。我們可以吃到有機巧克力脆片，我常光顧的健康食品店也擺了一堆有機汽水。但是肉怎麼跟有機扯上關係？當然，從以上的定義就能知道，這類動物不含抗生素或是生長激素，這是很難得的事。但這樣夠嗎？「有機」這個詞的含意，和其他諸如「放養」、「不圈養」、「草飼」等，內涵相同嗎？哪些是真正有意義，是我們必須注意的呢？

這些是必問的問題。

部分有機肉依然來自穀飼牛

我很高興有機食品有專用的標準。只要買得到，我都會買有機的，只是我知道有機標示有時用在很奇怪的地方（對，我講的就是有機巧克力麥片！）。現在買得到有機肉品是值得開心的，可以放心不會把荷爾蒙、類固醇與抗生素，和蛋白質一起吃進肚子裡。然而，難道這樣就能保證它是健康食品嗎？我不這麼認為。

原因何在？因為我們無法改變一項事實：牛不是吃穀類的動物，穀類不是牠們原本的主食。你當然可以讓牛吃穀類，或是餵獅子燕麥片，只是這並非牠們本來會吃的東西，勉強吃下去之後，健康便會每況愈下。

吃穀物增肥，被圈養在飼育場或工廠式牧場的牛隻，牠們的肉品或乳品都跟吃牧草長大的牛差異甚大。除了蛋白質之外，不管是脂肪含量或營養素，這兩種牛肉都是完全不同的食物。雖然我覺得，來自吃有機穀牛的一塊牛排，只比吃非有機穀類的牛好一點，但若跟草飼牛相比，馬上優劣立見，好壞差很多。

草飼牛是永遠的贏家

有機肉品也許沒有我們害怕的化學物質，但是在營養價值上和食草肉品相比，還是相形失色。如果把反芻動物帶離牧草地，只用穀物來養肥，很多珍貴的營養素便會消失。舉例來說，穀類飼養的肉跟牧草飼養的肉相比，只含四分之一的維生素E、八分之一的 β-胡蘿蔔素和三分之一的omega-3脂肪酸。改變吃草動物的主食，不論是用普通穀物、基因改造穀物或是有機穀物餵食，都沒有太大不同，因為這些營養素在穀物中的含量本來就比新鮮牧草來得少。以穀類飼養的動物也會製造較多容易導致發炎的omega-6，比較少抗發炎的ome-ga-3。這兩種脂肪的比例平衡對人體健康很重要。我們本來就攝取太多的omega-6，而omega-3一直是不夠的。食草動物的脂肪比例比較接近健康的平衡狀態，如果再吃穀類飼養的動物的肉，則會使我們的失調更加嚴重。

有機穀類飼養的肉品跟牧草飼養的肉品相比，抗癌脂肪CLA（共軛亞麻油酸）比較缺乏。CLA的抗癌、抗腫瘤功效已被廣泛地研究過，它也有減少腹部脂肪屯積的作用（CLA是市面上最受歡迎的體重控制產品）。如果以穀類飼養反芻動物，即使每日餵食的分量減少到只剩下2磅（907克），牠們體內的CLA製造依然會急速下降。CLA很可能是我們飲食當

中效力最強的抗癌物質。動物實驗顯示，飲食中CLA的比例即使只佔0.5%到1%，就足以降低一半以上得到腫瘤的風險。

有機土雞與雞蛋的好處

我一向是買放養的土雞跟土雞蛋，因為好處太多了！對人類來說，最符合生理與自然的食品是自己去打漁、捕獵或採集而來的，動物也一樣，應該在草地上吃著青草或是在地上覓食（如昆蟲、蟲子、野生植物、雜草）。自然形成的飲食習慣有最健康的omega-6和omega-3的平衡比例。只吃穀類明顯違反了牛的自然飲食習慣，對雞也是一樣。

土雞理論上應該要能隨意跑、四處覓食，找自己該吃的食物（啄食小蟲、昆蟲，在體內將之轉換為有益健康的omega-3）。因為牠們有運動，所以不會有多餘脂肪。我們可以假設土雞的生活品質比終其一生關在狹小黑暗籠子裡的雞更好，所以會比較健康。有機飼養的土雞體內應該也比較不會殘留養雞場常用的生長激素和抗生素。而且如果你生性善良，有副好心腸（跟我一樣），關心動物的福利，那麼讓動物活得健康、快樂，宰殺時受到較少痛苦，吃到這樣的肉會比較心安。

不過，這些僅限於「理論上」的假設！

「放養」值得相信嗎？

簡單回答：不值得相信。保守回答：不盡然。

關於土雞放養到底「放養」到什麼程度，引起不少爭議。被養來做為食用肉品的禽鳥類（肉雞等），經過美國農業部認證，只要是有接觸戶外的管道，就可被認定為「放養」。請注意「管道」這個字眼。根據麥可．波倫的經典之作《雜食者的兩難》（想知道我們吃下肚的東西究竟從哪裡來，這本書必讀），幾乎沒有任何雞隻會自己到室外闖蕩江湖，「因為食物、水和同伴都在養雞場裡。」他在書中寫道，「而且雞隻從孵出來之後，至少前五週都是被關在籠子裡，早就養成足不出戶的習慣，牠們當然不會到外頭陌生而可怕的世界去探險。雞隻通常在飼養七週後就面臨被屠宰的命運，所以兩週點綴式的放養，當然也不是這些雞的主要生長型態。」

今日的「放養雞」跟我小時候去過的永續小農場裡，到處遊蕩覓食、會下新鮮雞蛋、幾乎不含毒素的雞

很不一樣。《華盛頓郵報雜誌》(*The Washington Post Magazine*) 曾經報導過,「放養」這個詞,「根本不會讓你知道動物的……生活狀況,動物甚至也不見得真的會走出戶外。」美國養雞協會 (National Chicken Council) 的發言人理查·羅伯 (Richard Lobb) 也承認,「基本上,大部分的雞即使在放養的環境中,還是常待在養雞場裡面,不會出去。」

有機飼養沒保證

既然如此,為什麼還勸大家選購有機肉(最好是草飼)與放養土雞呢?雖然有很多反證,我還是希望企業能夠堅守有機產品的標準,供應的雞肉和其他肉品、蛋類,至少會比那些可怕的工廠式牧場產品好一點。我知道這也許事與願違,因為如果是動物產品,「有機」並不能保證什麼,飼養品質更不是我希望的那樣,不過我仍然期待買到有機肉類、omega-3 營養強化蛋,或是吃有機飼料長大的雞生下來的蛋(養雞場主人至少試圖給雞隻天然飲食中的營養素),總比什麼都沒有好。如果找得到小型的永續農場,不騙你,我絕對會去買。

如果你跟大多數人一樣,不知道去哪裡購買有機和放養的肉品,該怎麼辦呢?又如果太貴,或是根本買不到呢?如果妳是單親媽媽,帶著兩個小孩,沒辦法大老遠去天然有機超市付更多的錢買營養價值差不了多少的東西?那麼,是否還應該拒吃「傳統」方式飼養的雞肉或雞蛋呢?

只吃放養土雞、有機雞肉,還是乾脆別吃?

如果只有養雞場的雞可以買,該怎麼辦呢?這確實是難題。就雞肉來說,這是重要的蛋白質補充來源,雞蛋依然被認為是地球上營養最完整的食品(或是最完整的其中一種)。所以我們只能接受現有選擇當中比較好的。我的重點是:改變食物製造或生產方式,需要非常多的人願意投注時間,做出跟過去迥然不同的重大改變,不能只是罵一罵「有機」或「放養」的濫用情況,另一方面卻放任食品業者大玩文字遊戲,規避法令後面的精神。

我相信做這些努力是值得的。同時,我們也還要靠食物維持生命。

聰明吃

我在跟史蒂芬·麥斯利醫師合寫的《聰明油脂:多吃油、瘦更多、現在就健康》一書中有提出吃肉與油脂

的折衷法，供讀者參考。

我們認為來自工廠式蓄養的肉品充滿有毒化學物質，這些毒素都儲存在油脂當中，所以不建議吃這些肉（包括非放養、非有機肉品或其奶蛋製品）的油脂。如果沒有別的選擇，我們建議以蔬菜當主食，或只吃去掉油脂後的瘦肉部位。我通常不建議吃瘦肉，因為我很支持油脂，但絕不碰有毒油脂。如果是草飼、有機或放養的肉，我一定連肉帶油整塊吃！（在農夫市集買草飼動物肉品時，我絕不會只買瘦肉。）

在購買一般畜牧場出來的肉品時，買到的肉能切掉多少油脂就一定要切掉。

土雞（雞肉與火雞）

雞肉是補充蛋白質的絕佳來源，也含有多種營養素。此外，你還可以做世界上最健康的料理：雞湯。當然，我指的是真正的禽鳥類，絕不是指成分不明的雞塊。我喜歡有機飼養的土雞，不過以下有關雞和火雞的訊息，也適用於一般商店裡賣的傳統雞肉。

4盎司（115克）去皮、去骨雞胸肉含有近35克優質蛋白質，以及少量的鈣、鎂、鋅和鐵。同樣的4盎司雞肉還有255毫克的磷和287毫克有益心臟健康的鉀。一大塊6盎司雞胸肉（168克）的鉀含量高於一根中型香蕉，還有高達53克的蛋白質。去皮雞腿肉含的熱量與油脂較雞胸肉多，如果帶皮吃，那麼就要注意油脂和熱量的攝取。

火雞肉跟雞肉的營養價值差不多。雞肉（不含火雞肉）也提供優質的菸鹼酸，這是一種維生素B，在能量代謝、維持皮膚健康的生化功能，以及消化道和神經系統的運作上，都扮演著重要角色。它也是油脂代謝過

程中所需的物質。4盎司（115克）雞肉可提供RDI（飲食參考攝取量）菸鹼酸建議量的四分之三。

雞胸肉 vs. 雞腿肉

去骨去皮雞肉的油脂多半是單元不飽和脂肪。每4盎司（115克）的去骨去皮雞胸肉約有4克油脂，其中只有1.1克是飽和脂肪，其他多為單元不飽和脂肪，還摻有少量的多元不飽和脂肪。火雞胸肉比雞胸肉的脂肪更少，但火雞腿肉跟雞腿肉的油脂量差不多，只是前者的飽和脂肪比例稍高。

另外，還有硒。我認為微量礦物質硒是我們飲食當中最重要的營養素。首先，硒是強效抗氧化物；其次，流行病學資料清楚地顯示，硒的攝取過低，跟數種癌症發生率（包括肺癌、結腸直腸癌、皮膚癌與攝護腺癌）有關聯。動物與人體研究結果也發現，飲食在添加了硒之後，可預防癌症。目前有很多人非常關心這些研究發現，主要也是因為有越來越多的調查顯示，有些地區（包括美國、英國和其他歐洲國家）的硒攝取量有下降的趨勢。

我認為如果每天最少吸收到200微克（目前RDI建議量是70微克），

很多人都會比現在更健康。4盎司（115克）雞胸肉提供的硒是30微克，一大塊雞胸肉47微克，所以雞肉的確是補充抗癌礦物質硒最好的途徑。火雞肉含量更多：4盎司（115克）火雞胸肉有36微克，4盎司火雞腿肉有45微克的硒（火雞腿肉的鋅含量也比火雞胸肉更多）。

素食主義者的錯誤觀念

提到蛋白質，每次我聽到素食主義者宣稱動物性蛋白質會導致骨質流失和骨質疏鬆症，都覺得很好笑。事實正好相反！

富萊明罕骨質疏鬆研究計畫（Framingham Osteoporosis Study），花了四年的時間追蹤615名平均年齡75歲的年長者蛋白質攝取情況。受試者每天吃的蛋白質從14克到175克不等，吃最多的人，不管是腿骨或脊椎骨，骨質流失情況較不嚴重，而吃得少的人則相反。研究結論：「較高的動物性蛋白質攝取並沒有對骨骼造成不良影響。」

高蛋白質飲食者的鈣質吸收也比較好，雖然尿中鈣濃度似乎也有提高。有兩項研究顯示，高蛋白質飲食比起低蛋白質飲食，鈣質的吸收有顯著提高。在《肥胖症研究》（Obesity

Research）的一篇文章中，比較低蛋白質與高蛋白質飲食者的骨礦物質密度是否有差異，結果是肯定的。低蛋白質組的骨礦物質流失的情形比攝取量高的組別還嚴重。

因為工廠式養雞場常氾濫各種毒素、抗生素、類固醇、殺蟲劑和生長激素，我比較不建議大家無限量地食用非有機飼養的肉品。但是我們也不能欺騙自己，不承認蛋白質是健康飲食的關鍵，只是要盡量從健康的管道（不包括速食店）攝取肉類。吃素當然也可以很健康，只是對營養的攝取更需用心，這個任務絕對比想像中更困難。很多人（不是全部，但數量的確很龐大）只吃動物產品就可以過得

很好。其實人類一開始就是這樣，除非我們的消化「油箱」歷經重大的基因改變，否則我認為人類還是會維持原本的飲食習慣。

羔羊肉

對於吃肉的人來說，羔羊肉很值得推薦。第一項理由：幾乎所有的羔羊都是吃草的。在美國某些地區，如果羔羊因為不夠重而賣不出去時，飼主會用穀物讓羊增肥，這種情形在其他國家也有可能發生，特別是當地發生旱災時。青草是牛、羊的天然飲食，吃青草長大的牛或羊，肉品會含有較多的omega-3脂肪酸，更不會有生長激素、類固醇和抗生素。依天性攝取有機牧草的動物，牠們的肉在營養價值上遠遠優於只吃穀類、在工廠式牧場長大的動物肉品。

其次就是羊長大不需要用到生　　　長激素（羔羊指的是不到一歲的綿

羊）。如果買得到有機羔羊肉，建議你馬上買下來，因爲這是從裡到外都沒有受到化學汙染的肉品，最接近舊石器時代人類打獵時吃的肉。還有，所謂的「有機」，真的沒有什麼太大的保證。根據天然食物網（網址www.naturalhub.com）的說明，我們能買到最接近理想的肉品，應該是「有機認證肉品」，意指飼養過程中未接觸過藥品和殺蟲劑，而且連種植牧草也都不用化學肥料。

我們可以藉由認識不同部位的羔羊肉，以及肉的軟嫩度，來分辨油脂含量多寡。羔羊肉的分量比牛肉少。一般來說，沒運動到的部位，如羊腰肉或羊肋排，會比瘦肉（像是羊腱肉或是部分腿肉）吃起來更嫩。不過，羔羊肉即使是瘦的部分，還是比同部位的牛肉更嫩。

低熱量、高蛋白質的羔羊肉

羔羊肉不是高熱量食品，卻有豐富的蛋白質。一塊4盎司（115克）的新鮮羊腰肉，脂肪切到只剩下八分之一吋厚，煮熟之後，熱量只有217大卡，其中有30克品質優良的蛋白質，還有一些鈣質、鎂、磷、硒，達到每日膳食營養素建議量一半的菸鹼酸，以及相當於一根香蕉中九成的

鉀！4盎司（115克）的肉只有9克不到的飽和脂肪，絕大多數是促進心臟健康的單元不飽和脂肪，其餘的則爲多元不飽和脂肪。

4盎司（115克）羔羊肉含的鋅，佔每日膳食營養素建議量的四分之一，維生素B_{12}佔三分之一以上。鋅是必要礦物質，幾乎是每個細胞必備的成分，它可以刺激近一百種酵素積極開始活動，以提升體內的生化反應。鋅也是健康的免疫系統不可或缺的物質，即使有輕微的鋅缺乏也會影響免疫力。（男性請注意：鋅是製造健康精子的必需品，這也是爲什麼含鋅量高的牡蠣常被視爲春藥的間接因素了！）維生素B_{12}會減少體內的胱胺酸，降低胱胺酸引發心臟病和記憶力喪失的風險。來自動物食品的維生素B_{12}最易被人體所吸收；素食者，不管他們怎麼辯解，都很容易缺乏維生素B_{12}。

羔羊肉是部分歐洲地區、北非、中東和印度等地的主要肉品，在美國比較不普遍。美國人通常一人一年只吃1英磅（455克）的羔羊肉，跟牛肉比起來簡直是小巫見大巫（紐西蘭人剛好相反，每人的羔羊與山羊攝取量，平均一人一年超過60英磅，等於27公斤）。

草飼牛肉

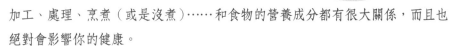

牛肉就是牛肉，胡蘿蔔就是胡蘿蔔，不對嗎？
錯了！不管你的食物是動物、蔬菜、植物、
魚或水果，食物從哪裡來、怎麼養（長）、吃
（餵）什麼、在什麼樣的土壤（牧場）上、如何
加工、處理、烹煮（或是沒煮）……和食物的營養成分都有很大關係，而且也
絕對會影響你的健康。
所以現在我們來談牛肉。

牛的天然飲食是青草，肯定不是穀類。只不過我們從傳統行銷通路買到或吃到的牛肉，都是百分之百穀類飼養的產品。當牛這種反芻動物被迫放棄原本吃草的習性，只吃穀類增肥，牠的營養價值就會消失。根據可靠的資料來源，穀物飼養的肉，只有四分之一的維生素E、八分之一的 β-胡蘿蔔素，最重要的omega-3脂肪酸也只有三分之一。（這個資料很合理，因為穀類中這些營養素的含量的確少於新鮮牧草！）

草飼牛肉各種營養素含量均高

草飼牛肉和食穀牛肉吃的東西不同，對兩者的脂肪酸組成也有顯著的影響。以牧草為主食的牛，omega-3含量可提高六成。已經有非常大量的研究指出，omega-3脂肪酸會減輕發炎症狀，有助於預防心臟病等慢性疾病，而omega-6與omega-3的比例對人體健康的重要性更是無法言喻。如果這些必要脂肪酸的比例失衡（與omega-3相比，omega-6過多時），容易使人致病；而若能維持均衡，不但可保持健康，甚至還會促進健康。

人類老祖宗在舊石器時代的飲食，omega-6與omega-3比值為1：1，被認為是最適當比例。亞特米思・西茂普羅斯醫師（Artemis Simopoulos）發表於《世界飲食學回顧》（*World Review of Dietetics*）的論文，表示目前西方飲食兩者的比值已經從15：1到駭人的20：1，這表示促使發炎的omega-6分量過高，也難怪發炎性疾病會在美國高度盛行。草飼牛肉的脂肪中，omega-6和omega-3的比值大幅優於吃穀類飼料的牛隻。

草飼牛隻的好處不只是omega-3比較多，像牛這類的反芻動物還會製造一種非常重要的油脂，稱為CLA（共軛亞麻油酸）。目前已經有很多科學家在研究CLA的抗癌活動和減少脂肪堆積（尤其腹部）的功效。在1994年首先提出，CLA具有抗動脈粥狀硬化（antiatherosclerotic）的能力。從那時起，各項研究不斷提出CLA促進健康的證據。CLA主要來自反芻動物（牛）的肉品與乳品。問題在於穀類飼養牛隻無法像吃草的牛一樣生產那麼多CLA。至少有四個研究發現，反芻動物當中，自由吃草比圈養的食穀牛群製造高出二至三倍的CLA。

牧草養牛符合有機精神

希望大家選擇牧草飼養肉品的最後一項原因就是，大多數以牧草飼養的畜牧業者會避免使用化學藥劑、生長激素和抗生素等這些我們不希望在食物裡出現的東西。雖然他們不一定會去爭取有機認證，因為他們常在牧地上施以氮肥，或是用比較無害的藥物來治療動物疾病，但基本上他們都符合有機的精神。我認為用有機穀類餵牛沒有太大的意義，因為牛本來就不應該以穀類為主食，有機穀類只是汙染較少的替代品。如果要選有機穀或是牧草，我絕對會投牧草一票。如果還有選擇的話，有機牧草當然最好。

雖然牛肉的營養成分依部位不同而異，不過所有牛肉都是蛋白質、維生素B（尤其是維生素B_{12}）和血紅素鐵（飲食中最容易吸收的鐵）的良好來源。牛肉油脂中有一半是健康的單元不飽和脂肪。此外，牛肉的鋅含量豐富，不管是哪一種牛肉，3盎司的肉都可以提供每日建議量一半以上的鋅。

如果想要知道更多關於牧草飼養與草飼肉品的健康效益，可以在www.eatwild.com網站上得到初步的訊息。另一參考網站是溫斯敦·普萊斯基金會（www.westonaprice.org）。最後要大力推薦波倫的傑作《雜食者的兩難》。

小常識

最早的能量零嘴原本叫做肉糜餅，是印第安人和其他地區的原住民（如居住於格陵蘭的伊努人）開始做的，為容易攜帶和保存的高熱量食品。做法是將水牛肉乾（有時會用北美麋鹿或馴鹿肉乾）搗細後，加入動物油脂和漿果類，這是很適合旅行時隨身攜帶的高卡路里、高營養糧食。因為肉都是來自野生動物，也是完全吃「牧草」長大，所以非常健康。肉糜餅是

我常吃的零食，想買的人可以去我買的那一家：美國健康肉品（US Wellness Meats），它們只賣草飼肉品。在我的網頁（www.jonnybowden.

com）有這家公司的連結。

肝（小牛肝）

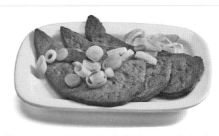

肝在某些社會具有至高無上的地位，連手都不能碰，還要用特製的用具來處理。在中國漢朝時代（西元前202年至西元220年），描寫規章制度的《禮記》甚至把肝列為六大珍饈之一。我知道這個說法還是難以說服家中正值青春期、恨死肝料理的孩子。不過肝真的是很棒的食物。事實上，它每克所含的營養素，比其他任何食品都來得多！

隨便翻開一本大學教科書，查一下每種維生素B最好的補充來源，你會發現，無論是哪一種，肝都名列前茅。

不管是維生素A、核黃素、銅或維生素B_{12}，只要吃上一塊重3盎司（85克）煮熟的肝，就可以補充每日所需；同樣一塊肝，還可補充佔一日所需93%的硒（珍貴的微量礦物質硒是地球上少數強效抗癌的營養素）和55%的鋅；這塊肝也佔每日所需50%的菸鹼酸、50%的葉酸、40%的硫胺素和維生素B_6，以及每日所需量三分之一的鐵。更神奇的是，它竟然還有少量維生素C！當然，肝也是蛋白質的超級供應來源。

記得，包括人類在內，任何動物的肝臟首要天職都是排毒。如果動物在養雞場長大，吃的是違反天性的飼料（比如穀類），被打一大堆藥物（生長激性、抗生素），這些東西最後都會到肝臟。所以說，吃肝得吃草飼動物的肝。

說到吃肝，我建議選用有機牧草，至少也是草飼動物的肝，以降低汙染的風險。如果沒得選，就買年齡較輕的動物的肝。如果只能買到超市裡商業化豢養動物的肝，可以買小牛肝，因為美國肉牛在出生後的前幾個月是放在草原上養的。

接下來，我們來談談懷孕女性不要吃肝（因為含有維生素A）這個普遍的說法。

懷孕婦女禁吃維生素A？

早期是有幾篇研究，在老鼠實驗中發現維生素A和畸胎有關係。之後的數年，大家一再告誡女性朋友，大量的維生素A可能含有毒性，對胎兒不利。假設這個說法為真，沒有任何一個懷孕的人願意冒險。我當然不怪她們。但我認為不吃維生素A的警告確實言過其實。

重新檢視

為什麼我認為維生素A的危害被誇大了呢？有幾個理由。首先，我找了原始的老鼠實驗報告來讀，發現研究人員用的維生素劑量之高，讓我和助理完全沒辦法轉換成IU（常用來測量維生素分量的國際標準單位），零多到連計算機都處理不了。許多這類研究常用大量的化學合成維生素A對動物進行靜脈注射。沒有人，我再重複一次，沒有一個人會一次吃那麼多維生素A，這種情況絕對、絕對不會發生。

其次，肝裡面的維生素A是天然的，沒有化學合成維生素A的毒性。

而且一片肝的維生素A含量還比兩根胡蘿蔔少！第三，有一項在羅馬進行的研究，發表在1999年1月的《畸形學》（Teratology）期刊，發現120名每天暴露在50,000 IU以上維生素A的胎兒，出生後並沒有先天性畸形。第四點，1998年瑞士學者發表在《國際維生素與營養學研究期刊》（International Journal of Vitamin and Nutrition Research）的研究報告，指出他們測量懷孕婦女血中維生素A含量，發現每天30,000 IU維生素A跟新生兒缺陷並沒有關聯（一片肝含有21,000 IU的維生素A；一根胡蘿蔔含12,000 IU。）

有趣的是，二次世界大戰之前出版的營養學教科書建議婦女要經常吃肝。我每次覺得快要感冒前，都會吃高劑量的維生素A（50,000 IU），我知道有好幾位營養學家也會這樣吃。重點是小牛肝的維生素A含量（比我們現在講的量少更多）對任何人都沒有威脅。但這只是我的看法，懷孕的人還是應該找醫學專業討論飲食與營養內容。

野味（水牛肉、鹿肉）

前面提到所有關於食草、放牧牛肉，也都適用在野味。人類在基因組成上，還是適合吃舊石器時代老祖宗出去捕獵來的東西，也就是可以在野外打獵、捕魚、摘採到的食物。科羅拉多州立大學健康與運動科學系教授，也是《史前飲食》（*The Paleo Diet*）作者柯丹表示：「人類在五百代之前，以及更之前的二百五十萬年間，都是這樣吃的。這種飲食最適合我們。這種一生的營養計畫才會讓你的體重恢復正常，同時也會促進你的健康。」

信不信由你，舊石器時代的人都很結實苗條，也沒有心臟病、糖尿病，和其他嚴重困擾西方社會的健康問題。但他們壽命不是都很短嗎？沒錯，不過他們應該是受到惡劣的環境和長毛象威脅所苦。我們平均壽命是延長了，這要拜新生兒死亡率降低、不必再暴露在惡劣環境中，還有現代醫學所賜。然而，比較一下老祖宗和現代人的飲食，再看看那一長串現代人引以為苦的各種退化性疾病，不管是現在還是幾百年前，依然是解不開的謎。重點在於，如果你想知道哪些食物最適合人類消化系統，只要看這幾百年來人類依靠哪些基本食物維生就夠了。這些食物其實就是人類可以獵得到的野生動物，還有可以採集到的根莖類、漿果、堅果、野菜和水果等天然食物。

吃野味可降低心臟病風險

舊石器時代的人究竟吃什麼？答案是野生動物的肉。這些肉品跟現在商業化販售的肉相較，好油脂的比例較高，也包括一些飽和脂肪。牧草飼養的肉比穀類飼養的肉，有高出二至四倍的omega-3脂肪酸。野生動物是良好的蛋白質來源，還有大量的維生素B群，包括B_{12}，與易吸收的血紅素鐵。還可提供鉀（有助身體細胞正常運作）、磷（健康骨骼與牙齒必需營養素）、鋅和可抗癌的珍貴礦物質硒（3盎司或85克的野牛或水牛肉佔每日鋅攝取建議量的四成）。野生動物肉中的omega-3對omega-6的比值很健康，對降低心臟病風險很有幫助。

野生動物不是在圈養的工廠式牧場長大的，所以沒有一大堆抗生素、類固醇、生長激素和其他商業化豢養動物體內常有的毒質。

現在超市賣的東西：所有的冷凍乾燥食品、濃縮果汁、快煮餐、電視餐、「起士食品」、包裝零嘴、大量的鈉、糖、反式脂肪、人工色素和增甜劑等，都是在二十世紀末期才出現的。1961年以前還沒人聽過麥當勞，但人類從出現在地球上就開始吃野味了。想想看，哪種飲食類型更自然？

雞蛋 ★

關於雞蛋的好處，我只能說難以用筆墨形容：這是大自然賦予的超完美食物。雞蛋供給充足、便宜，煮法多變，含有豐富的維生素，也是地球上最佳的蛋白質來源之一。過去幾十年科學家常用來評估蛋白質品質的四項標準裡面，其中三種（蛋白質效率、生物價與蛋白質淨利用率）都顯示雞蛋遠優於牛奶、牛肉、乳清蛋白和大豆等其他蛋白質來源，得到最高分。（在第四項蛋白質消化率校正之胺基酸分數中，上述五項都得到滿分。）

吃蛋黃的一百個理由

雞蛋究竟哪裡值得大書特書？除了上面提到它是最佳的蛋白質來源，所有九種必需胺基酸也全都集合在蛋黃裡，而且蛋黃還富含維生素以及會保護眼睛與心臟的營養素。蛋黃是提供膽鹼（choline）最好的來源之一，雖然膽鹼不是維生素，卻是非從飲食當中攝取不可、維持健康的必需營養素。膽鹼對維持心血管與腦功能正常、促進細胞膜健康都很重要，它也是磷脂膽鹼（phosphatidylcholine, 磷脂質的一種，很受歡迎的卵磷脂營養補充品中約含10%到20%的磷脂膽鹼）的重要成分。如果體內沒有足夠的磷脂膽鹼，肝臟就會開始累積脂肪和膽固醇。

你是否意識到這個弔詭之處？很多人不吃蛋黃，是因為擔心膽固醇問題，但是蛋黃中的膽鹼卻能夠預防肝臟累積膽固醇和脂肪！蛋黃與牛肝都是含量非常豐富的磷脂膽鹼膳食來源。一顆大一點的蛋所含300微克膽鹼全都在蛋黃裡，而且還有315微克

的磷脂膽鹼。

除此之外，膽鹼還有很多值得一提的優點。它在體內的代謝過程中會形成甜菜鹼，有助於降低可能引發心臟病的胱胺酸。磷脂膽鹼是地球上對肝臟最好的營養素之一，在歐洲，它被用來治療肝病，許多營養學家也建議治肝療程應將其納入。肝臟代謝的地點通常是在細胞膜，而磷脂膽鹼又是所有生物細胞膜主要成分之一，可保護肝臟不受到各種毒素的侵害。另外，人體主要神經傳導物質乙醯膽鹼（acetylcholine）的生成，也需要用到膽鹼。我們的記憶力和思考功能更是不能缺少乙醯膽鹼。根據《醫師用藥指南》一書，腦中有適量的乙醯膽鹼，可預防包括阿茲海默症在內的幾種失智症。所以雞蛋跟魚一樣，都是極佳的大腦食物！

雞蛋促進眼部健康

蛋也是「眼睛」的食物。蛋裡面含有葉黃素和玉米黃質，是最新發現的護眼超級營養素。葉黃素存在於視網膜的黃斑部，會過濾陽光與室內光線當中有害的——藍光。

紐約驗光師麥可・吉傑（Michael Geiger），也是《眼睛自然保健法》（Eye Care Naturally）一書作者表示，

葉黃素和玉米黃質是最有效的眼睛健康營養素，這一點也沒錯。《營養學期刊》登出一篇研究，比較蛋黃和葉黃素補充品中的葉黃素，發現蛋黃的葉黃素生物利用率（指營養素的吸收率）較高。

油脂的存在，會提高類胡蘿蔔素的吸收率。而葉黃素本身是類胡蘿蔔素，由於蛋黃本身含有油脂，其中葉黃素的生物利用率就比菠菜高（菠菜不含油脂，需要外加）。如果你想特別加強眼睛健康，建議你同時吃菠菜和蛋，便可從這兩種營養巨人攝取到最大的功效，而蛋黃的油脂也會提高吸收率。在自然狀態下，葉黃素和玉米黃質像是連體嬰一樣共同存在，也經常被視為同一單位來測量，比較大顆的蛋含有215微克的葉黃素和玉米黃質。

吃蛋預防乳癌

最近有一項研究發現，在兩種能預防乳癌的主要飲食型態中，吃蛋就是其中之一。《癌症流行病學生物標記與預防》期刊有一篇研究，發現華人女性移民到香港再到美國之後，乳癌發生率陡升為兩倍。這個研究觀察了飲食改變和兩項顯著的型態：其一是蔬果攝取最高的女性較不易罹患

乳癌。這個發現並不令人驚訝，但是第二個發現就比較引人注意：吃蛋最多的女性也是一樣，最不容易發生乳癌。每週吃六顆蛋的女性跟只吃兩顆蛋的女性相比，乳癌發生率風險降低了44%。

蛋除了有優質的蛋白質、葉黃素和玉米黃質、膽鹼和磷脂膽鹼之外，還有十五種微量維生素與礦物質。如果以每日身體需要量百分比來看，一顆大的蛋提供的核黃素（維生素B_2）佔18%、維生素B_{12}佔14%、重要的抗癌微量礦物質硒佔29%。不僅如此，吃蛋還會讓你變美！它的高硫含量會強健毛髮與指甲。很多人如果攝取太少的硫或維生素B_{12}，在飲食中添加蛋之後，常發現頭髮生長的速度變快。

Omega-3營養強化雞蛋好嗎？

最近超市裡湧入大量的omega-3營養強化雞蛋，如同我在本章開始關於肉品的介紹，能夠自由活動的雞所生的蛋omega-3含量較高，而且有些公司也推出omega-3營養加強蛋。如果買得到，一定要買。

坦白說，我常吃生蛋，就加在冰沙或是蔬菜汁裡面喝下去。在你倒抽一口氣之前，我必須聲明那是來自健康母雞的雞蛋，很少受到沙門氏菌的

汙染。事實上，根據美國農業部2002年發表於《風險分析》（*Risk Analysis*）期刊的研究，美國年產690億顆雞蛋中，只有0.03%的感染比例。我的好友馬克拉醫師（www.mercola.com）表示，如果你買的是高品質、有機飼養的omega-3強化土雞蛋，感染的風險幾乎等於零。沙門氏菌通常是來自生病的雞隻，如果不把雞關在擁擠、暗無天日、令人作嘔的環境中，家禽致病的機會比較小。

你也許注意到了，不少提供本書十大健康食品的專家都提到雞蛋，但是也都特別註明特定的煮法。那是因為煮的時候，越少去翻炒或讓蛋黃接觸到越少的氧氣，膽固醇氧化的機會就會越少。

料 理 很 簡 單

對於要求完美、有健康概念的運動員來說，最健康的方式就是使蛋暴露於氧氣中的機會減到最低，而水煮荷包蛋跟水煮蛋都能使氧化作用達到最低。當然，另一種方式就是生吃雞蛋（雖然我跟那些專吃生蛋的人還差一大截）。我則是採取中庸之道，經常吃炒蛋，只要一炒完就離鍋吃掉，減少蛋暴露於空氣中的時間。此外，我很少會去碰那種自助餐檯上的炒蛋，那已經放好幾個小時了，不建議大家吃。

還有一件事，算是拜託大家，不要再只吃蛋白了！要是看到任何一個健康、朝氣蓬勃、肌肉發達、運動型的年青人，吃早餐時點一客蛋白蛋捲，我一定會跳起來！請聽仔細：蛋黃對你很好，它是營養的一部分。《哈佛健康飲食指南》（*The Harvard Medical School Guide to Healthy Eating*）提到，「從未有研究顯示多吃雞蛋的人比少吃的人更容易得到心臟病。」

瑪麗‧丹‧伊德斯醫師（Mary Dan Eades, M.D.）與
麥克‧伊德斯醫師（Michael Eades, M.D.）

麥克‧伊德斯與瑪麗‧丹‧伊德斯是我很要好的朋友，非常聰明也很投入工作。他們兩位積極鼓吹低醣飲食，著作包括《蛋白質能量》（*Protein Power*）、《規劃一生的蛋白質能量》（*The Protein Power Life Plan*）、《永保苗條：維持低醣減重效果》（*Staying Power: Maintaining Your Low Carb Weight Loss for Good*）以及《簡易美味低醣食譜》（*The Low Carb Cook-woRx Cookbook*）。

• 專屬網站：www.proteinpower.com。

❶草飼牛肉、豬肉、羊肉　優質蛋白與油脂的補充來源，不含生長激素、抗生素或毒素。

❷土雞與土雞蛋　以人道方式飼養、不貴、優質蛋白與膽固醇的供給來源。（作者補充：這裡提到補充膽固醇並沒有寫錯，膳食膽固醇有助於調節體內的膽固醇生成。如果不從飲食當中取得，身體還是會自行製造。膽固醇是身體所有重要激素的基礎分子。）

❸油漬沙丁魚罐頭　在所有魚類當中，沙丁魚的重金屬和其他毒物汙染程度最低，又富含必需油脂。油漬的沙丁魚罐頭最好，用橄欖油或水也可以，但不要買浸在大豆沙拉油或蔬菜油的沙丁魚。

❹椰子油　富含月桂酸，對免疫健康有重要影響。在高溫下很穩定，適合用來炒菜、油炸或烘烤。

❺綠花椰菜芽　蘿蔔硫素的含量高居食品第一名，很適合做生菜沙拉或生菜捲。如果買不到綠花椰菜芽，可從其他十字花科蔬菜（綠花椰菜、白花椰菜、高麗菜等）當中攝取相同的營養素。

❻菠菜（其他深色蔬菜）　營養豐富，特別是葉酸，不含任何碳水化合物。

❼番茄　富含鉀質與茄紅素，怎麼煮、怎麼吃都好。

❽石榴　強效抗氧化物，既好吃，營養價值也高。

❾芹菜根　具備馬鈴薯所有的優點，煮法也相同，卻無澱粉的負擔。

❿漿果　水果之王，富含抗氧化物、纖維，風味絕佳。

9 / 魚類與海鮮

「專家」提供的建議經常令人混淆，甚至互相衝突，很少有意見一致的時候。只有少數幾點是大家互有共識的：一、多吃蔬果；二、海鮮是地球上最健康的食物之一。

魚是高蛋白、低卡路里的食品，對健康的好處很多，有些還是營養界超級明星。富含omega-3脂肪、汙染程度低，來自野外或是人工養殖，符合生態原則的魚種，包括阿拉斯加野生鮭魚（新鮮、冷凍或罐頭）、大西洋鯖魚與鯡魚、沙丁魚、黑鱈、鰻魚和養殖牡蠣。

白肉的魚含有大量維生素和礦物質，且熱量非常低。大部分魚類的油脂當中，促發炎性的omega-6脂肪非常少（養殖鮭魚是可能的例外）。

在本書進行增修之際（2017），美國食品藥物管理局（FDA）以重度汞汙染為由，列出一長串建議避免食用的魚類清單。大西洋馬鮫（king mackerel）、旗魚、深海橘鱸、鯊魚、劍魚、墨西哥灣的馬頭魚和大眼鮪魚皆是榜上有名。

吃魚，生個聰明寶貝

在一場由美國、挪威、加拿大、冰島政府贊助，聯合國糧食及農業組織（FAO）協辦的會議中所發表數篇科學研究報告都建議，即便現在有海洋汙染的問題，所有人，特別是懷孕和哺乳婦女與兒童，每週都應該吃兩次海鮮（見第258頁「汞汙染隱憂？」）。野生鮭魚、蝦、綠鱈、鱈魚、罐裝低含汞鮪魚（light tuna）和鯰魚等魚類，都富含omega-3脂肪酸、碘、鐵與膽鹼等對腦部發展很重要的營養素。科學家發現這些營養素可能有助於降低讀寫障礙、自閉、過動與注意力缺失的影響。還有研究發現這些營養素跟嬰幼兒智力也有關聯。

最低目標：一週吃兩次

美國心臟協會提出一週至少要吃兩餐魚的建議，也被美國政府納入飲食指南中。海產的營養素有助於降低心臟病死亡風險，並預防許多慢性健康問題或重大疾病。吃海鮮能減少罹患心血管疾病、癌症、阿茲海默症、

241

中風、糖尿病，以及發炎性疾病如類風溼性關節炎的風險。事實上，《美國醫學會期刊》在2016年刊登的論文中，就提出海鮮即使一週只吃一次，也有可能降低阿茲海默症的罹病風險，儘管魚腦的汞含量偏高。該論文的主要作者瑪莎·克萊爾·莫利斯醫師（Martha Clare Morris）在接受《延年益壽》（Life Extension）雜誌訪問時，表示「這項研究提供的證據告訴我們，汞暴露程度升高，與失智症大腦病理的增加並不相關」。

對了，我會不厭其煩重複吃魚的好處，但希望大家不要誤會，我絕對不是指那些「在回鍋蔬菜油裡油炸，成分不明的魚排」，或是速食店、美食街類似炸魚排的基因改造食品。我講的是真正的魚。研究指出，用烤的魚會比加工和油炸的方式更能留住營養素。這個大家應該都知道，不是嗎？處理跟烹煮生鮮海產時，不管是魚類或貝類，都要和處理生肉一樣很小心，才能避免不必要的病毒或細菌汙染食物。

有名的富萊明罕心臟研究計畫主持人威廉·卡斯特里醫師（William Castelli）在1980年代曾說過：「我很樂見美國人一週吃三到四餐的魚。」

這個建議現在聽起來還是過於保守，但在那個年代是可以理解的。人們對於營養與健康知識真的沒有想像中來得多，而且常要用猜的。塔夫茲大學富利曼營養與政策學院院長莫查法理安在2016年7月5日的《紐約時報》訪問中談營養，「二十年前……必須知道的事，我們只知道10%，現在已提高至40%到50%。」

或許二十年之後，我們會發現吃魚有害健康也說不定。又或許我們發現一週吃兩次魚的頻率應該加倍。沒人能預測未來，不過如果要打賭，我會賭後者。

甲殼類

甲殼類是有殼水生動物兩種主要分類之一（另一種是貝類），指有附肢、身體由若干體節所構成的節肢動物。而且都很好吃！

螯蝦

螯蝦又稱小龍蝦，是龍蝦的淡水版，幾乎世界各地都有。根據洛杉磯自然史博物館的資料，全世界被辨識

出的甲殼類動物已超過七萬多種。美國東南部有世界上最豐富多樣的螯蝦品種，可當成龍蝦來料理，蒸、煮、炒、炸、烤皆宜，在路易斯安那州是廣受喜愛的食材。

大蝦

大蝦基本上就是大型的蝦子，不過各地有不同的區分法。歐洲和一些亞洲國家認為大蝦是長觸角、嘴呈鋸齒狀的大型十足目動物，有些品種比較細長，尾巴向下彎曲的幅度也比較不明顯；而美國人只是把體型大的蝦子稱作大蝦。有一種很多人喜歡的草蝦（Black Tiger, 又稱黑虎蝦），可以長到一呎，黑殼鑲黃色條紋讓它贏得「黑虎」之名。美國人最常買到的，是來自亞洲草蝦養殖場的冷凍草蝦。

蝦子

在七十四萬種已知的甲殼類動物當中，蝦子是唯一的海生節肢動物。它是全世界最受歡迎的甲殼類，可能也是最受喜愛的海鮮之一。這不是沒有原因的，蝦子沒有什麼脂肪、高蛋白質、營養豐富，又很美味，對有些人來說是最理想的食物。

首先，蝦子是補充蛋白質非常好的來源，而且熱量很低。一份3盎司（85克）的蝦子有17克蛋白質，熱量只有90大卡。九種必需胺基酸，蝦子全部都有，還有少量到適量的九種重要礦物質，其中包括具抗癌效果的硒，每3盎司就可供應每日身體需要量的46%。

另外還有蝦紅素。也許很少人聽過這個東西，不過蝦紅素是水生動物專有的天然色素，屬於類胡蘿蔔素的一種，是使鮭魚肉呈粉紅色的物質。鮭魚獲得蝦紅素的主要來源就是吃蝦子這類甲殼動物，尤其是磷蝦。蝦紅素為什麼值得我們重視？原因在於，這種橘紅色素跟其他廣為人知的類胡蘿蔔素（如 β-胡蘿蔔素和葉黃素）都具有相當活潑的抗氧化作用（而且蝦紅素的抗氧化能力在三者中最高，是 β-胡蘿蔔素的十倍）。有研究指出，蝦紅素的抗氧化效果甚至是維生素E的一百倍，而蝦子正好含有豐富的蝦紅素。許多水生動物體內都有的蝦紅素，具有多種重要的生物功能，包括抵抗必需多元不飽和脂肪酸的氧化作用、抗紫外線影響、維生素A先質活動、免疫反應、色素沉著、傳導，還有助生育。鮭魚和蝦子體內的蝦紅素被認為是幫助魚蝦正常發育和延續生命，具有類似維生素功效的物質。雖然我們還在摸索蝦紅素促進人

243

類健康的潛力，不過我有充分的理由相信它對我們的健康是有幫助的。

龍蝦

是大型的甲殼類動物，外殼堅硬，十足當中的前兩足演化成螯。在今日被視為上等食材的龍蝦，十九世紀時卻因為供應充足，被用來做為魚餌或肥料。龍蝦的身體、尾巴和腳都有豐美結實的肉，龍蝦肝跟龍蝦卵也都可以吃。

龍蝦的遷徙方式很有趣。牠們在秋季會整群移居到較平靜的海域。移動方式是成群結隊，不分日夜地在海底前行達數日之久，每一隻都會用自己的觸角接著前一隻同伴，整齊地列隊行進。

就每盎司的營養含量來看，龍蝦跟蝦子很相似，只有一點小差異。3盎司（85克）的龍蝦肉有95大卡左右的熱量，含有將近19克的優質蛋白質，還有全套九種必需胺基酸。龍蝦內可抗癌的微量礦物質硒含量比蝦子更高（3盎司可提供每日所需56%的硒），還有每日所需32%的鋅，以及其他七、八種礦物質。龍蝦的維生素B$_{12}$相當高，只要3盎司（85克）就能提供達50%的每日需要量。

小常識

蝦跟其他貝類過去曾因高含量的膽固醇而聲名狼藉。幸好現在已經不是如此了。美國政府最新版的飲食指南便明白指出：「不需要擔心」膽固醇。此外，主流醫學觀點也逐漸認可，來自蝦或蛋等食材的膽固醇跟血中膽固醇的關係並不大。

有篇發表在1996年《美國臨床營養學期刊》上的論文，是洛克斐勒大學一項以蝦為主要飲食內容的實驗。受試者每天吃300克的蝦，血中膽固醇微幅升高，但是HDL（好）膽固醇增加的程度遠高於LDL（壞）膽固醇，整體的膽固醇比率因而有所改善。另一個附加效果，就是吃蝦子的人三酸甘油酯（心臟病的顯著危險因子）竟然大幅下降。結論就是：蝦子和蝦類食物裡的膽固醇，對大部分人的健康都不會帶來負面影響。

但如果吃軟體動物，最好還是要注意過敏反應。尤其海鮮中毒經常會被誤認為是過敏，所以千萬要記住，最好跟值得信賴的店家買，不但食材要新鮮，烹煮時也要有正確的衛生清潔觀念。

貝類

貝類包括海中所有帶殼生物（藤壺例外），是動物界中數量非常龐大的一群，已知的種類高達八萬多種。

貝類一直是人類最方便的食物來源。潮間帶生長的淡菜與牡蠣、淺灘上的蛤蜊，還有其他在海中棲息的各種貝類，一直以來都是人類簡單、易取得的食物來源。不少從考古遺跡中挖掘出的證據，都發現大量海洋生物的殼所堆積的貝丘。貝類食物幾乎只含蛋白質，油脂非常少，還有大量的礦物質，包括鋅和銅。

蛤蜊、淡菜與干貝

蛤蜊是地球上含鐵質最豐富的食物之一，比牛肝高出很多倍，只要3盎司（85克）便能提供我們每日維生素B$_{12}$需要量的700%，鐵質則達66%。3盎司（85克）的牡蠣也不錯，可以提供每日維生素B$_{12}$需要量的271%，抗癌的微量礦物質硒則達到43%。3盎司（85克）生藍淡菜的錳含量佔每日需要量百分之百以上。錳是重要的微量礦物質，對生長發育、生育、傷口癒合、腦功能，以及糖、胰島素與膽固醇的正常代謝等，都有關鍵性的作用。淡菜還有一些硒，同樣3盎司可提供每日需要量一半以上。最後是干貝，雖然不是營養界的大牌明星，不過干貝肉本身就有八成以上的蛋白質，每3盎司就高達15克，熱量卻非常地低，還附贈至少

十八種維生素與礦物質。

牡蠣

牡蠣常被喻為「海中的牛奶」，是自然界中含鋅比例最高的食物之一。一碗（248克）瀝掉水分後的牡蠣可提供超出每日需要量許多倍的鋅，遠勝過等重的牛肝。足夠的鋅可增強人體的免疫系統，對男性生殖力與生殖系統的健康非常重要，這也許是牡蠣贏得助性美名的由來。（另一個原因也許是牡蠣特殊的性傾向，牠們一生中至少會變性一次。通常出生時是公的，死亡時是母的。這究竟是怎麼回事？請讀者自己找答案吧！）牡蠣也是很好的補腦食物，能使人提神而愉悅。牡蠣內含的蛋白質可提供腦部大量的酪胺酸（tyrosine，一種胺基酸），使其轉化為負責愉快感和神

245

經傳導的多巴胺。

有些牡蠣會製造珍珠母（nacre, 鈣質與蛋白質混合物質），也就是用分泌物將掉進牡蠣殼中的沙粒一層一層包裹起來，最後會逐漸硬化，變成光滑的珠子……就是我們所知道的珍珠。

鯖魚

長久以來，鯖魚一直沒有受到應有的重視。舉例來說，2006年《紐約時報》刊登食物專欄作家瑪麗安·布洛斯（Marian Burros）一篇名為〈鯖魚萬歲〉的文章。整篇文章對鯖魚的健康與環保效益大大讚揚了一番。它開頭是這麼寫的：「有些不是當紅的魚類，就像舞會裡怕生的年輕人，魅力尚未展現，只能靜待時機到來。大西洋鯖魚給人的印象是戴著口袋保護套和角質框眼鏡的傳統食物，但只要多加注意，一定會發現牠暗藏閃耀的光芒。」

大西洋和太平洋都有鯖魚的芳蹤，不過大西洋鯖魚（又名波士頓鯖魚）比較受歡迎，也是我比較推薦的魚種。

各種鯖魚，多樣選擇

大西洋鯖魚跟鮪魚是親戚，經常在大西洋冷水區形成廣大的魚群，非常長壽，壽命可達十七年之久。在1870年以前，所有在新英格蘭外海捕到的鯖魚都是在船上直接鹽漬，再賣到波士頓。新鮮鯖魚很容易腐敗，若不馬上用冰塊保存，很快就會散發出濃濃的魚腥味。

油亮光滑、尾鰭分叉的鯖魚，魚肉分為紅色的外表肉和淡色的裡肉兩種。市面上看得到的鯖魚，有做成罐頭、一整隻賣，還有魚片或魚排。大西洋鯖魚很常用來做成生魚片。太平洋鯖魚（也稱竹莢魚）通常被做成罐頭。土魟魚（Spanish mackerel）紅肉的部位非常少，味道比起其他鯖魚類溫和。大西洋馬鮫的肉質結實，味道很特殊。棘鰭（wahoo）跟大西洋馬鮫（king mackerel）是近親，為亞熱帶魚種，風味特殊，也常用來做生魚片。佛羅里達鯖魚（cero mackerel）常出現在佛州沿岸，魚肉油脂少，味道比其他品種更為鮮美。太平洋鯖魚（又稱

美國鯖魚、花飛或青輝）是味道較為強烈的高油脂魚。

鯖魚受汙染程度小

《紐約時報》專欄文章大力推薦鯖魚，除了好吃和健康之外，還提到「海洋生機」（Oceans Alive）網站（隸屬環境保護基金會）將大西洋鯖魚列入「最佳海鮮選擇」名單中。雖然該網站已經關閉，但一項致力健康永續海產的計畫「看守海鮮」（Seafood Watch），依然將鯖魚列入十大優選名單內。（編註：此項「看守海鮮」計畫由美國蒙特利灣水族館發起，透過分析漁業報告及科學論文、詢問漁產專家，將市面上常見的海產依照「永續海鮮」的概念分類評鑑，製作出海鮮選購指南。）

鯖魚不只是富含omega-3脂肪酸，也很少受到環境汙染影響。來自遠洋漁場而非養殖漁場的鯖魚，主要以圍網和拖網的方式捕獲，較少經由混獲（by-catch），可放心地一週吃一次以上。

3盎司（85克）鯖魚約有20克蛋白質和豐富的健康油脂，不過在各地區的含量稍有不同。3盎司的太平洋鯖魚含有6克單元不飽和脂肪和1.5克的omega-3，而3盎司大西洋鯖魚有3

克的單元不飽和脂肪和1克多的ome-
ga-3。不過這兩者都是抗癌微量礦物質
硒的良好來源，能提供每日需要量的
一半以上。太平洋鯖魚的維生素B$_{12}$
（佔每日需要量的六成）已經很高，
但號稱B$_{12}$重量級的大西洋鯖魚，含
量是太平洋鯖魚的五倍以上，馬上扳

回一城。

沙丁魚★

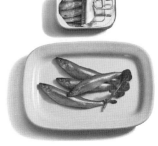

沙丁魚是裝在罐頭裡的健康食品。

有一次我和傑出的紐約營養學家兼作家格西亞博
士到邁阿密海灘，為一群個人健身教練共同主
持一場營養座談，兩人在空檔開著車在飯店四周
繞，想找點健康的東西吃，但什麼也沒有。好在格西亞是土生土長的邁阿密
人，他把車開到一家當地的酒窖，到店裡買了兩罐沙丁魚罐頭和兩支塑膠叉
子，既好吃又吃得飽。從那時起，我便把沙丁魚列入我的十種最健康食品清單
中，它也是地球上最方便的食物。

沙丁魚飽含健康的omega-3油脂

　　沙丁魚裡面含豐富的omega-3脂
肪，而omega-3的好處更是多得不得
了（詳見第254頁的「鮭魚」）。在
美國做的流行病學研究指出，只要每
天攝取0.5克omega-3，就可以顯著降
低心血管疾病的風險（美國人的平均
攝取量遠低於此）。Omega-3有助於
情緒、思考、血液循環，以及提升葡
萄糖與胰島素的代謝，能降血壓和預
防心臟病。很多健康作家（包括我本
人）把omega-3稱為「健康分子」。
也有很多書籍介紹這種油脂的健康效
益，有些人估計沙丁魚的omega-3油
脂跟鮭魚一樣多，有些估計沙丁魚只
以些微差距落居第二名。不管排名如
何，你都可以從這一小罐沙丁魚罐頭
獲取足夠的美妙油脂。

　　這罐完全無毒無害的魚罐頭，除
了健康油脂之外，還有鈣質，不同的

魚種可提供每日身體需要量從25%到38%的鈣質。沙丁魚也含有鐵、鎂、磷、鉀、鋅、銅和錳，當然還有完整的維生素B群，更是非肉類維生素B12的來源。只要一小罐就有高達身體需要量150%的維生素B12。

沙丁魚是補充硒很好的來源。這種具抗癌功效的微量礦物質非常重要，許多研究都發現只要硒攝取量提高，罹患癌症的風險便隨之降低。而一罐沙丁魚罐頭可提供每日需要量58%到75%的硒。

藍迪·哈內爾（Randy Hartnell）是活力選擇公司（Vital Choice, Inc.）董事長，也是三代阿拉斯加漁民之子。他指出沙丁魚的生長非常永續，「牠們不需要可耕地、淡水、肥料、殺蟲劑、疫苗、人工色素、香料或防腐劑。沙丁魚是人類僅存的純天然野生有機食物。」

至於汞汙染，沙丁魚不像大型魚那麼值得擔心。這種魚體型小，生命週期相對較短，幾乎在海洋食物鏈的最下層，所以像是汞和多氯聯苯等汙染物的生物累積程度，遠低於生命週期長、吃其他魚類維生的大魚。

購買和食用沙丁魚時，請注意以下三件事：

■ 沙丁魚的品質好壞會受到一些因素影響，包括何時捕撈、裝罐時魚是新鮮或冷凍的，還有浸泡用油的品質。幾乎沒有人使用認證特純橄欖油，如果有的話一定要買。「一分錢一分貨」也適用沙丁魚罐頭。

■ 很多人因為過去買到便宜、劣質的罐頭產品而對沙丁魚產生誤會，其實這是非常美味的健康食品。

■ 有些製造商為了壓低成本，會把冷凍魚運送到工資低的國家（如越南、泰國等地）加工，這會使得產品品質惡化並大為提高食物里程。

小常識

要吃沙丁魚，最好買用沙丁魚油保存的罐頭。雖然比較難買到，但花時間尋找是值得的。千萬別怕油脂，因為沙丁魚的油是很棒的東西！如果買不到沙丁魚油做的魚罐頭，用橄欖油做的也可以。千萬不要買泡在蔬菜油裡面的，因過度加工處理的蔬菜油含大量易促進發炎的omega-6脂肪，對你一點好處都沒有。如果真的想少吃油，就買番茄醬或芥末醬口味的沙丁魚罐頭，只要不是蔬菜油都好。

我喜歡向活力選擇公司買沙丁魚，還有鮭魚和其他野生魚種。我的網站有這家公司連結，十年前有，現在還是有，表示我尚未發現更好的供應商。

9
魚類與海鮮

鮪魚

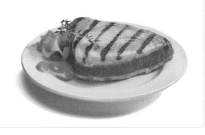

罐頭鮪魚是美國第二受歡迎的海鮮食品,第一名是蝦子。如果其他健康食品也這麼當紅,那麼大家絕對會健康許多。

所有之前提到的海產好處,當然也適用鮪魚。雖然它的omega-3脂肪含量沒有鮭魚或沙丁魚那麼多,但仍可算是油魚家族,一份鮪魚的確含有部分健康的omega-3脂肪。不過,食物的來源還是最重要的關鍵。

水煮或油煮,哪一種比較好?

家喻戶曉的大廠會把魚煮過兩次:第一次先在架上烘烤,大量流失對人體有益的油脂,接著去骨、裝罐、放香料和其他添加物,然後再煮一次。大廠牌的罐頭鮪魚通常只有不到0.5克的omega-3。雖然有比沒有好,但沒有人會為了這個大書特書。

另一方面,小廠牌的公司通常會將生魚直接裝罐,只煮一次,比較有機會保留魚自然的油脂和肉汁。很多小公司都是家族經營,用魚鉤在太平洋捕魚。當魚上鉤,被拖上船時,馬上就地冷凍。大公司捕鮪魚的方式則是在大西洋採鮪延繩釣漁法,一天只收一次。

接下來談的是水煮和油煮鮪魚之爭。很多人怕油,所以不想買泡在油裡的魚罐頭,但事實上這種做法比較容易留住omega-3脂肪。可是大家幾乎都會先把油瀝掉,omega-3也就隨著油被沖走了。換成水煮的,大家不會瀝水,但是用水煮方式本來就不會有什麼omega-3。所以最好購買有油的,吃的時候也不要瀝油,否則就直接買水煮鮪魚。我建議去找小公司生產、品質較佳的鮪魚罐頭。

42克蛋白質
全在一罐低含汞量鮪魚罐頭內

鮪魚的營養成分會依製造商、鮪魚種類(大西洋鮪魚、太平洋鮪魚、白鮪魚、低含汞鮪魚)跟裝罐法(水或油)而不同。但所有鮪魚都是很棒的蛋白質來源,所有必需胺基酸或是其他胺基酸,含量都十分豐富。一罐低含汞鮪魚罐頭,不管是水煮或瀝過油的,都可以帶來42克高品質的蛋白質,熱量在200大卡以下。這樣一

罐鮪魚罐頭還含有分量超過每日身體需要量100%的菸鹼酸，維生素 B_6 達29%，維生素 B_{12} 達82%。

什麼品種都好

鮪魚也是抗癌礦物質硒的超級供應來源。水煮鮪魚一罐可提供每日身體需要量的兩倍。即使一罐分兩次吃，一天一次還是可以攝取到足量的重要營養素——硒。

鮪魚排的omega-3含量可能會比較多，不過也可能有更高的汞汙染（關於汞汙染議題，請見第258頁的完整討論）。3盎司（85克）的黃鰭鮪或藍鰭鮪（南方黑鮪）營養價值也很高，熱量不到150大卡，卻有將近25克的上等蛋白質。但這兩種還是稍有不同，黃鰭鮪幾乎不含 B_{12}，而3盎司黑鮪魚的維生素 B_{12} 卻可佔每日身體需要量150%。

不管什麼品種，只要是鮪魚我都喜歡，也是我在壽司店的最愛。

白肉魚

想得到專家一再推薦、種種有關吃海鮮的好處，白肉魚會是最好的選擇。雖然不像高油脂魚（如鮭魚、沙丁魚等）那樣可提供豐富的omega-3脂肪酸，但是白肉魚還是有其他值得推薦的優點。白肉魚只是omega-3含量較少，不代表沒有，這種健康的脂肪酸在其他類食品中幾乎找不到，所以即使是少量也彌足珍貴。

白肉魚油脂含量少、熱量低，卻有豐富的優質蛋白質。以鱈魚為例，一份3盎司（85克）就含有20克非常棒的蛋白質，熱量只有100大卡（一整塊魚片也很有營養，200大卡以內就給你高達41克蛋白質）。鱈魚也富含維生素B群和礦物質，特別是對全身都很重要、又能抗癌的微量礦物質硒，一份3盎司的鱈魚就能提供每日身體需要量的一半。

深海橘鱸（orange roughy）和鱈魚的蛋白質與熱量成分類似，但是深海橘鱸的硒含量更高，3盎司（85克）可提供每日身體需要量百分之百以上。研究發現，硒的攝取和癌症發生率降低是有關聯的。不過，深海橘鱸

在2017年被非營利組織「食品與水資源觀察」（Food and Water Watch）網站列入黑名單（詳見下頁）。比目魚的硒含量介於鱈魚和深海橘鱸之間，不過在維生素、礦物質、蛋白質和熱量方面毫不遜色。這些魚全都是優選的食材。

瘦魚的味道通常很溫和，怎麼煮都很合適。這些魚的味道和肉質也都沒有太大差異，可以相互替代，比如把鱈魚換成比目魚，或石斑魚換比目魚……等。

鱈魚

大西洋鱈魚是新英格蘭區的主要漁產，也是美國最受喜愛的五大魚類之一。鱈魚肉白、質地結實、味道清淡。市面也有賣小鱈魚（不到3磅，約1.4公斤），吃起來比完全成熟的鱈魚更甜更嫩。在增修版撰寫階段，大西洋鱈魚剛被非營利組織「食品與水資源觀察」網站列為不建議食用的黑名單當中。

比目魚

這種相當普遍的鰈形目魚類，在美國各地的海岸幾乎都有，因為味道清淡、肉質纖細，一直是美國人喜愛的魚種。

比目魚家族包括正鰈（只在歐洲水域捕獲）、歐洲大口鰜（European turbot，一般俗稱多寶魚）以及牙（fluke）。冬季來自新英格蘭區的比目魚有時被稱為「檸檬鰈魚」（小頭油碟），其他的比目魚還有灰鰈魚（gray sole）、喬氏蟲鰈（petrale sole）或美洲美首鰈（rex sole）。如果在餐廳荣單上看到寫著多佛鰈魚（Dover sole），很可能就是來自英國（也許價格不菲），或者是美國人稱作「鞋底魚」的太平洋比目魚。

大比目魚

也是鰈形目魚類的一種，棲地在北大西洋與北太平洋海域。

深海橘鱸

這種小型鹹水魚產自紐西蘭，常被處理成冷凍魚片在市面販售。它受歡迎的原因也許是魚肉結實微甜，吃起來有類似比目魚的清淡口味。

綠鱈（阿拉斯加與大西洋綠鱈）

來自太平洋的阿拉斯加綠鱈常被做成魚柳或魚漿（或假蟹肉），是美國料理中常吃的魚類料理。

石斑魚（海鱸）

這個大家庭的魚有很多名稱：在美國東岸被稱為大西洋海鱸、玫瑰魚或紅魚；在美國西岸則被稱為岩鱈、太平洋海鱸或太平洋紅鯛魚（不過這跟鱈魚、淡水石斑和真正的紅鯛還是不同）。

髒髒十二，你應該避開的海鮮

「食品與水資源觀察」是一個非營利組織，致力於評估一百多種海鮮的食用對人體與環境帶來的影響。這個組織訂出了安全與永續原則，在2017年公布十二種未符合兩項以上標準的海鮮。名單如下：

1. 進口鯰魚：進口到美國的鯰魚有90%來自越南，而當地可任意使用的抗生素是美國法令禁止的。
2. 魚子醬：貝魯迦鱘魚和野生鱘魚都面臨過度捕撈。可改用美國湖鱘或是密西西比河鱘魚卵做成的魚子醬。
3. 大西洋鱈魚：雖然這是新英格蘭漁民的主要生計，但由於捕撈管理失策，再嚴重一些，就會被列入國際自然保育聯盟瀕危物種的紅色名錄。
4. 美國鰻魚：這種魚的多氯聯苯與汞汙染非常嚴重。
5. 進口蝦：整份名單中最髒的非它莫屬。進口蝦從頭到腳都被徹底汙染，從抗生素、化學物殘留到老鼠毛都有。
6. 大西洋比目魚：包括在大西洋沿岸所捕獲的比目魚、鰈魚、大比目魚。這些魚面臨過度漁撈和重金屬汙染。建議選擇太平洋大比目魚。
7. 大西洋鮭魚：由於大西洋鮭魚的數量非常稀少，現已明令禁捕。養殖場的魚跟野生魚相比，就如同工廠式飼養動物與草飼動物的分別。養殖場將成千上萬條魚放在狹小的箱網空間裡，投以穀類飼料，然後打抗生素。這些養殖場汙染海洋，使海洋成為疾病與寄生蟲的溫床。這也是我建議改買野生阿拉斯加鮭的原因。活力選擇公司所供應的三種鮭魚分別是：野生阿拉斯加紅鮭、野生阿拉斯加銀鮭，以及野生太平洋帝王鮭，都比大西洋鮭魚好。

253

8. 進口帝王蟹：帝王蟹要吃本地產的。出口到美國的帝王蟹多半來自未嚴格執行捕撈限額規定的俄羅斯。還有，俄羅斯帝王蟹很常被誤稱為阿拉斯加帝王蟹，但後者的捕撈作業與前者相比，更加的負責任。

9. 鯊魚：汞汙染是鯊魚上榜的主要因素，而吃鯊魚也會破壞海洋生態系統。當鯊魚數量減少，牠們的食物——魟魚，數量則隨之升高，然後大量貝類會被吃掉，進而破壞人類在沿岸設置的貝類養殖場。

10. 深海橘鱸：高度汞汙染，過度捕撈的程度嚴重到有些餐廳甚至拒絕販售。

11. 大西洋藍鰭鮪（北方黑鮪）：《紐約時報》曾經分析過，大西洋藍鰭鮪的汞汙染是所有鮪魚當中最嚴重的。這種魚已瀕臨絕跡。

12. 智利海鱸（圓鱈）：綠色和平組織估計，如果我們再不停止吃這種魚，五年內智利海鱸數量會少到無法進行商業捕撈。此外，這種魚的汞汙染非常嚴重。

野生阿拉斯加鮭魚 ★

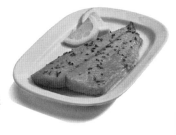

正式進入鮭魚之前，我先花點時間釐清一些問題。其實最大的問題是當我們在討論食物時，雖然用語一樣（比如鮭魚、肉或巧克力），但所講的東西不見得一樣，即便我們以為彼此有共識。

要知道，「狗」有黃金獵犬和吉娃娃，想要吉娃娃陪你玩飛盤，只能祝你好運。

如果要討論到鮭魚對健康的好處，我腦中會出現野生鮭魚，而你想的可能是養殖鮭魚，我們以為在談同一個東西，事實上卻是雞同鴨講。野生鮭魚和養殖鮭魚根本就是兩種不同的生物。

不清楚嗎？請接著往下讀。

這本書剛出版時，很多人不太知道野生與養殖鮭魚的區別。但人們慢慢明白鮭魚是很健康的食物，消費者對鮭魚的需求日增，卻不細究鮭魚從哪兒來。當時我就強調要盡量挑野生而非養殖鮭魚。這個主題到今日依然爭辯不休。（在網路上搜尋「養殖或野生鮭魚哪個好？」就知道爭論點在哪裡！）

人們對鮭魚的需求快速上升，而為了滿足市場需求，養殖鮭魚的供應量也跟著增加。《華爾街日報》（*Wall Street Journal*）在2015年報導，私人農產品企業巨擘嘉吉（Cargill）豪擲15億美元投資挪威的鮭魚飼料製造商EWOS AS。根據該報導，養殖漁業的產量已高出全球牛肉產出，而且賣得最好的……沒有錯，正是鮭魚。到了2017年，世界各地市面上所販售的鮭魚，有一半以上是養殖的。同時，全球野生鮭魚總數量只有十年前的一半。

　　大家都愛鮭魚的理由很簡單。鮭魚可說是最健康的食物之一，其中一項主因就是它飽含一種非常特殊的油脂，其健康價值比地球上任何一種食物都來得高。鮭魚體內含的油脂屬於omega-3脂肪，這類脂肪總稱為omega-3，事實上它包含三類脂肪酸（三類只是巧合）。關於omega-3脂肪對人體健康帶來的好處已經有十幾本書介紹。（關於omega-3的詳細介紹以及對人體的好處，請見本書第345頁）Omega-3有益心臟與腦部健康，在抗發炎、血液循環、記憶力、思想、血糖控制方面也都有正面功效。我們都知道鮭魚是地球上最佳的omega-3來源之一。

　　鮭魚不僅是omega-3脂肪的絕佳來源，也含有優質的蛋白質。3盎司（85克）野生鮭魚可提供超過18克頂級蛋白質，還有360毫克的鉀，以及每日身體所需五成的重要抗癌微量礦物質硒。另外也含每日身體需要量50%以上的維生素B_{12}和30%的菸鹼酸。

養殖vs.野生：哪裡不同？

　　養殖漁業支持者宣稱養殖鮭魚跟野生鮭魚的omega-3一樣多。這可能是真的，卻不是事情的全貌。如果只看omega-3，那麼一切都很簡單，不管你盤子裡那片魚是從海裡來（野生阿拉斯加鮭魚），或是從養殖場撈的（大西洋鮭魚，幾乎都是養殖的），都沒有關係。

　　其實，大有關係。

養殖鮭魚含較多促發炎脂肪

　　鮭魚是曾經一炮而紅、至今成為日常商品的最佳例子。養殖場的鮭魚，成千上萬條全都擠在用繩子隔出來稱為「箱網」（net pen）的小地方，對魚群健康和附近水域生態都會造成嚴重的不良後果。鮭魚活在如同沙丁魚罐頭那麼狹小的環境，很容易感染疾病，因此養殖業者會在飼料中添加並且注射抗生素，以雙管齊下的方式

來做預防。鮭魚原本的飲食是吃鯖魚、沙丁魚、磷蝦和其他魚類等，但養殖業者對箱網裡的鮭魚做的事，跟畜牧業者對牛隻做的事一樣，就是用穀類來餵養。穀類對魚，跟對牛、雞一樣，都不是牠們原本該吃的東西，所以養殖場的鮭魚和野生鮭魚內含的脂肪成分當然截然不同。吃穀類長大的結果，就是養殖鮭魚會有高比例易促進發炎的omega-6脂肪，這種我們原本就已經過度攝取的成分。

更糟的還在後頭。

野生鮭魚肉會呈現美麗的粉紅色，是因為吃了富含天然蝦紅素的磷蝦和蝦子之故。蝦紅素是類胡蘿蔔素家族的成員之一，其抗氧化作用比β-胡蘿蔔素高出十倍。（辛納屈醫師曾提到他把鮭魚納入十大健康食品的主因，就是魚肉中所含的蝦紅素。請詳見第220頁）但是養殖鮭魚吃不到磷蝦和蝦子，要讓魚肉呈粉紅色只能靠其他方法。於是有養殖業者會拿出文具店買得到的水彩調色盤，像在畫畫一樣，替鮭魚染色。這可不是我隨便捏造的故事，我曾經親眼看過一種養殖鮭魚專用的染色用具，不管是紅色或粉紅色，都可以把「產品」變成想要的樣子。

為了壓低成本和感染率，業者餵給鮭魚的飼料中，魚肉的成分越來越少，穀類的佔比則越來越高。養殖鮭魚跟野生鮭魚不同的地方，還有維生素D_3含量幾乎為零，然後還得一直被餵食人工蝦紅素，讓魚肉變紅。業者也會投藥驅趕海蝨，以及大量抗生素來保護非常容易罹病的魚群，即便這招常常失敗。

多氯聯苯：選擇野生鮭魚的另一項原因

然後還有多氯聯苯（PCBs）汙染的問題。根據非營利研究組織「環境工作組織」獨立進行的檢測結果，一般超市賣的養殖鮭魚，十隻中有七隻體內多氯聯苯汙染程度高到可危害健康的程度。在這之前還沒有人做過這種測試，結果顯示，美國的養殖鮭魚已經成為多氯聯苯汙染最嚴重的蛋白質供應來源。養殖鮭魚體內所含類似戴奧辛的多氯聯苯，平均是野生鮭魚的十六倍，牛肉的四倍，其他海鮮的三點四倍。也就是說，美國消費者吃了養殖鮭魚之後，多氯聯苯暴露的程度將會上升。

2004年一篇標題為「養殖鮭魚含有機汙染物之全球評估」論文發表在《科學》（Science）期刊上。研究人員檢視全球700筆鮭魚樣本，發現

養殖鮭魚體內的多氯聯苯濃度比野生鮭魚高出八倍。研究成員之一，同時也是阿爾巴尼大學健康與環境研究所（*Institute for Health and the Environment at the University of Albany*）所長大衛・柯本特醫師（David Carpenter）告訴《預防》（*Prevention*）雜誌記者，「養殖魚體內的汙染物，甚至阻燃劑的含量都比較高。」

如果你關心鮭魚養殖會帶來什麼樣的全球性影響，不妨聽聽這個。在加拿大卑詩省，上百座養殖箱網成為五種野生鮭魚遷徙途中的路障，使得返鄉鮭魚受到致命的寄生蟲、被掠食和疾病的潛在風險。傳染性疾病已經讓挪威、蘇格蘭、冰島和其他過去原本是健康野生鮭魚棲息地的魚群大規模死亡。而且情況只會變得更糟，不會更好。

說到底，野生鮭魚和養殖鮭魚都有豐富的蛋白質和omega-3，這是兩者的共同點。野生鮭魚的熱量比較低，而且促發炎性的omega-6含量少很多。野生鮭魚吃大自然的磷蝦；養殖鮭魚吃穀類和魚肉丸，再奉送大量多氯聯苯。當然，很多人會辯稱鮭魚的好處實在太多，即使次佳的（養殖魚）也比什麼都沒有來得好，更何況不是每個人都買得到或買得起野生鮭魚。這點我倒不反對，如果養殖鮭魚是唯一的選擇，我可能會吃；相反地，常吃野生鮭魚的人偶爾來一客養殖鮭魚排也死不了。

如果要二擇一，不必多說，野生鮭魚是穩贏的。

9

魚類與海鮮

　　我經常被問到有關魚的汞汙染問題。老實說，我提不出一個正確答案，但是我比任何人都關心這件事。大家都知道改善產業設備，避免汞持續排出，汙染生態與環境，是一項成本浩大的工程，而這件事情就如我們所見，變成政治皮球，沒有人敢承擔改革的龐大代價。大企業一再強調工廠排放出來的汞只是微量，而政治人物老在拍生意人馬屁，給他們的清除時間久得不像話，令人難以接受。就在同時，我們的河川、湖泊和海洋也被這種可怕的金屬毒品所汙染。

　　更糟的是，那些想規避責任的人竟然指稱，這些汙染物因為風與海的媒介，傳播速度飛快，若沒有全球所有公司一起行動，即使他們做了清除動作，也不會有任何改變！汞和其他像鎘之類的有毒金屬，以及工業汙染物如多氯聯苯等，最遠可散布到距離汙染源非常遙遠的北極海。可憐的格陵蘭人，當地居民有16%血中汞含量已達到足以危害健康的標準。

　　（我希望）沒有人會反對汞含有劇毒，對於腦部的危害甚大，會引起神經病變的事實。沒有錯，魚體內很可能含汞。我們要問的是：

　　「含量多少？」

　　「真的會損及健康嗎？」

　　2004年，美國政府要求兩個聯邦級單位（這兩個單位對於魚的汙染程度認定一直沒有共識）必須提出一項聯合警示。果不其然，警示一經公布，看得出政府採取妥協的立場，因此激怒了不少人。

FDA和EPA的汞汙染標準可信嗎？

　　美國的食品藥物管理局（FDA）是規範市面上販售海鮮品質，相關資料較齊全的政府機構，試圖對於含汞魚的可能危害，以及魚能帶來的強大健康效益，提出權衡的標準。另一個機構環境保護署（EPA）只負責汙染物（如汞）、毒性和安全，是不管營養成分的。兩個機構在2004年提出一份充滿妥協意味的文件，針對已達育齡、懷孕、哺乳婦女所做的魚肉攝取限制為：

- 每週吃魚不超過兩餐（每餐12盎司〔340克〕），也包括鮭魚、鯰魚和低含汞鮪魚罐頭；
- 每週不食用超過6盎司（168克）的長鰭（白）鮪魚；
- 不吃劍魚、大西洋馬鮫、鯊魚或馬頭魚等。

　　十年後，也就是2014年，這兩個機構提出魚肉攝取建議修正草案，但前後兩個版本幾乎沒有變動。原來寫：每週吃魚不超過兩餐（每餐12盎司〔340克〕），新版草案只改為：每週吃8至12盎司（225克至340克）的各種低汞汙染魚類。

　　記者亞曼達・沙佛（Amanda Schaffer）有一篇登在網路雜誌《頁岩》（*Slate*）

上（http://www.slate. com/id/215878）的精采報導，她指出一般婦女即使嚴格遵守上述原則，體內汞含量還是會遠遠超出EPA的標準（每日汞暴露量在體重每公斤0.1微克以內）。她舉例說明：「一名體重140磅（64公斤）的女性，即使每週只吃1.6盎司（168克）的罐頭白鮪魚，依然會超出EPA標準的三成。根據EPA的解釋，每日暴露量只要不超過上述門檻，長期下來並不會造成可觀的危害。」

汞汙染警示嚇跑海鮮消費者

如果魚類的營養價值不是那麼高，我們就不必這麼擔心了。有鑒於此，哈佛大學風險分析中心（Harvard Center for Risk Analysis）建議美國政府對於海鮮汞汙染的警示必須非常謹慎，避免讓消費者因過度擔心而不吃海鮮。官方的說明是，這個警示只針對特定人口宣傳（如懷孕和育齡女性），並非一般民眾。另外，警示標準已經將安全範圍提高十倍，做為額外的預防手段。

2005，美國國家海洋與大氣管理局（National Oceanic and Atmospheric Administration）曾發表聲明，表示「女性如果在生產完、寶寶斷奶之前，只要不吃鯊魚、劍魚、馬頭魚、大西洋馬鮫、鮪魚排和鯨魚肉，就不會對寶寶造成危險。」為了保險起見，打算懷孕的女性也應該在六個月前就停止吃這些魚。

我沒有大家想像中那麼害怕汞汙染還有另一個理由，就是硒。我在本書已經提過很多次這種神奇的微量礦物質，它在海鮮當中的含量非常豐富，能夠減緩汞汙染的影響。2005年在美國華府有一場由美國、挪威、加拿大和冰島政府贊助，聯合國糧農組織協辦的國際會議，會中有科學家提出證據，指出硒可以平衡飲食中汞的影響。「這個非常重要卻少有人分析的事實，讓我們了解到為什麼塞席爾島居民一週能吃十二次魚卻沒有中毒跡象。」密西根大學與伊利諾大學生化系退休教授暨脂肪代謝專家威廉·藍茲（William E. M. Lands）如此表示。

該怎麼做？

關於汞汙染警示，最好的回應當然就是不要吃那些汙染最嚴重的海鮮。而且平常就要注意消費者權益團體提出的報告，因為他們的警覺性比政府機關更迅速。（建議大家可以參考「食品與水資源觀察」的官方網站www.foodandwaterwatch.org。另外，也可以去讀讀瑪莉安·奈索博士（Marion Nestle）一系列的深度著作，她持較中庸的立場（請見《安全食品、食物政治、該吃什麼》〔Safe Food, Food Politics, What to Eat〕）。無論如何，注意你吃的海鮮分量不要超過建議標準。

如果你覺得事態嚴重的話，也可以加入行動的行列。你可以寫信給民意代表、把選票投給支持環保與食安問題的候選人，也可加入消費者權益促進團體。但是，千萬不要不吃魚。只要注意食物來源，吃魚帶來的好處還是遠勝於壞處。

大衛 · 博瑪特醫師 (David Perlmutter, M.D., F.A.C.N., A.B.I.H.M.)

大衛 · 博瑪特是神經專科醫師，著有數本暢銷書，包括《無麩質飲食，打造健康腦！》和《無麩質飲食，讓你不生病！》。他在2002年因神經性失調創新治療途徑獲頒萊納斯 · 鮑林獎，再因開創自由基理論在臨床醫學應用得到德納姆 · 哈曼獎的肯定，接著又在2006年榮獲美國營養食品學會年度醫師獎。他同時也在歐茲醫師秀節目中擔綱醫學顧問。學術貢獻卓著，有多篇論文刊登在《神經外科雜誌》(*The Journal of Neurosurgery*)、《南方醫學雜誌》(*The Southern Medical Journal*)、《神經學刊》(*Archives of Neurology*) 和《應用營養學期刊》等世界級出版品。他的前十名食物如下：

❶**雞蛋（有機、草飼）** 蛋黃是重要顧腦營養素膽鹼的優良來源。

❷**椰子油** 無麩質飲食基本建議食材之一。研究顯示，攝取椰子油可改善心血管疾病，控制腹部肥胖。

❸**橄欖油** 維護身體健康的最佳食材之一。在無麩質飲食與廣受肯定的地中海飲食當中，橄欖油都是不可或缺的主角。

❹**酪梨** 我的「抗阿茲海默鐵三角」其中一員，是絕佳的健康油脂。

❺**蒲公英葉** 抗氧化物含量豐富，有維生素C、維生素A（β-胡蘿蔔素）。古人早在十、十一世紀時就已發現並記載了蒲公英葉的健康功效。更重要的，是它能提供大量的益菌生纖維。

❻**藍莓** 健康、低糖的水果類，還能預防阿茲海默症。

❼**黑巧克力** 偶爾吃幾塊黑巧克力（可可成分超過70%）有益無害。

❽**羽衣甘藍** 有滿滿的維生素、抗氧化物、類胡蘿蔔素、優質油脂和纖維。

❾**野生鮭魚** 能夠提供絕佳的omega-3脂肪酸DHA，除了促發腦細胞新生之外，也能提供蛋白質給現有腦細胞使用，還具備抗發炎功效。

❿**球芽甘藍** 和羽衣甘藍同為芸苔屬家族成員，也是高麗菜近親，纖維質豐富、熱量低，充滿重要的抗氧化物和吲哚素之類的植化物。

10 / 特殊食品類

本篇食品項目被歸在一起的條件有兩項。第一、超級健康；第二、無法納入其他類別。雖然我們在技術上可以說德式酸菜和韓國泡菜是蔬菜，不過那是經過發酵，被當成調味的副菜。橄欖是水果沒錯，可是沒有人會這麼想。還有，該把蜂花粉歸在哪一類？因此，把這些難以歸類的東西放在一起，似乎比較容易一點。

在這一章，我們將收集十三種來自世界各地、特別營養的食品，從德式酸菜和韓國泡菜等傳統發酵食品、富含礦物質的海菜，到現代的乳清蛋白和啤酒酵母等。雖然這類食品不全是舊石器時代老祖宗的飲食內容，不過地球上最健康的食物清單要是少了它們就不完整了。所以，好好享用吧！

甘草

大家都知道甘草可以當糖吃，至少我小時候就常吃甘草糖。不過撇開糖果不談，真正的甘草根是重要且有療效的草本植物，可帶來真正的健康效益。

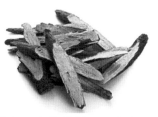

甘草屬於多年生草本，原產於南歐、亞洲和地中海地區，在俄羅斯、西班牙、伊朗和印度都有大規模栽種。幾乎各大洲的古文明都有用到甘草，而史載最先使用的是西元前三世紀的埃及人。埃及人和希臘人發現用甘草治療咳嗽和肺病很有效。而在中國，甘草是中醫師常用的草藥，僅次於人參。

甘草根可舒緩喉嚨與肺部不適

甘草最常用來治療上呼吸道不適，它對發炎的黏膜具有緩和效果。甘草根加水或是加在咳嗽藥水，能滋潤喉嚨、肺部和支氣管黏膜。（小時候只要咳一聲，我母親就會餵我吃史密斯兄弟牌甘草咳嗽藥水。）根據《本草綱目》（*Materia Medica*）記載，甘草也可用在尿道炎、腎上腺引起的倦怠和疲勞、免疫失調、過敏、肝病

和解毒。日本人會用甘草配方來控制肝炎，這也很合理，因為《本草綱目》曾提到，甘草用在免疫系統虛弱和肝酵素含量異常（單核球增多症、肝炎）的病患身上特別有效。甘草也是治療慢性疲勞症候群非常好的藥方。

甘草：抗癌功效前六名

甘草內含的活性成分主要是屬於皂苷的甘草甜素（glycyrrhizin），不過路易斯·范瑞能（Louis Vanrenen）在他那本《能量草藥》大作中提到甘草還包含類黃酮（至少25種）、萜類（terpenoid）、胺基酸、木酚素和植物固醇（范瑞能把甘草列為「50種能量藥草」之一）。

甘草甜素是甘草成分當中最有名的，同時具有抗發炎和提升免疫力的功效。（它也可能會使血壓升高。詳見「小常識」）關於甘草中類黃酮和其他成分的健康效果，已經有十幾篇發表過的研究提供佐證。有一篇研究以肥胖老鼠做實驗，發現甘草內含的類黃酮可減少腹部周圍的脂肪。其他研究則指出甘草甜素具有抗氧化作用，而甘草中一些成分也在動物實驗中被觀察到具有抗腫瘤活性。事實上，《美國飲食學會期刊》（*Journal of the American Dietetic Association*）在1997年提出的《植化物：健康捍衛者》（Phytochemicals: Guardians of Our Health）報告中，提到六種具有最高抗癌力的食品與藥草，甘草就名列其中（其他五項是大蒜、大豆、高麗菜、薑，以及繖形花科蔬菜）。

甘草也可以舒緩關節不適、維持血糖正常。甘草根萃取物具有溫和的雌激素作用，對更年期和生理期壓力紓解有所助益。它也能幫助消化。

請注意不要弄混了，真正的甘草根是具有療效的食品和藥草，一般甘草糖是用大茴香做成的，幾乎沒有甘草根成分。如果花時間仔細找，可以買到真正的「甘草糖」，很好吃！

小常識

甘草中有類似腎上腺荷爾蒙的活性成分，既是優點也是缺點。優點是抗發炎（如腎上腺皮質醇），但另一方面，甘草甜素很容易使血壓升高（如腎上腺醛固酮）。高血壓患者應避免使用甘草，也不要常吃「真正甘草」做成的甘草糖。有心臟衰竭、腎臟病、肝硬化和積性黃膽肝疾患者，應禁吃甘草。

去甘草甜素的甘草，常被做成抗發炎和其他營養補充品。甘草根內含2%到9%的甘草甜素，而去掉甘草甜素的甘草根萃取物當中，最多只有3%的含量。

乳清蛋白粉 ★

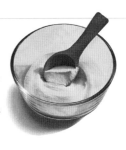

乳清蛋白是我最喜歡的蛋白質形式。它不但提供優良的蛋白質，而且還有許多健康效益，包括減重、增加肌肉，還會增強免疫系統。

我想大家都知道蛋白質對身體的重要性，不過還是簡單複習一下：蛋白質是荷爾蒙、神經傳導物質和抗體的構成要件，更是強健肌肉骨骼的必需營養素，新陳代謝也不能缺少蛋白質。簡單來說，人沒有蛋白質就活不了。（膳食碳水化合物就不同，但這又是另一回事了。）

乳清蛋白刺激免疫系統，幫助製造珍貴的抗氧化物

就某種程度來說，乳清蛋白是我們獲取優良蛋白質的方法之一，可取代草飼牛肉、野味、魚和蛋，以及其他蛋白質來源。另一方面，乳清蛋白還有其他好處，也就是除了方便之外，還有其珍貴之處。它可刺激活化免疫系統。乳清蛋白似乎是讓我們取得製造穀胱甘肽材料最好的方法。穀胱甘肽可說是人體最有用的抗氧化物，號稱抗氧大師，不但可以消滅自由基，也是體內排除致癌物的要角之一。白血球和肝臟在排除體內毒素時都會用到穀胱甘肽。但是很不巧，要從食物或營養補充品中吸收穀胱甘肽，非常不容易。細胞中的穀胱甘肽要由身體自己合成，而最好的方式就是提供身體製造穀胱甘肽的材料：胺基酸。研究發現，乳清蛋白是提供穀胱甘肽基礎材料最豐富的來源之一。

乳清蛋白還包含其他種類對免疫功能有好處的蛋白質，包括 β-乳球蛋白（beta-lactoglobulin）、α-乳白蛋白（alpha-lactalbumin）和免疫球蛋白（immunoglobulin），都有重要的抗病功能。俄亥俄州立大學（Ohio State University）食品科技系最近做了一項研究，指出膳食乳清蛋白具有保護作用，使攝護腺細胞不會遭到氧化而死亡。有幾項動物研究的結果顯示，乳清蛋白可抗拒幾種腫瘤。《美國臨床營養學期刊》上有一篇研究表示，富含 α-乳白蛋白的乳清蛋白可改善「易感受壓力」者的認知功能（我認識的每一個人大概都屬於易感受壓力者）。此外，明尼蘇達大學醫學院

（University of Minnesota Medical School）的醫師們在一次雙盲、隨機、有控制組的臨床試驗當中，給病情從輕微到一般的高血壓患者（除此之外沒有其他健康上的毛病）每日 20 克的乳清蛋白，結果發現受試者的血壓在第一週後馬上大幅降低，而且在整個研究期間都維持該水準。

乳清與高蛋白質飲食

還有減重。有不少研究指出乳清會影響控制飽足感的激素，對於減少食物攝取也有幫助。從大量的研究當中，我們已經知道高蛋白飲食會讓人覺得飽，所以很適合排入減重計畫，但並不是所有蛋白質都有相同的效果。有一項實驗就是這麼做的：研究人員先將受試者分為兩組，分別讓兩組吃等量的乳清或是酪蛋白；90 分鐘後，讓他們去吃到飽自助餐隨意吃，乳清那一組吃的熱量明顯降低許多。乳清蛋白粉也許是讓人自然控制食物攝取的最佳利器。

最近開始有人研究乳清蛋白是否有優於其他來源的蛋白質之處。研究人員找了 48 名體重過重的糖尿病人，將之分為三組。第一組吃含乳清蛋白的高蛋白質早餐，第二組的高蛋白早餐則使用魚、蛋、大豆，第三組是高醣

類早餐。這三組所攝取的熱量相同。研究者用來測量的指標是糖化血色素（A1C），這項檢測能測出較長期的血糖值，通常用來做為糖尿病的診斷參考。當 A1C 值低於 5.7 是正常，高於 6.5 則被認為有糖尿病，落在 5.7 到 6.4 之間則是糖尿病前期。在這項研究的三組人，乳清蛋白組的 A1C 結果在兩年的追蹤調查期間，降幅最大，血糖值的降幅也是最大。主要研究者丹尼耶拉·賈庫波維次醫師（Daniela Jakubowicz）在 2016 年 4 月 2 日《科學日報》（Science Daily）刊出的專訪中說，「乳清蛋白飲食可顯著抑制飢餓素。輕鬆泡一杯乳清蛋白飲品做為減重者的高蛋白早餐，可降低飢餓感、血糖和糖化血色素。」（本研究的成果發表於 2016 年在美國波士頓舉辦的內分泌醫學會年會）

乳清的好處在幾世紀前就已經被發掘了。多虧了健康版記者威爾·布靈克（Will Brink）的幫忙，我找到一份 1777 年的文件，其中寫著：「如果所有人都吃乳清長大，醫生就會破產。」這還不是記載乳清好處最早的史料。約在 1650 年，義大利佛羅倫斯有句俗諺，從修辭華美的義大利語轉為簡單的白話文，大意是說：「想要擁有健康活躍的人生，就得喝乳清，然後早點吃晚餐。」

芽菜 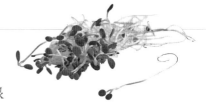 ★

芽菜過去曾是「健康食物」的典型。對很
多人來說,芽菜會讓他們想起那些熱中養生、吃燕麥片、戴老花眼鏡、穿勃肯
鞋,在伍茲塔克鎮上閒晃,種植有機食品的怪人。芽菜!是給兔子吃的。

好吧,我知道有人會取笑芽菜。不過撇開那些玩笑不談,芽菜真的是地球上營養最完整也最豐富的食品之一,富含酵素、維生素和胺基酸。最重要的是芽菜跟紫花苜蓿、綠花椰菜、苜蓿、綠豆等,都含有高濃度植化物,對人體有強大的保護功能,幫助我們抵抗疾病。

芽菜是植物幼苗

吃芽菜就等於是連同根莖葉吃了一整棵幼齒植物。植物各個部位都含有不同的硫代葡萄糖苷(可在人體內轉化為健康代謝物的植物化學物質),有些存在根部,有些在被摘掉的葉子裡,還有一些在莖部。有人估計,在超市賣的整包芽菜當中,約有4,000株「植物幼苗」,每株的微營養素含量相當於整株成熟植物,甚至還更多。索妮亞・蓓塔生醫師(Sonja Pettersen)說:「芽菜可提供大量的濃縮營養,有豐富的植物營養成分。以綠花椰菜芽為例,就有滿滿的微量

礦物質、胺基酸,還有抗癌成分吲哚素。總之,芽菜本身就是一份令人驚豔的營養能量包裹。」

約翰霍普金斯大學的研究人員發現,綠花椰菜芽中具有人體保護作用的成分,含量是成熟綠花椰菜的三十至五十倍,包括蓓塔生醫師說具有抗癌效果的吲哚-3-甲醇。有不少研究,諸如《整合癌症療法》(*Integrative Cancer Therapies*)期刊上的回顧文章指出,吲哚-3-甲醇會抓住乳癌和攝護腺癌細胞,因此很可能藉由改變雌激素代謝,進而降低跟荷爾蒙有關的癌症風險。不管是綠花椰菜或綠花椰菜芽,都有很豐富的抗癌吲哚素。

綠花椰菜芽
幫助身體抵抗致癌物質

綠花椰菜芽另外還有大量的蘿蔔硫素,本書有兩位提供十大健康食品名單的專家,都指出蘿蔔硫素是他們選擇綠花椰菜的重點考量。有一項研

究發現，蘿蔔硫素會抓住人類的結腸癌細胞。另一項研究，是讓暴露致癌物質的老鼠吃富含蘿蔔硫素的綠花椰菜芽萃取物，發現老鼠腫瘤的生成頻率、大小和數量都大幅減少。（參見「綠花椰菜」、「高麗菜」）

而紫花苜蓿芽能提供另一種重要的植化物：皂苷。皂苷是天然除垢劑，很多植物都有，尤其是豆類。皂苷會結合膽固醇，讓人體不會吸收。多倫多大學營養學系所做的幾篇研究，都指出紫花苜蓿和苜蓿芽等膳食皂苷可做為癌症化學預防劑的成分，並有降低癌症風險的功效。有趣的是，癌症細胞的細胞膜比正常細胞含有更多膽固醇，皂苷既然能夠使膽固醇附著，就可以干擾癌細胞的生長與分裂。植物裡的皂苷對免疫系統的影響很顯著，有自然抗生素之稱，因此也可推測在人體當中可產生類似的抗菌效果。

小常識

1990年代，美國爆發嚴重的芽菜汙染和大規模食物中毒事件，禍首是沙門氏菌或大腸桿菌。經過追查，發現有些病例是因為吃了生芽菜。雖然這波疫情只是來自單一廠商供應的苜蓿芽，而廠商也自發性回收，更在內部複審前停止生產，但美國疾病管制局（Centers for Disease Control and Prevention, CDC）還是在2002年對消費者發出生吃芽菜的「風險」警示。備受尊敬的整合醫療專家韋爾醫師採取跟疾管局一致的立場，結果使得芽菜一度變得很不受歡迎。這值得我們擔心嗎？我覺得不用擔心。

「芽菜跟其他任何食物一樣，都有可能滋生細菌，」蓓塔生醫師告訴我，「但是發出吃芽菜的健康警示，只是因為害怕，不是因為有合理的解釋。我們去野餐，放在戶外吃的馬鈴薯沙拉，含菌量都比一份苜蓿芽還要多。」非有機苜蓿芽供應商因為恐懼，便想到要替產品做「衛生處理」，最常做的就是漂白種子，使得長出來的芽是含氯的！「這個東西殺傷力更強，」蓓塔生表示，「氯對人體的危害非常大，而且比一小群細菌暴露更應該令人擔憂。」

蓓塔生呼籲大家吃有機芽菜，以避免吃到氯汙染的菜。這我同意，不過我還是要說，免疫力弱的人如果可以避免，盡量別吃可能受到細菌汙染的食物。對其他的人來說，芽菜真的是很棒的食物。最後，還是蓓塔生講得好，「芽菜幾乎是人類能夠吃到的超級食物之一。」

海菜（海藻）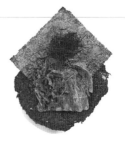

有人說：「海菜是來自海洋的禮物。」這是有道理的。地球上沒有其他植物的營養素、礦物質和微量礦物質的含量比海菜更高。幾千年來，全世界住在海邊的人都認定海菜是最珍貴的營養來源，尤其是礦物質。海菜能帶來美貌、健康與長壽的能力，長久以來是備受肯定的。

保羅・畢奇福（Paul Pitchford）在他的著作《全食物療癒：亞洲傳統和現代營養學》（*Healing with Whole Foods: Asian Traditions and Modern Nutrition*）中指出，人體依靠血液的滋養與淨化來維生，而血液的成分跟海水幾乎相同。根據古代中國的文獻記載：「天底下沒有海帶治不了的腫脹。」

每一種海菜特性雖然差不多，不過每種都具有獨特的營養組成。我們先對海菜做簡單的總體介紹。基本上，海菜把數十種礦物質和微量元素包含在活植物組織中，還有維生素、胺基酸，以及含量特別高的碘、鈣和鐵質。

海菜預防輻射與環境汙染

很多人都知道海菜可以幫助身體排毒（難怪海藻膜在 SPA 是高人氣療程）。有些健康專家相信海菜可以防止人體吸收諸如鎘等重金屬或其他環境毒素。加拿大蒙特婁的麥基爾大學（McGill University）有科學家研究了褐藻（包含荒布、羊栖菜、昆布和海帶芽）中含量很高的褐藻酸鈉（sodium alginate），發現褐藻酸鈉降低了骨骼吸收的輻射微粒。對於抵抗輻射與環境汙染物，海菜似乎有很強的保護力。

常吃海菜，少得癌症

海菜的抗癌功效也有人在做研究。2005 年，有一項刊登在《癌症化療與藥學》期刊的研究，（Cancer Chemotherapy and Pharmacology）觀察海洋褐藻分離出的多醣類分子 Sargassum stenophyllum 的抗腫瘤效果。昆布和海帶芽都有特別高含量的褐藻糖膠（fucoidan），也被認為具有抗癌效果。（生的或風乾、不經過加熱的昆布和海帶芽，才能提供有效的褐藻多醣。值得向大家一提的是，沖繩是全日本癌症死亡率最低的地區之一，沖

267

繩人幾乎都食用沒煮過的生昆布。）日本人罹患乳癌的比例比西方國家還低，很可能跟吃海菜的習慣有關。

海菜也是氟（請注意不是氟化物）很好的補充來源，可提升身體防禦能力，並強健牙齒和骨骼。然而，氟只能從生海菜攝取，即便是最低程度的烹調都會讓氟流失。海菜也是抗癌礦物質硒非常好的來源。

每一種海菜都有各自獨特的營養成分與健康功效。

荒布

荒布是日本海菜，味道溫和，晒乾後切成細條，可加在湯裡或做成小菜。荒布的碘含量是貝類的一百至五百倍，還有鐵與維生素A，而鈣質是牛奶的十倍。

羊栖菜

羊栖菜在海菜中鈣含量最高，也有豐富的鐵和維生素A。天然羊栖菜很粗，通常會買到晒乾的，煮的時候會因為吸水，體積膨脹五倍。羊栖菜跟荒布和海帶芽一樣，鈣質含量是牛奶的十倍，而鐵質是牛肉的八倍。

海帶

海帶家族包括昆布、海帶芽和荒布，皆富含碘，碘是兩種主要的甲狀腺激素：三碘甲狀腺素（T3）和四碘甲狀腺素（T4）的重要成分。海帶的碘是貝類的一百至五百倍，鐵質是牛肉的四倍。

昆布

昆布可用來熬高湯或加到豆子裡面煮，讓豆類煮快一點，也比較容易吸收。昆布還有鉀、鈣、維生素A與C，碘是貝類的一百至五百倍。根據天然食品專家伍德女士的說法，婦女懷孕期間不應過量食用昆布。

海苔

壽司愛好者一定都知道海苔是什麼。沒錯！就是那片包在手捲外面的海菜，含有蛋白質、鈣質、鐵、鉀，還有比胡蘿蔔更多的維生素A。

海帶芽

海帶芽是提供蛋白質、鐵質、鈣、鈉和其他礦物質與維生素很好的補充來源。它的鈣含量僅次於羊栖菜，是含鈣量次高的海菜類。海帶芽與海帶的鐵質是牛肉的四倍。

小常識

有些檢測會顯示海菜含有豐富的維生素B12，這是不可信的。這些被檢測出的B12物質，事實上只是B12類似物，並非有效的維生素形式。海菜雖然有許多很棒的營養素，卻不含維生素B12喔！

小麥胚芽

現在就可以告訴你，我並不是小麥的超級愛好者。讀者也許已經發現這本書並沒有把小麥列入地球上最健康的150種食材中（甚至連候選名單也排不上）。小麥胚芽是整粒小麥的營養倉。雖然有值得推薦之處（如下段說明），它還是有麩質，因此有乳糜瀉和任何麩質不耐者最好完全不要碰。

首先需要清楚定義。所有的全穀包含四部分。穀殼，或糠，也就是穀粒的外層，不能吃，通常會去掉。穀皮，是穀類當中纖維形成的所在，也含有營養素（大部分的穀皮在精製的過程中會被去除，即使是所謂具有健康概念的穀類也是如此）。接下來是胚乳（endosperm），這是整顆穀粒的主要成分，含有蛋白質、澱粉，精製加工產品通常只取這部分；最後是胚芽（germ），是穀粒中體積最小的部分，含有豐富的維生素、礦物質和纖維質。

總而言之，小麥胚芽就是穀粒當中富含營養素的核心。雖然只佔整顆穀粒的3%，在營養上卻是主要供給源，包括維生素E、鋅、鐵、纖維、鎂、磷、鉀、硫胺素、葉酸、維生素B6、錳和硒。四分之一碗（28克）的小麥胚芽有104大卡的熱量，6克以上的蛋白質、2克多的健康油脂，還有將近4克的纖維。

小麥胚芽的油脂可提供二十八醇（octacosanol），有幾項動物實驗發現，這種成分有助於運動表現，但是目前還沒有人體試驗，而且我認為二十八醇的功效宣傳得有點過頭。不論如何，小麥胚芽仍然是很好的營養庫。但是小麥胚芽含油量高（雖然是好油，不過還是油），如果沒有適當保存會很快腐敗。放在真空罐密封，可以放一年，開過就應該冰起來，最好在幾個月內吃完。

料 理 很 簡 單

做菜時如果有用到麵粉，可以考慮用半碗到一碗（64至125克）的小麥胚芽替代等量麵粉，增加纖維量和營養。小麥胚芽會散發出堅果香，並增加食物脆脆的口感，加在奶昔或撒在各種食物上，不管是麥片或優格，吃起來都很棒。

我沒有加碼推薦，也沒有大書特書小麥胚芽的主要原因在於它的麩質。我知道大部分的人並沒有麩質不

269

耐，但我個人認爲麩質對誰都沒有好處，最多只能說對某些人無害。不過對許多人來說，包括那些還在受苦卻不知其中緣由的人，碰到麩質就倒楣了。它會助長體內發炎，毫無健康功效，能免則免。

梅干（梅醬）

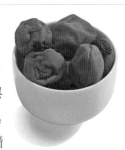

我第一次知道梅醬是柯賓博士告訴我的。她是天然美食治療與烹飪研究所創辦人，也是享譽國際的自然飲食與治療專家。某個夏天，我們兩人應邀前往知名的波爾德法斯營養醫學年會發表報告，她那場食物療法的演講精采絕倫，內容提到食物的膨脹性和收斂性，以及若有膨脹情形發生時（比如嗜吃糖），可以用收斂性的食品來處理。而她所提到的收斂性食物就是梅醬，用英文發音我還真發不出來，之前也沒聽過。後來她告訴我，這是她旅行必備食品，還主動送了一些給我。

沒錯，它不但好吃，還讓我打消出去買冰淇淋的念頭。望文生義，梅干是指乾梅子，但它其實是杏類，在中國、韓國和日本都被當作食物和藥食用。

梅干其實就是醃漬梅。剛摘下的梅子洗淨後，放到蓆子上日晒，晚上繼續放，讓水氣在表面形成露水，使梅子軟化，到了白天再晒乾。數天之後，梅子體積縮小，出現皺痕。再把梅子裝桶，用白色粗海鹽醃漬，有時會加紫蘇。紫蘇富含鐵質，是天然防腐劑，還會把梅子染成粉紅色。最後上方壓重物，讓梅子發酵。現在梅子發酵時間都只有幾天幾夜，但傳統上會發酵一整年。在發酵期間，藉著鹽和重壓，梅子會變得更小，殘餘果汁也會瀝出，最後成品即是梅干。

梅干是東方阿斯匹靈和蘋果

梅干是日本人用來平衡與強健身體的古老養生食品，因爲能抗菌兼幫助消化，被認爲是很重要的食物。日本食品通羅比·史溫那頓（Robbie Swinnerton）曾經寫過：「日本的醃漬梅療效很顯著。看似矛盾，不過酸溜溜的梅子會給身體帶來鹼性作用、緩和疲勞感、促進消化，還會清除體內毒素。

梅干在遠東地區被視為阿斯匹靈和蘋果的綜合體，不僅可以解隔夜宿醉，每日一顆梅還能預防各種疾病發生。」

提供一個小絕招。下次很想吃甜食的時候，用一根筷子或直接以小指頭挖一點梅醬來吃，是很不錯的選擇喔！

黑巧克力

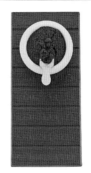

2004 年 12 月 18 日，英國醫學期刊出現一篇精采的文章，作者群提出「多元餐」（polymeal）的想法，獲得許多迴響。研究團隊回顧所有飲食與健康相關研究，試圖綜合各家所長，開發出最理想的多元餐，讓人每天吃了之後可以顯著降低心血管疾病的風險。而在整理所有研究、做了無數次計算之後，一份理論上的菜單終於出現了，每天照菜單吃，不僅能降低心血管疾病，降幅還可高達 75%（目前世界上還沒有任何藥物能達到這種效果）。這個多元餐的內容究竟是什麼呢？葡萄酒、魚、堅果、大蒜、水果、蔬菜，還有巧克力。

其實，他們還計算出每項食品對於降低風險的貢獻比例。每天吃 100 克富含可可的巧克力，可降低心血管疾病的比例達 21%，非常令人驚豔！

可可含類黃酮，預防動脈阻塞

存在於蔓越莓、蘋果、草莓、洋蔥、茶葉和紅酒中的類黃酮，在可可當中的含量也不遑多讓，使巧克力躋身令人欽羨的類黃酮俱樂部一員。地球上有超過四千種類黃酮存在於植物當中，防止植物受到環境毒害，所以當我們在攝取富含類黃酮的植物食品時，也會得到這層保護。可可裡面的類黃酮稱為黃烷醇（flavanol），能夠預防血液中的油脂物質堵住動脈。血管如果不堵塞，發展成心臟病和中風的機率就會減少。（有時候聽到別人建議服用低劑量阿斯匹靈，也是應用這個原理。）這些成分都不會使血小板黏著，出現血凝塊。另外，可可還含有鎂，這是促進心臟健康最重要的礦物質之一。

可可內的黃烷醇還有另一項重要任務，就是調控體內的一氧化氮。想擁有健康的血流、血壓與心血管，一氧化氮是不可或缺的。有一項義大利的研究發現，黑巧克力可以降血壓，

推測其中的關鍵應是富含黃烷醇的可可，幫助身體有能力合成更多的一氧化氮。另一篇刊登在《美國臨床營養學期刊》的研究，也指出黑巧克力不僅可以降血壓，對於健康的人還有助提高對胰島素的敏感性。

自從本書第一版問世後，可可黃烷醇就引起全球營養學界的關注，這得歸功於住在巴拿馬內陸的庫納族印第安人（Kuna Indians）。庫納人的血壓很特別，終身維持在穩定水準，不像歐美人會隨著年紀增長升高，進而發展爲心臟病和糖尿病。對此，哈佛醫學院的諾曼·賀倫堡（Norman Hollenberg）等學者們都認爲可可是關鍵。庫納人每天要喝5杯（1.1公升）可可。2011年一篇刊登在權威的《英國醫學期刊》（British Medical Journal）的論文就指出巧克力攝取最多的人，心血管風險降低37%，所以研究者的結論是：「巧克力攝取量似乎與心血管代謝疾病風險降低有顯著相關。」

巧克力與失智

已經有不少研究發現，吃巧克力會降低失智症風險，認知功能的測試表現也有改善。最棒的是，有一項研究說每天只要吃10克就能得到這個好處。

說到認知表現，不得不介紹一項我所知道最原創也做得最透澈的巧克力研究。紐約聖路加羅斯福醫院（St. Luke's-Roosevelt Hospital）高血壓計畫主持人法蘭茲·馬歇里醫師（Franz H. Messerli）聽聞巧克力具有認知增強的功效，決定研究諾貝爾獎和吃巧克力的關係。他先算出二十三個國家平均每人諾貝爾得獎數，再去比較這些國家的巧克力消費量。這項研究刊登在《新英格蘭醫學雜誌》，指出吃巧克力和拿到諾貝爾獎有很強的關聯。雖然這是個異想天開的研究，也不能證明因果關係，不過實在很有趣，也很能刺激思考。如果想說服固執的朋友吃點黑巧克力促進健康，這個例子倒是不錯的素材。

吃對巧克力才有效

請注意，我只爲高品質的巧克力背書，絕不是講一般的巧克力棒，也不是雜貨店買得到那種包著焦糖、棉花糖、堅果，很Q的巧克力糖，這些都沒有上述提到的健康效益。能帶來健康的黃烷醇和抗氧化物，只能從眞正的可可中攝取，也是這些成分讓可可帶點苦味。如果你想透過飲食獲取黃烷醇的好處，就要選購眞正的巧克力，也就是可可含量高的黑巧克力。選購時，最容易分辨的方法是標示

「可可含量佔60%」的產品（有70%或更高的比例當然更好）。牛奶巧克力和白巧克力幾乎沒有這些健康功效。商業化的巧克力糖含大量多餘的糖分、油脂、食用蠟和一些你不想吃下肚的化學成分。巧克力的加工程序越繁複，就會流失越多的類黃酮。

巧克力中的油脂來自可可脂，由三種脂肪酸組成。第一種是跟橄欖油中的單元不飽和油脂相同、有益心臟健康的油酸。第二種是硬脂酸（stearic acid），對身體有中和的功效；第三種是棕櫚酸（palmitic acid），不適合吃太多，幸好它在巧克力的油脂含量排第三，只要注意分量，不用擔心吃太多。不過可可脂很貴，商人常會用牛奶的油脂和氫化油取代高品質的可可脂，製造廉價的巧克力，所以為了注重健康，想吃到富含真正可可的巧克力，還是要選擇最好的廠牌。

不是人人都能吃巧克力

巧克力雖然有許多健康效益，卻不是每個人都適合吃。有些人對巧克力可能會產生上癮行為，所以如果知道自己是這種體質，最好有「自知之明」，遠離它吧！

當然，如果你吃巧克力沒問題，也不會出現讓你無法好好享受、甚至要看醫生的情況，那就來點巧克力吧！請注意，我說的是「一點」巧克力，一個禮拜吃一兩次最好。我的好友兼知名心血管與營養專家辛那屈醫師曾經表示，即使是心血管病人，如果沒有咖啡因敏感的傾向，平常只要適量控制，還是可以經常享用黑巧克力。建議讀者購買最黑、最純，也是最好吃的巧克力來吃，裡面可可含量至少要60%，然後一個禮拜吃個幾次，每次1至2盎司（28至55克）就可以了。

蜂花粉、蜂膠與蜂王乳 ★

蜂花粉的擁護者，可能是自己最大的敵人，因為他們宣稱蜂花粉可治百病，不管是癌症或是肉刺都有用。如果不談誇大不實的療效，目前確實有大量文獻指出蜜蜂產品（尤其是蜂膠）對健康有顯著的好處，史料也有記載。這就說明了為何蜜蜂產品二千多年來一直在傳統醫學與民間療法中佔有一席之地。

蜂花粉營養充足而平衡，不管是人類或是家畜禽都可食用。它含有維生素，以及所有我們叫得出名字的礦物質、微量元素、酵素和胺基酸，被喻為自然的完美食物（其胺基酸和維生素成分比牛肉、雞蛋或起士等含胺基酸食品還要多）。

其實這很合理，因為蜂花粉是每株植物中的花粉精華。除此之外，它還帶有蜜蜂體內的酵素。根據雷·沙合里安醫師（Ray Sahelian）的研究，蜂花粉的成分有：十八種胺基酸；DNA與RNA；維生素A、B_1、B_2、B_6和B_{12}；菸鹼酸；泛酸；葉酸；維生素C、D、E和K；膽鹼；肌醇；芸香苷和其他生物類黃酮；鈣、鎂、鐵和鋅；十種酵素；輔酶；還有許多其他營養因子。蜂花粉所含的類黃酮具有顯著的抗氧化功效。自然醫學專家司丹格勒醫師表示蜂花粉可以提供我們一些稀有的微量礦物質，像是矽、鉬、硼和硫等，也是少數非肉類的維生素B_{12}補充來源之一。

蜂膠防止病菌感染

蜂膠具有大量的藥理性活動，它是蜜蜂將採集到的樹脂物質，帶回蜂窩後混合蜂蠟而成，做為黏膠或密封材料。蜜蜂用蜂膠塗蜂巢，就像我們在家裡刷油漆或用填隙料塗牆一樣。人們早在二千三百年前就開始把蜂膠做各種應用，最早是用來預防傷口感染。有一篇發表在2006年1月號《亞太癌症預防期刊》（Asian Pacific Journal of Cancer Prevention）上的文章，是以蜂膠在健康與疾病中不同生物作

用為主題所進行的文獻回顧，指出蜂膠含有抵抗細菌、氧化、潰瘍和腫瘤的功效。

各種國際性期刊每年都刊出大量有關蜂膠具神奇藥理功效的學術文獻。科學家已經從蜂膠中發現三百多種包括多酚在內的成分，其中很多具有驚人的保護效果。蜂膠裡有一種活性化合物：咖啡酸苯乙酯（caffeic acid phenethyl ester，簡稱CAPE），被發現具有抗致癌性、抗發炎和免疫調節等功效。此外，2006年5月出刊的《營養生物化學期刊》（Journal of Nutritional Biochemistry）有一篇研究報告，結論是蜂膠衍生物CAPE可抑制腫瘤細胞的轉移和群聚。這項研究為CAPE做為抗轉移媒介，顯著抑制惡性腫瘤細胞的移轉與侵入性的角色，提供了直接的證據。

蜜蜂的易受感染性造福人類

蜂膠以抗菌效果最為人所知，它具有抗細菌（金黃色葡萄球菌）和黴菌（白色念珠菌或酵母菌），甚至有抗病毒（禽流感病毒）的功效。蜂膠之類的蜜蜂產品有如此強大的抗生效果，其實不足為奇。只要隨便問一位養蜂人就知道，蜜蜂非常容易感染細菌和病毒。從達爾文的觀點來看，

蜜蜂利用可以保護族群不受微生物致命侵害的材料來強化蜂巢功能，是動物的求生法則。2006年7月號《國際免疫藥理學期刊》（*International Immunopharmacology*）中刊登的一篇文章，提出蜂膠的抗發炎功效可做為氣喘的治療參考（在蜂花粉發現的一種類黃酮，就是具有強力抗發炎功能的槲黃素）。2005年《民俗藥學期刊》（*Journal of Ethnopharmacology*）的一篇文獻也發現蜂膠會刺激身體製造抗體，這也許就是讓它擁有增強免疫功效的成分。

蜂王乳

蜂王乳是工蜂分泌的特殊乳白半流體，供做哺育女王蜂的食物。女王蜂如果不服用蜂王乳，就跟一般的工蜂無異。剛從蜂卵孵化的幼蜂，出生後的頭三天也會吃，然後很快就能長成健康的成蜂。不過，只有女王蜂終其一生都吃蜂王乳，所以體型大於其他蜜蜂約四到六成。其他工蜂只能活六週左右，而女王蜂的壽命長達四到六年。或許也就是這個原因，才造就蜂王乳成為促進健康、延年益壽的抗老聖品。

蜂王乳功效可能言過其實

雖然蜂王乳是精華濃縮的營養品，不過我對於蜂膠和蜂花粉的評價還是比較高。淡黃色乳狀的蜂王乳其實非常吸引人，也具有強力的抗菌功效，做成化妝品和護膚產品最理想。正如一些負責任的專家所說，內服蜂王乳，會因為它的pH酸鹼值高於6，而被人體的緩衝系統中和（我們人體酸鹼值通常維持在7.4左右），可能使蜂王乳的抗菌效果消失。事實上，目前也沒有清楚的證據支持，內服蜂王乳，效果可以好到讓我們看出顯著的療效。只有一項研究指出，蜂王乳（每日服用50到100毫克）可以降低血中總膽固醇和血脂濃度。另外，科學家也從蜂王乳中分離出新喋呤（neopterin），這是人體免疫系統當中很重要的物質。

話說回來，蜂王乳依然是非常營養的食品，含有全套的維生素B群，包括高濃度的B$_5$，還有礦物質、維生素A、C、D和E，十八種胺基酸、酵素和荷爾蒙。不過這些維生素、礦物質並非蜂王乳所獨有，而且從發表的文獻數量來看，蜂膠是遠高於蜂王乳的。蜂王乳進入消化系統之後，其抗細菌效果似乎無法完全表現出來，所以如果外用或做成皮膚軟膏，效果應該會很棒。

有人宣稱蜂花粉可用來補充精力、改善運動或比賽成績，目前並沒有實證。不過蜂花粉也許可以讓病人的恢復速度加快並預防疾病。有一項研究發現，成人游泳選手在吃了蜂花粉之後，因為感冒或上呼吸道感染而沒參加受訓的天數有減少。

重要說明：有人會對蜂花粉過敏。對花粉過敏者，應避免食用各種蜜蜂產品。

綠色食品與飲品 ★

家裡有養狗的人，一定看過小狗吃草。為什麼？其實沒有人真正知道原因。有人認為狗吃禾草是為了獲取身體所需、從肉食中攝取不到的養分。有一件事是很確定的，青草富含營養素，而禾草和藻類做成的「綠色食品」，是我認為對人類最健康的食品之一。

「綠色食品和飲品」這個看似不尋常的標題，其實包括的範圍很廣，從健康食品店人氣高居不下的小麥草汁，到藍綠藻、螺旋藻等藻類都有，各有其獨特的營養成分，也用在不同（有時相同）的情況。先從它們共同的葉綠素開始談起，這是讓所有植物披上綠衣的物質，也是天然清血劑。好處在哪裡呢？想一想，所有的東西，從厭氧細菌到酵母菌和黴菌，無一不經過血液。當自體免疫系統釋出攻擊外來物的成分，這時如果有葉綠素，就能幫助身體把這些會危害身體的沉澱物清掉。來自亞歷桑那州的自然療法專家蓓塔生醫師解釋，「葉綠素可以對付細菌，它會清除身體不需要的餘菌，刺激酵素的活化，同時是天然抗發炎劑，營養成分也非常高。」富含葉綠素的植物，像是螺旋藻、綠藻、野生藍綠藻等，都是中藥和其他東方傳統醫學中不可或缺的藥材。

關於葉綠素「造血」的說法，似乎有點科學根據。紅血球的分子結構和葉綠素幾乎是相同的，只除了紅血球裡面有鐵原子，葉綠素則是鎂。葉綠素有時甚至被稱為「植物之血」。

另外是有關於酸鹼值。懂得園藝或土壤的人都知道，土地的酸鹼比值是用pH值來表示。身體要健康，也

得達到酸鹼平衡。人的pH值可從尿液、血液和唾液來檢測。蓓塔生醫師告訴我：「未來預防醫學的重點就是在處理身體的酸鹼度。很多事物都會釋放酸性，包括壓力、搖滾樂、糖，還有許多吃的東西。如果使用諸如螺旋藻、綠藻這些含有葉綠素的鹼性物質來中和，就可以讓身體一直維持健康的pH值，漸漸地也會增加抵抗疾病的能力。保持最好的pH值，是讓酵素活躍的最佳環境，身體也能夠輕易動員自癒的能力。」

禾草：大麥草與小麥草汁

大麥草和小麥草是很相像的高葉綠素食品，不過大麥草比較容易消化。很有意思的是，對小麥過敏的人，在小麥還未長出，只是草的階段時，幾乎不會對小麥草過敏。禾草有許多酵素以及抗氧化效力強大的超氧化物歧化酶（SOD），另外也有大量的黏多醣類（mucopolysaccharides, MPs）。

大麥草

對於不敢吃小麥草的人，大麥草是最佳替代品，雖然和小麥草的香甜比起來有點苦味，不過整體上味道跟口感都比較溫和。大麥苗吸收土壤養分的效率相當高，健康食品店「綠色食品／綠色飲品」區常看到的Green Magma，就是大麥苗粉知名品牌。

小麥草汁

保羅・畢奇福（Paul Pitchford）跟其他專家都特別提到小麥草汁濃度很高，即使是1盎司的量也能夠發揮療效，所以建議一次不要飲用超過2盎司（60毫升），多喝並不會提高功效。一般相信小麥草汁有助於淨化淋巴系統，使身體恢復平衡，清除細胞中有毒金屬，並可以恢復精力。有人相信喝1盎司（30毫升）小麥草汁可獲得2英磅（896克）以上蔬菜所含的維生素與礦物質，不過我還找不到證據支持這項看法。另外還有人宣稱小麥草汁含有三十餘種酵素。最後提醒，小麥草應該在打汁後立即飲用，效果最佳。

小麥草汁含麩質嗎？

技術面來說，答案是否定的。麩質存在於種仁（也稱為胚乳）當中，但不存在於莖和葉，也就是組成小麥草的部位。大麥草也是如此。所以如果不吃種仁就不會吃到麩質。

請注意，我是說就技術面而言，小麥草與大麥草不含麩質喔！單純的莖與葉的確如此。但如果農夫割草時剛好生出種子，那你就中獎了。而且，麩質交叉汙染的機率很高，尤其預包裝

的食品成分含小麥草時更有可能。如果你懷疑自己有麩質不耐或對麩質過敏，最好敬而遠之，以確保安全。或者，至少要確認你吃的產品有忠實地標示「無麩質」。

雖然禾草營養含量高，但小麥草汁價格不菲。其實只要花一小部分的錢來買蔬果，同樣可以攝取到麥草的營養。

微藻類：螺旋藻、綠藻及野生藍綠藻

在所有食品中，原生生物微藻類植物的葉綠素含量最高。保羅‧畢奇福在他的著作《全食物療癒：亞洲傳統和現代營養學》（*Healing with Whole Foods: Asian Traditions and Modern Nutrition*）裡提到，微藻類是植物界與動物界的邊緣人，除了葉綠素之外，還有蛋白質、β-胡蘿蔔素和核酸（RNA與DNA）。

螺旋藻（藍藻）

螺旋藻富含葉綠素、蛋白質、β-胡蘿蔔素和有益健康的脂肪酸——γ-次亞麻油酸（gamma-linolenic acid, GLA）。還有藻青素（phycocyanin），它是一種具抗氧化、抗發炎功能的色素，有一篇研究甚至發現它可以抑制癌症細胞的群聚。螺旋藻的細胞壁是由黏多醣所組成。黏多醣是連結胺基酸、單糖，有時還包括蛋白質的複合醣類，養分易消化，這是螺旋藻有別於其他微藻類和植物之處。

綠藻

綠藻跟螺旋藻類似，只是蛋白質少很多、β-胡蘿蔔素更少，卻有較多的葉綠素和核酸。有人認為綠藻堅韌的外細胞壁會抓住重金屬、殺蟲劑和其他致癌物質，再將這些東西安全地帶出體外。綠藻的葉綠素含量比任何食物還高，而且有不少的油脂，其中20%是omega-3，但不像螺旋藻一樣含有藻青素。

野生藍綠藻

生長於美國奧瑞崗州克拉瑪斯湖（Klamath Lake）的野生藍綠藻，在某些情況下會變成毒性很強的植物，其毒性在五分鐘內就足以殺死動物。不過，根據專家的調查，還沒有人在克拉瑪斯湖區發現有毒野生藍綠藻，所以一般相信來自這個地區的產品是安全無虞的，特別是因為冷凍乾燥的技術會使毒性消失。（提出毒性的目的，是希望提醒想到野外採藍綠藻，又不確定是否有毒的朋友，還是小心為上。）

市面上可以買到許多不同的綠色飲品,用上等禾草和生長於肥沃、有機土壤的青草精華製作出來的產品,品質最佳。巴寧(Barlean's Greens)是我很喜愛的品牌,它還有賣小孩子喜歡的巧克力口味。

德式酸菜(未經殺菌處理) ★

集合地球上最健康的食物之一(高麗菜)和地球上最健康的加工法(發酵)而產生的德式酸菜,是促進健康的大贏家。

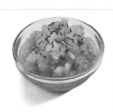

發酵基本上是古老的食物處理與保存方法,把食物交給天然的微生物「加工」。微生物在分解食物中的碳水化合物和蛋白質之後的成品,像是優格、德式酸菜、味噌、醬油和韓式泡菜,都是絕佳的例子。這些食品因為有健康的材料和製造過程,可提供我們雙倍的營養價值。但因商業化食物處理模式試圖將發酵技術標準化,使得許多現代被大量生產的食品(如橄欖罐頭、泡菜等)都未經過真正發酵,只是加了化學藥劑、鹽漬後再裝罐賣出。只有真正的發酵作用才能帶來「活菌」(如乳酸桿菌)強大的健康功效。

德式酸菜的活菌有助消炎

活菌的好處多多!乳酸菌是腸道細菌最好的「養料」,可平衡體內菌叢,進而促進消化、免疫功能,以及營養素的吸收與合成。許多研究也都發現各種乳酸桿菌能夠支持並改善免疫功能。大量文獻表示優格可做為好菌(稱活菌或益生菌)的傳遞工具,而所有自然發酵食品,像是德式酸菜,也都應該有同樣的效果。這些研究發現,酸菜中的活菌可以刺激細胞免疫作用,甚至還會抑制幽門螺旋桿菌。我的好友,來自亞歷桑那州的自然醫療專家蓓塔生醫師解釋:「腸道菌叢若保持健康,人體就可以預防各式各樣的毛病,尤其是慢性退化性疾病。發炎是許多退化性疾病以及心臟病的主要特徵,而益生菌(活性菌)有助於控制發炎。它們會使免疫系統的武器,也就是自然殺手NK細胞的數目增加。當感染出現時,益生菌會促使抗體增加,可以改善消化、抗

癌，也會增加好膽固醇、減少壞膽固醇。」自然發酵製成的德式酸菜就含有豐富的益生菌。

高麗菜防乳癌

德式酸菜還有另一項法寶，那就是超級蔬菜——高麗菜。研究人員先是觀察到，住在波蘭與俄羅斯鄰近的東歐國家婦女，每週吃四份以上生高麗菜或半生熟的高麗菜，罹患乳癌的機會比移居美國、每週吃一份半以下德式酸菜的波裔女性低74%之後，才開始研究高麗菜。研究人員推測減少乳癌的功臣應該是吲哚素這種植化物。經過幾年的研究，證明這些吲哚素會改變雌激素的代謝，進而降低罹患癌症的風險。

高麗菜的抗癌效果不是單靠吲哚素。在2002年10月23日出刊的《農業與食品化學期刊》當中有一篇研究報告，芬蘭科學家指出高麗菜發酵時會製造異硫氰酸鹽，這種成分在實驗室（試管與動物實驗）研究當中被發現有預防癌症生長的功效。（參見「高麗菜」）

紅色與紫色高麗菜的特殊功效

大部分的德式酸菜都是用白色高麗菜製成，不過也有人會用紫色高麗菜來做，這種高麗菜有另一群可保護人體健康的植化物。紫色高麗菜是我們補充花青素的來源之一。花青素是讓藍莓呈藍色、紫色高麗菜呈紫色的色素分子，也存在於許多色彩鮮豔的水果，像是葡萄和漿果當中。不過花青素不只是蔬果的化妝師而已，它也是類黃酮的植化物成員之一，具有良好的生物活性，有強大的抗氧化活力。（參見「高麗菜」）

花青素之所以能夠成為預防心血管疾病的最佳武器，主要就是它具有抗氧化與抗自由基的能力。此外，它還有抗發炎功效，可抑制過敏反應，不使發炎現象危害結締組織與血管壁，達到保護人體的目的。

德式酸菜也是高纖、低熱量食品，一碗（142克）未瀝水的酸菜含有6克纖維，熱量只有45大卡，還提供每日需要量150%的造骨營養素維生素K。另外當然有豐富的鈣質、維生素C、鉀、磷、鎂與鐵。

小常識

德式酸菜有一項缺點，尤其是一般市售的，含鈉（鹽）量都過高。更糟的是，市面上大部分商業化製作的酸菜都經過消毒殺菌，把有益人體、使酸菜登上健康排行榜的好菌都殺光，變成一道沒有生命力的食物，不但吃不

到好東西，還攝取了一大堆鹽。（安德魯·韋爾醫師教大家在吃酸菜之前，先沖洗浸泡一下，可大幅降低酸菜中的鹽分。）想要吃到這道傳統料理的健康成分，最好是去天然食品店的冷藏區找新鮮或生的，有些熟食店自己也會做德式酸菜，放在桶子裡面賣。不過，自己動手做最好！

韓式泡菜 ★

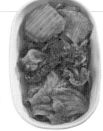

韓式泡菜是韓國傳統菜餚，用發酵辣白菜製成，普及程度之高，據說韓國人在照相機前擺出笑容時，會說「kimchi」（泡菜），而不是像美國人說「cheese」！泡菜在韓國是非常受歡迎的配菜，也可以當成煮菜的材料（煎餅、披薩餡料、泡菜鍋、泡菜炒飯等），很多中國人和日本人每天也都會吃。泡菜是營養的寶庫。《健康》（Health）雜誌還把泡菜喻為全世界最健康的五種食物之一。想知道為什麼嗎？

泡菜最常用的材料有大白菜、白蘿蔔、大蒜、紅辣椒、洋蔥、海產（牡蠣或魷魚較普遍）、薑、鹽，也許還有糖。國際上有時候稱它中國大白菜（Chinese cabbage）。泡菜之所以健康，首先是用料：大白菜、洋蔥和大蒜，都是本書所收錄地球上最健康的150種食材菁英成員，而且三種食材也都得到星號標記，表示它們在各自類別中的營養價值特別高。泡菜集合了這三項明星食材，不但有顯著的抗癌效果，對心臟健康更有助益。有研究證實大蒜可減少牙菌斑、降低壞膽固醇，抑制結腸直腸癌細胞的擴散；白菜含有吲哚素可抗癌；洋蔥也被發現可以降低二成心臟病死亡率。而泡菜裡其他的佐料，比如辣椒和薑，也都各自有特殊的健康功效。

為什麼發酵食品都很健康？

接下來是發酵作用。泡菜經過發酵，這也是我們認定它成為健康食品的第二項指標。幾乎所有自然發酵的食品都能促進健康。在發酵過程中，健康的乳酸菌是不可或缺的要角，而泡菜正可以大量提供這些有助健康的益生菌，許多研究也都發現各種乳酸菌具有提高免疫力的能力。發炎是包括心臟病在內等許多退化性疾病的特徵，而乳酸菌另一項功能就是降低發

炎反應。此外，它們還能維持消化系統的健康。

所以，泡菜是世界性的健康食品，可說是當之無愧。根據第482號《國際園藝學會園藝學期刊》（ISHS Acta Horticulturae）所刊登的一篇綜合回顧文章指出，泡菜具有抗氧化、抗突變和抗癌作用。一小盤味道有點嗆的白菜，好處倒是多得令人驚奇！韓式泡菜的維生素（C與B群）、礦物質（鈣、鉀和鐵）和膳食纖維的含量也不少。

橄欖

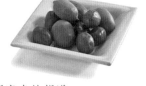

只要翻一翻任何營養學教科書，裡面一定會收錄橄欖油相關內容，還附上大量參考文獻為它的健康效用背書。不過奇怪的是，關於可愛的小橄欖果實，卻沒有那麼多的報導。

其實應該要有更多的橄欖研究才對，因為它提供了多項支持生命的營養素，是小而美的水果。橄欖是一種古老的食物，早在西元前3000年就有橄欖樹的存在，特別是地中海地區。生橄欖又苦又澀，若沒有事先浸泡處理，其實不太好吃。不過問題在於，傳統發酵法雖然可以製造出健康又美味的食品，但是對現代人來說太沒效率了。製作德式酸菜、優格、橄欖、天貝和味噌等健康食品的古早發酵技術，經常被棄置不用，轉而以快速、商業化的製程取代，使得產品的健康效益大打折扣。

慎選橄欖

傳統的發酵是慢工出細活，靠的是酵母和細菌的作用，製造出充滿健康成分和活菌的食品。可是現代社會講求「快即是好」，大多數的人會用鹼液去澀味，然後鹽漬並裝罐。至於遵從（較佳）「古法」的過程，則是用油、鹵水、水或鹽來處理，所以就有「油漬」、「鹽漬」、「水醃」或「純鹽漬」橄欖。只要用心去找，可以在橄欖專賣店買到好的產品種類；而比較高檔的超市通常會把橄欖放在起士區，擺在盤子上任君選購，這些橄欖甚至還保有我們身體很需要的活菌！這些才是應該買的。

橄欖與橄欖油含有一系列對身體有益的植物性化合物，包括生育

酚（tocopherols）、類黃酮、花青素、固醇和多酚類等。橄欖的味道也許就是來自多酚；而橄欖中的多酚可抗發炎、改善免疫功能、防止DNA受損，還可以保護心血管系統。橄欖與橄欖油都是地中海飲食文化的支柱，也被發現有數不清的健康效益，包括較低的心臟病與特定癌症發生率。

橄欖（與橄欖油）中的油脂大部分是單元不飽和脂肪油酸，被認為會提高對人體具有保護作用的高密度脂蛋白（HDL）膽固醇比例。有很多研究顯示，攝取大量單元不飽和脂肪的人較不易死於心臟病。

膠原蛋白粉

膠原蛋白是人體中最豐富的蛋白質種類，存在我們的皮膚、頭髮、肌肉、韌帶、骨骼……等，你想到的都有。膠原蛋白營養品近來似乎也成為明星。它好在哪裡呢？護膚或保護關節的膠原蛋白營養補充品，和實際的膠原蛋白粉，有什麼不同？

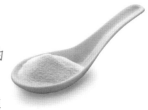

膠原蛋白至少有十六種，人體內八、九成的膠原蛋白屬第一、二、三型（依據Lodish等人合著的《分子細胞生物學》〔*Molecular Cell Biology*〕2002年第四版）。第一型與第三型通常是一起被發現，主要分布在皮膚。第二型主要存在關節中，但最近有證據顯示它對皮膚也有貢獻。也因此，有家專門生產第二型膠原蛋白產品的大廠商另外添加10%的玻尿酸，成為提升肌膚鎖水性與彈性的知名配方。所有的膠原蛋白，以及它們所形成的結構都具備相同功能，那就是幫助組織承受拉扯的力道。

好幾年前，我們學到的是：膠原蛋白營養品透過口服方式很難被人體吸收。現在我們知道，品質夠好的話，就不會有難吸收的問題。有人研究原料製造商「美麗素」（Verisol）生產的第一、三型膠原蛋白。114名年齡介於45到65歲的女性被隨機分成實驗組和控制組，前者每日給2.5克的美麗素，後者只給安慰劑。八週後，實驗組的女性眼尾皺紋比控制組的顯著減少20%。同一組研究團隊的另一項實驗，則發現膠原蛋白顯著改

善皮膚彈性。

接著再來談談第二型。百歐塞（BioCell）是生產這種膠原蛋白的知名廠商。位於俄亥俄州的「應用健康科學中心」（Center for Applied Health Science）曾在2015年測量每日使用3克百歐塞膠原蛋白對於激烈運動後的恢復功效。研究人員從三種血液指標觀察肌肉組織的損害程度，發現使用者「肌肉具有更強健的恢復與適應能力」。

最後要談的是膠原蛋白粉。膠原蛋白營養補充品有益皮膚和骨骼健康，所以對高品質膠原蛋白粉的需求也越來越高。前段提到的產品都能提供豐富的膠原蛋白胜肽，是形成關節軟骨的重要營養素。臨床研究指出，每日使用10克的藥品級膠原蛋白可有效減輕骨關節炎（Osteoarthritis）病人膝蓋或髖骨的疼痛與不適感。有篇回顧文獻做了以下的結論：「水解膠原蛋白具有骨關節炎與骨質疏鬆的治療潛力⋯⋯安全性高，適合上述慢性病患長期使用。」2008年一項為期二十四週的研究，顯示飲食中添加水解膠原蛋白能改善運動員的關節疼痛。

我認為膠原蛋白粉是優質的蛋白質來源，而且現在已經有好幾家公司開始生產。不過，因為相關研究的數量沒有乳清蛋白那麼多，所以目前我還是以乳清蛋白粉為主。但我認為膠原蛋白是很棒的替代品，也會經常與乳清蛋白交換著吃。而對乳製品嚴重過敏的人，也許這是一個更安全的選擇。

啤酒酵母

在以前，只吃優格或有機食物的人才會被稱爲健康狂，那時體育館還不叫健身房，超市也沒有設天然食品區，只賣一些讓人眼花繚亂的能量產品，營養補充品的選擇也很少，啤酒酵母就是其中之一。

不過時代改變了，健身已經變成主流，一長串營養補充品，配方粉、能量棒，還有一大堆讓你加入蛋白奶昔的東西呈倍數增加。在這麼多種選項當中，啤酒酵母依然在許多早期的健康狂心中佔有一席之地。

存在於啤酒酵母中的，是粉狀乾燥的眞菌類釀酒酵母（saccharomyces cerevisiae）細胞。這種形態的酵母不會起發酵作用（也不會引發感染，可以說它們是死的）。然而，酵母在活性消失之前吸收了大量維生素B和礦物質（如鉻和硒），這些都還在，而這就是啤酒酵母的主要賣點。

啤酒酵母還有 β-葡聚糖，這種多醣體是某些眞菌、細菌和燕麥等植物的細胞壁成分，可調節免疫系統，甚至預防感冒。啤酒酵母有豐富的維生素B群，有不少人以爲它也含植物性的B$_{12}$，其實沒有。說啤酒酵母含有天然生成的B$_{12}$，完全是誤傳（只有少數廠商會額外添加）。根據美國《醫師用藥指南》（*Physicians' Desk Reference, PDR*），富含礦物質硒的啤酒酵母可能具有抗癌功效，而其中的鉻成分據說能抗糖尿病。該手冊也指出「β-葡聚糖亦支持免疫系統」。

小常識

啤酒酵母之所以不再風行，主要原因是市面上開始推出較高劑量的鉻補充品，以及很多人有念珠菌感染疑慮。雖然酵母本身已經沒有作用，跟會誘發感染的白色念珠菌沒關係，不過有此一說：吃了啤酒酵母之後病情會更糟，所以有人會擔心而不吃。另外，有些人剛開始吃啤酒酵母會脹氣或放屁。事實上，如果沒有念珠菌感染的考量，想多攝取一些維生素B、胺基酸和礦物質，啤酒酵母依然是很不錯的選擇。只是要記得買有含鉻和硒的牌子。

10 特殊食品類

285

喬許‧艾克斯醫師（Josh Axe, D.N.M., D.C., C.N.S. ）

艾克斯是一位令人信任並且喜愛的自然療法大師。他的網站（draxe.com）是全世界自然醫學網站造訪人數第二高的，每個月有超過一千萬個點閱數。艾克斯是自然醫學專科醫師、脊骨神經醫學醫師，也有臨床營養師執照。他的大作《土療》（*Eat Dirt*）是《紐約時報》暢銷書。

❶**大骨湯**　我心中的第一名，可治療腸漏症、克服食物不耐（food intolerance）與過敏、改善關節不適並增強免疫系統。

❷**蒲公英葉**　富含纖維、維生素C與B₆、硫胺素、核黃素、鈣、鐵、鉀和錳。蒲公英的根、莖與花也可以用來泡清肝美膚茶。

❸**雞肝**　地球上營養最豐富的超級食物之一，包括維生素B_{12}、鐵、維生素A、磷和鎂等。

❹**綠花椰菜**　吃綠花椰菜可預防癌症、有益心臟健康、改善消化，還有很多好處。

❺**鮭魚**　野生（非養殖）鮭魚是天底下最營養的食物之一，不僅有大量的omega-3脂肪，還附帶一大堆維生素與礦物質。

❻**藍莓**　可抗老化、保護神經、促進心臟健康，還能養顏美容。它有豐富的沒食子酸（gallic acid），具強大的抗菌與抗病毒功能，也是抗氧化物。

❼**德式酸菜**　健康食物（高麗菜）與源於古法食物製作過程（發酵）的絕妙組合。

❽**椰子**　椰子油可能是地球上最多功能的食材，它不僅是我最愛的食用油，同時也是美容護理的天然藥材，好處說不完。

❾**香菜**　已被發現具備諸多醫療功效。香菜中的維生素K和鈣有助於強健骨骼、牙齒和頭髮健康。

❿**奇亞籽**　營養密度高，帶給人滿滿的活力。古代阿茲特克戰士會吃奇亞籽補充能量、提升耐力。

天底下沒有比水更好的飲料了。

人沒有水，撐不了多久就活不下去。人體內每一道代謝過程都需要用到水。不過，這不表示沒有其他對健康有益的飲料。還是有的。本章會跟大家深入介紹九種（加上水是十種）健康飲品。

基本上，飲料不是長在樹上或是地上，而是從某個原料製造出來的，比如說某種植物或水果。所以，寫這本書挑選食品跟飲品的兩難之一，就是要考慮飲料來源（如蘋果）是不是有入選？從該原料做成飲料（如蘋果汁）要不要納入？以及怎麼樣的情況下要把原料和飲料都一起放進來？（類似的兩難還包括油，比如橄欖和橄欖油；以及堅果，比如花生和花生醬。）以下是我的評斷原則。

為什麼有些水果和蔬菜汁沒有被納入

如果有一種水果，或是任何蔬菜，以其中一種形式食用非常有益健康，但另一種食用形式則稍微遜色，

我就會推薦健康效果最高那一種，放棄另一種。蘋果是很好的例子，蘋果本身是超級營養庫，但超商販賣的加工果汁卻糟透了，每份（235毫升）通常就有24克的糖。另一方面，蔓越莓是很棒的水果，所以也被本書納入，不過不加糖的純蔓越莓汁也是一樣好，它保留了果實大部分的營養素（除了纖維質之外）。因此蔓越莓和果汁都一起被留下來。

另外，諾麗果、巴西莓和枸杞這些漿果，情況也是如此。諾麗果在巴西以外的地方根本見不到，而且吃起來很可怕，但諾麗果汁卻是營養界巨人，結果就是果汁留下，水果退出。巴西莓也是這樣。不過枸杞的結局卻相反，因為在美國的健康食品店很容易買到富含營養素的枸杞，雖然果汁也很好，不過宣傳有點誇大（而且價格偏高），所以我最後決定選果實，忍痛割捨枸杞汁。

值得特別挑出來討論的飲料

其他的飲料沒有上述的困擾，茶

是一定要用喝的，咖啡也一樣。雖然紅酒是葡萄釀製而成（葡萄在本書也有單獨介紹），不過紅酒另有獨特的功效，而且跟原料果實可說是截然不同，所以有必要另闢討論。

現在你知道我選擇飲品的「標竿」了。當然這個方法不是最完美，分類也很粗糙，不過這是我努力想出來的方式，似乎也是解決問題的最佳途徑了。大家都來喝健康飲料吧！

巴西莓汁

巴西莓（acai berry）是生長在亞馬遜雨林棕櫚樹上的果實，數百年來，被巴西當地人視為提供精、氣、神與高營養素的珍貴果實。做成果汁後，味道很像是漿果與巧克力的混合果汁。

巴西莓會一炮而紅的關鍵，是因為被尼可拉斯·培里康醫師（Nicholas Perricone）點名為十大抗老超級食品，之後又上了歐普拉脫口秀，使得這個外形迷你的水果一夕成名。

巴西莓真的有這麼好嗎？答案是：雖不滿意但可以接受。我個人不認為巴西莓是地球上抗老食物前十名。但是如果在網路上搜尋巴西莓，會出現一大堆名人背書，見證它神奇的健康效果。很遺憾地，這些資料都是來自巴西莓汁的廠商。雖然這不代表巴西莓沒有優點，只是不必全然接受這些健康訴求。

巴西莓汁保護血管與神經系統

巴西莓的確有一些潛在好處，它富含抗氧化物和花青素。花青素是一種類黃酮，具有極強的抗氧化性，能減少發炎並保護血管與神經系統，包括腦部。巴西莓也含有各種多酚類物質，能降低心血管疾病和癌症的風險。本書初版剛上市時，還沒有人體試驗的相關文獻，只有試管研究發現令人信心大增的結果。刊登在《農業與食品化學期刊》的文章指出，試管中的巴西莓萃取物會促使高達86%的血癌細胞自我毀滅，但問題是沒有研究顯示巴西莓的抗氧化物質是否會被人體吸收。

現在，這些疑慮都消除了。本書剛出版的隔年，任職德州農工大學營養與食品學系的蘇珊·泰柯（Susanne Talcott）與史蒂芬·泰柯（Stephen Talcott）

共同發表的研究，證實巴西莓果汁與果肉當中的健康成分，的確會被人體吸收。蘇珊·泰柯在《科學日報》專訪中談到，「巴西莓的糖分少，味道大概是紅酒和巧克力的綜合體，還有比這更好的嗎？」

水 ★

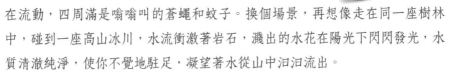

想像你走在樹林裡，前面出現一方池塘，看起來了無生氣，池面還漂著泥巴般的浮渣，水又黃又髒，好像沒有在流動，四周滿是嗡嗡叫的蒼蠅和蚊子。換個場景，再想像走在同一座樹林中，碰到一座高山冰川，水流衝激著岩石，濺出的水花在陽光下閃閃發光，水質清澈純淨，使你不覺地駐足，凝望著水從山中汩汩流出。

你嚮往身體中流的是哪一種水呢？如果你喝的水不夠純淨，那麼體內的水就如同那塘死水，而不是山泉水了。

水在體內流

試想，身體中有83%是水；肌肉有75%是水；而大腦中，水的比例是74%；骨頭22%含水；體內每一步新陳代謝都需要水；營養和維生素的消化與吸收不能缺水；水會把代謝物帶走，也會把油脂和毒素經由肝臟和腎臟「沖走」。

所以，我們是不是需要持續注入乾淨的山泉活水，而不是讓同一灘死水留在體內一用再用呢？

答案很明顯。

水可以提升精力，提高心智與體能表現，清除體內毒素與廢物，使皮膚健康有光澤，甚至能幫助減肥。如果你有脫水現象（有些專家認為大部分的人都沒有補充足夠的水），血液變得濃稠，身體要讓血液繼續循環就要加倍辛苦。結果大腦變得遲鈍，難以集中精神，人還會感到疲憊不堪。

水是關節和肌肉的潤滑和緩衝液，使其不會受到震動和損傷。身體缺水時容易生病。還有，運動前、中、後，也都要適度補充水分，這樣能減少抽筋，也不會一下子就累了。

水分充足保護心臟

人如果長時間不喝水鐵定無法活命，你可以試試看八到十天不喝水，

我相信你撐不過的，大部分的人早就死了。

除了維持活命功能之外，水還有其他的健康功效。冠狀動脈心臟病的四項風險指標：全血黏度、血漿黏度、血容比、纖維蛋白原，會因為身體脫水而提高。《美國流行病學期刊》在2002年5月1日登出一項重要的研究報告，洛瑪琳達大學公共衛生學院研究人員用了六年多的時間，追蹤調查2萬多名健康情形尚佳的人，結果發現每天水喝較多的人（5杯以上），在控制吸菸、高血壓、體重等干擾因素後，發生嚴重冠狀動脈心臟病的機率顯著地較低。

每天八杯水

我想利用這機會一次講清楚，有些反對者認為多喝水這整件事根本是被誇大了。腎臟專家認為「每天八杯水」是高估的量，體型中等、腎臟健康的成人，在溫和氣候下所需要的水分不會多於34盎司（1公升）。而且真的沒有人知道「每天八杯水」到底是怎麼算出來的。這些專家還宣稱我們可以從水之外的其他來源得到身體需要的水分。他們還認為，營養學家鼓勵別人一直喝水，是沒有充分科學證據支持的主張。

關於這些看法，我是嗤之以鼻的，沒有人會拿汽水來洗衣服吧！雖然沒有很多科學研究來確認我們一天究竟要喝多少杯水才夠，不過只要看看人體有上兆個細胞需要水才能運作，我還是堅定支持水喝越多越好。當然，即使像水這麼棒的東西，喝過量還是不好，可能會導致低血鈉症（hyponatremia，指體內的鈉嚴重流失或稀釋過度的情況），甚至水中毒。不過這種事發生的可能性非常低。多喝水對大部分的人是好的，絕對不是少喝水。

小常識

有一個喝水減肥法（同時也可以增進健康）：把你的體重（磅數）除以2，得到的數字就是你每天應該喝的盎司數。雖然沒有科學根據，不過我自己已經實行好幾年，做為減肥參考，還滿有效的。

瓶裝水好不好？

很簡單，我喝瓶裝水，絕不喝自來水。我常為這件事跟我哥哥辯論，不過我們的辯論很有啟發性，所以在這裡為大家重播精采實況。

跟很多既聰明又博學的人一樣，我哥哥認為美國大部分地方的自來水

是全世界最安全，也是最適合飲用的水源。他也含蓄地暗示，像我這種花冤枉錢買水喝的人實在有點愚蠢。

我的答辯如下：

政治力介入安全水標準的制定

我們喝的水可能含有數百種化學物質、汙染物和有毒金屬（汞、砷等）。評斷這些存在於水中的物質含量是否在安全標準以內，是由政府來判定。只要沒有超過標準，都被認定安全可用。然而，我們要知道美國華府有一大堆專門在遊說的人，他們的任務就是把水中毒性含量的「安全」標準拉得越高越好，以合法規避各種汙染管制。他們會為環境汙染物爭取寬鬆的排放標準，遊說相關部門通過規範力微弱的法規；他們會操縱研究與科學，辯稱沒有證據顯示少量的化學物質會致癌；在進行相關立法時，也無所不用其極使法規的制定偏向企業。這就是專業遊說人員的工作。既然知道政治操作是這樣的，我一點也不想相信政府會針對致癌毒物訂出對我「安全」的暴露標準，尤其是我完全知道政府的決策其實是少數科學和多數政治的妥協品。

幾年前，有一位名叫艾西莉・摩洛（Ashley Mulroy），來自西維吉尼亞的十五歲高中生，為了交作業，做了測試水中抗生素的檢驗。她在報告裡面詳述美國自來水道的抗生素汙染，後來還獲頒著名的斯德哥爾摩青少年水獎（Stockholm Junior Water Prize）。所以，自來水裡面只有抗生素嗎？我不認為。

我也不認為政府制定的標準都是最先進的，這是我觀察所有大型機構和組織對於其他衛生規範總是牛步行動之後所得到的印象。每一次公部門總是在問題發生時突然發現，慘了！之前訂的安全毒性標準過低！舉例來說，2001年美國環保署把飲用水含砷量最高不能超過每公升50微克，調降至每公升10微克。意思就是說，他們之前允許的含量跟現在所謂「可接受」標準相比，兩者相差400%！誰能保證水中更多其他毒素現在是安全，而過不了多久又被發現太高必須調低呢？

本書第一版推出之後，密西根州的佛林特市（Flint）爆發飲用水遭鉛汙染，美國總統宣布當地進入緊急狀態，飲食安全頓時成為全國關心的議題。雖然我很想相信這件可怕的事只是偶發的異常，但我對政府各級機關處理自來水供應的能力，是不會因此而更有信心。

291

美國自來水管出現玉米田專用除草劑

最後，我再提供一項證據。根據波倫在《紐約時報》的文章，美國玉米田70%都會使用草脫淨（Atrazine）這種強力除草劑，濃度只要十億分之零點一，就能使公蛙去勢，使其生殖腺轉為產卵。以報導精準詳實著稱的傑出記者波倫表示，美國自來水管經常檢測出濃度遠超出十億分之零點一的草脫淨。但美國的管制機構除非看到大量死亡或是癌症案例，否則不會禁用殺蟲劑。也就是說，除非科學家可以在合理猜測之外，提出這種藥劑會對人類或生態「造成」災害的證據，否則說什麼都沒用。所以，存在於美國自來水管和食物系統的草脫淨，除非被證明有罪，否則即是無辜。波倫說：「要提出能夠被接受的證據非常困難，除非用人體做化學藥劑試驗，但這有違倫理，我們是不會做的。」

因此，鑑於上述理由，我是不喝自來水的。我可以接受過濾水或瓶裝水。有沒有不肖廠商賣的東西跟自來水差不多，甚至更差呢？當然有。好東西貴嗎？是的。不過拿來跟上高檔酒吧或飯店，或是花錢去咖啡店買杯拿鐵相比，全世界最頂級的水還是便宜的。最重要的是，我還買了加倍的安心。

石榴汁 ★

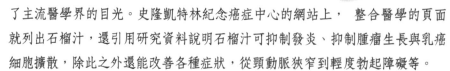

石榴汁在十五年前的美國根本是乏人問津，但短短的時間內就突然出現一大堆研究，而且結果驚人，終於吸引了主流醫學界的目光。史隆凱特林紀念癌症中心的網站上，整合醫學的頁面就列出石榴汁，還引用研究資料說明石榴汁可抑制發炎、抑制腫瘤生長與乳癌細胞擴散，除此之外還能改善各種症狀，從頸動脈狹窄到輕度勃起障礙等。

前段最後面的那個療效，我可不是隨便說說。《泌尿學期刊》（Journal of Urology）刊登的研究，檢視長期飲用石榴汁對於勃起機能障礙病人的效果。研究者證實了兩件事：第一、動物實驗發現，在體內專搞破壞的自由基對男性勃起功能有很大的影響；第二、石榴汁含有能對抗自由基的強效抗氧化物，可減低自由基造成的傷害。正因為如此，石榴汁有時被稱為

「天然威而剛」。

　　石榴萃取製成藥丸後是否與果汁一樣有效，目前還沒有定論。由於多數研究都以果汁為主，所以有人自然會懷疑做成營養補充品之後的效果。答案沒人知道，不過我們可以合理推論石榴營養品對健康應該也很有幫助。

　　知名網站GreenMedInfo整理了158篇與石榴相關的研究摘要，包括（但不限於）研究石榴對氧化壓力、發炎、動脈粥狀硬化、攝護腺癌和高血壓的影響等，結果都很正面。石榴的水果萃取物有多酚，這種植化物能夠保護細胞並抑制發炎。

小常識：石榴與愛情

有趣的是，石榴總是跟愛情和色情脫不了關係。以前的人看到這種水果就會聯想到生產和富足。在土耳其，新娘結婚時會把石榴丟在地上，家人則以掉出來的種子數目，預測新娘會生幾個小孩。希臘神話中也提到愛神阿芙羅狄蒂把石榴種在賽普勒斯島。

　　根據馬里蘭大學醫學中心的網站，石榴入藥的歷史有數千年之久。亞洲和中東人會用石榴樹的樹皮、根、果實和果皮來治病；但在西方，

多數的研究都聚焦在水果和果汁。

　　2014年《先進生物醫學研究期刊》（*Journal of Advanced Biomedical Research*）刊載一篇文獻回顧「石榴強大的健康功效」，結論是石榴有助於預防和治療多種疾病，從高血壓、高膽固醇、氧化壓力、高血糖到發炎。研究者指出，石榴汁的抗氧化能力優於紅酒和綠茶。石榴萃取物能預防癌細胞生長，也會促使癌細胞自行毀滅，不再侵犯體內器官。這應該就是石榴抗癌的機制。

　　石榴似乎也能保護LDL膽固醇不受氧化傷害。由於膽固醇只在氧化時才會造成健康危害，所以石榴這個效果非常重要。動物研究發現石榴汁可減緩動脈硬化斑塊的生長。實驗室研究也發現它會讓攝護腺癌細胞的生長速度減慢。初步證據顯示石榴汁有助於降低血壓、改善心血管風險因子並增強免疫功能。甚至有研究指出石榴的抗發炎能力很可能讓阿茲海默症的進展暫停，並且可能對肥胖有預防作用。

　　至於石榴汁該喝多少，沒有完美的答案。最好的建議是石榴果粒與果汁輪流或同時吃。以色列科學家發現只要每日喝2盎司（60毫升）就有降血壓的效果，並推測其中的機制是血

293

管收縮素轉換酶（ACE）的減少。對於想用天然而非藥品ACE抑制劑來控制高血壓的人，這不啻是一大好消息。

本書第一版剛推出時，石榴汁比果粒更紅，得到營養學家的關注，而後者並不特別受歡迎。現在不少超市都有賣小袋裝的石榴果粒，就跟販售新鮮藍莓和草莓一樣，消費者不必再大費周章的剝果粒，買來就可以吃，完全不會弄髒手，亂成一團。只是一包新鮮石榴果粒可能很貴，因為你付的錢有一部分是用來支付剝水果的工錢。

石榴研究幾乎都使用果汁或做成藥丸的萃取物，很少是研究果粒本身的，只不過我們可以合理推測，以果汁為研究對象觀察到的效果，也可推論到等量的果粒。

咖啡

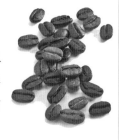

咖啡是我決定增修本書時，特別挑出來重新評估的食材之一。倒不只是因為這十年間出現了很多研究論文，而是咖啡給我們上了一課，那就是積少成多的知識，足以慢慢被我們內化，最終改變我們對古老食物的既定印象。

2007年那時候，咖啡會摻著酒、糖和反式脂肪一起喝，這種咖啡不喝也罷。一直到今日還會有人說戒咖啡和酒來排毒，就是當初的飲用習慣留下來的。當時沒什麼人會幫這個美國最受歡迎的藥物飲料說話。《新科學人》（New Scientist）雜誌曾報導，有90%的美國人每天攝取咖啡因，使得咖啡成為全世界最廣泛使用的合法精神藥物。

我在本書第一版的咖啡篇，是這麼開頭的：

你可能會覺得奇怪，咖啡竟然被列為全世界最營養的食物之一！老實說，我本來也很驚訝。

然後我接著說，我覺得咖啡其實

還不錯，很開心有幾位提供十大健康食物，眼光透澈的專家也提到咖啡。我便開始認眞的找文獻。但是不同的咖啡研究結果令人困惑，比方說咖啡刺激神經，使人焦慮不安並干擾睡眠等等。還有一、兩篇研究發現喝咖啡跟血壓上升有關。

但那已經是過去的事了。

來看看這篇文章的頭一段。這是《紐約時報》2016年6月15日，幾乎是我第一版書稿交出的十年後。它是這麼寫的：世界衛生組織召集重量級專家組成的委員會在週三做出結論，根據數十年來對咖啡健康功效的研究，經常喝咖啡可以預防至少兩種癌症。

咖啡，跟奶油和蛋一樣，是讓營養學家經常改變立場的代表性食物之一。讀者們是不是經常笑我們學營養的人，「一開始說咖啡（或雞蛋、或奶油）很好，然後又說它不好，然後又變好了……爲什麼下個定論這麼難？」

爲什麼呢，這說來話長，現在就來看看過去十年間咖啡經歷了哪些變化。

「我正在排毒，要戒咖啡、戒酒精，還有戒糖……」

雖然很多人喝咖啡時跟其他應該戒除的不良物質一起喝下肚，但還是有越來越多的研究告訴我們，大家最愛的晨間飲料其實被錯怪了。有篇研究指出，一天喝六杯以上咖啡的人比較不容易罹患糖尿病。還有研究發現咖啡喝最多的人，糖尿病發生機率的降幅，從23%到驚人的67%。

刊登在2006年《心臟衰竭期刊》（*Journal of Cardiac Failure*）的一項研究，指出咖啡因會提高心臟衰竭病患的運動耐受力。還有其他研究顯示，咖啡會短暫提高警覺度、改善心智與體能表現。根據護理師健康研究的結果，觀察每天喝兩三杯咖啡的人，巴金森氏症的發病率降低，男性的膽囊結石也較不易形成。而《內科醫學檔案期刊》（*Archives of Internal Medicine*）的研究也顯示，咖啡具有預防酒精性肝病變的潛力。研究發現每天一杯（235毫升）爪哇咖啡（最多一天四杯）會降低二成酒精性肝硬化的風險。

如果說服力依然不夠的話，還有別的研究顯示喝咖啡的人跟完全不碰的人相比，得到阿茲海默症的風險比較低。前述的世界衛生組織專家也說，經常喝咖啡可以預防至少兩種癌症的發生，這個結果跟世界癌症研究基金會（*World Cancer Research Fund*

International）的發現是一致的。

咖啡、大腦與燃脂

　　咖啡裡的咖啡因是使人喝了之後精神為之一振的物質，你知道其中的機制嗎？我們的大腦裡有種名為腺苷（adenosine）的化學物質，主要功能是告訴人體該放鬆、平靜下來。腺苷是一種抑制性的神經傳導物質，它會把抑制興奮的訊息傳給大腦（神經）。腺苷在大腦中本來都有小小的「停車位」（受體），但咖啡因就像紐約街頭那些沒禮貌的行車司機一樣，粗魯地佔據這些停車格。當咖啡因佔據腺苷的受體，腺苷就沒辦法傳達「喂，你累了，該休息了」的指令，所以你就繼續做事，也（經常）感覺不出自己有多累！

　　用咖啡因來遮掩疲倦感並不是件好事。但並非所有人都這樣，至少不會到出事的程度。很多的研究都發現咖啡有助於記憶力、情緒、反應時間，甚至是運動比賽的成績。

　　還是存疑的人，不妨聽聽這個：咖啡有助燃脂。至少有兩份研究報告指出咖啡因會使新陳代謝率提升3%到11%。其他研究也發現肥胖者攝取咖啡因，脂肪燃燒率提高10%，瘦子竟然可提高到29%。其實咖啡因是讓脂肪細胞分解，將脂肪酸釋放到血流中做為能量來使用。當然，如果你鎮日坐著不動，這些脂肪酸也無用武之地；但如果你有運動，那麼這些準備燃燒的脂肪便立即派上用場了。

咖啡的抗氧化成分高於可可與茶

　　咖啡會提高血液中的抗氧化成分，也就是專家說的「血漿抗氧化能力」。義大利科學家做過一項研究，給10名健康、不吸菸、平常咖啡飲用量適中的人一般量（200毫升）的現煮咖啡，發現受試者的血漿抗氧化能力提高5.5%，而且效果都能維持2小時以上。更神奇的是，2001年一篇發表在《農業與食品化學期刊》的研究報告指出，咖啡的總抗氧化能力跟可可、綠茶、紅茶和香草茶相比，顯著較高。另外，2004年《營養學期刊》登出的一篇研究發現，咖啡是全部2,672名參與研究的挪威成年人飲食當中，攝取抗氧化物的唯一最大來源，而這個結果連研究者自己都嚇了一跳。

　　接著，在2006年發表的研究報告，針對41,836名停經婦女所進行的世代追蹤研究，發現「咖啡是抗氧化物的主要膳食來源，可抑制發炎，降低心血管疾病和其他停經後婦女發炎

性疾病的風險」。當然,「停經婦女」是這項研究的特定對象,不見得可以類推到一般人。只不過總體來看,咖啡具有高抗氧化能力還是頗具說服力。

綠原酸和咖啡酸是使咖啡成為健康飲品的兩種抗氧化物,而且都具有強大的抗氧化力。咖啡豆更是世界上最豐富的膳食綠原酸來源。有人估計,喝咖啡的人每天可攝取到1克的綠原酸和500毫克的咖啡酸。咖啡提供這兩種重要抗氧化物的比例高達70%。

大發現:咖啡與遺傳學

過去我們不太了解,為什麼有人可以在睡前喝雙倍濃縮咖啡還能睡得跟嬰兒一樣安穩,有些人只要上午喝完一杯馬上變得焦躁不安。這個謎馬上就可以解開了!科學家已經找出一些對咖啡有反應的基因。比方說,有個肝臟代謝酵素基因是負責代謝咖啡因,另一個基因則是與咖啡攝取量有關。有些人很明顯地能迅速代謝咖啡因,也能多喝且沒有副作用,但上午喝杯咖啡便會難受一整天的人,他們的咖啡因代謝速度慢,咖啡因會留在體內很久才會被代謝。這告訴我們,

每個人是不一樣的。

所以,如果你會因為太清醒而整晚睡不著,最好少喝咖啡,或避免在下午喝。如果你喝咖啡沒事的話,那就不必刻意少喝,因為咖啡不但讓你合法的保持清醒,還能帶給你多種健康功效喔!

小常識

講到缺點,這也是研究喝咖啡究竟是好是壞難以釐清的原因。有一項研究顯示,每天吸收大量的綠原酸(約普通喝咖啡者攝取量的兩倍),會使血中高半胱胺酸的濃度提高12%。可怕的發炎分子高半胱胺酸,是導致心血管疾病的危險因子。(僅供參考:在同一項研究中,每天喝等量的紅茶2公升,造成高半胱胺酸濃度升高的幅度也相同。)但是咖啡和紅茶都富含抗氧化物,而且幾乎每一篇科學文獻都提出綠原酸可能具有預防心血管疾病的功效。現在的我,認為適量咖啡帶來的好處還是多於壞處。

紅酒

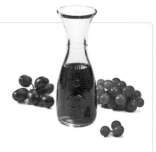

充滿智慧的柏拉圖曾說過:「酒是上帝賜予人們最珍貴的禮物。」紅酒有益健康的功效早就被媒體廣為宣傳,而它也是法國矛盾當中的要角之一。不過事實真相總是比表面上更加複雜。法國矛盾(French Paradox)描述一個眾所周知的現象:法國人比美國人攝取更多高油脂食物(如起士),卻較少罹患心臟病。

如果你相信得到心臟病都是因為油脂在作祟(我不這麼想),那這個現象對你來說就很矛盾,不過現在大多數的營養學家都已經了解到「吃油導致心臟病」的理論已經過時了。然而,多年來有不少人相信法國人之所以能「逃過」高油脂的不良影響,是因為他們喝了很多含有大量保護心臟、促進健康成分的紅酒。我們在這裡不會細談法國矛盾(多方面)的謬誤,而是要談紅酒中可以使人延年益壽、常保健康的成分。現在就從世界上第一名抗老營養素,營養界超級明星:白藜蘆醇(resveratrol),開始談起。

紅酒中白藜蘆醇是強效抗氧化物,並可預防心臟病

白藜蘆醇是效果強大的多酚類物質,存在於紅酒、葡萄籽與葡萄皮中。花生、藍莓和蔓越莓中也有。這種強效抗氧化物之所以在紅酒中達到相當高的濃度,關鍵就在紅酒製造的過程,葡萄外皮與種子泡在葡萄汁中起的發酵作用。發酵過程歷經長時間接觸,使得紅酒成品含有大量的白藜蘆醇。白酒也有白藜蘆醇,但因為在製造過程中,葡萄籽和皮很快就被取出,所以成品當中的含量自然少了許多。

白藜蘆醇這類的抗氧化物可以預防體內有害物質侵犯健康的正常細胞。白藜蘆醇的抗氧化效能也會預防心臟病,使慢性阻塞性肺病患者的肺組織發炎情況稍獲紓緩。發表在2006年《農業與食品化學期刊》的動物研究顯示,白藜蘆醇能使腦中血流情況改善達三成,有效降低中風的危險。

白藜蘆醇也有抗癌功能。德州大學的安德森癌症中心(M.D. Anderson Cancer Center)研究團隊在2004年發表於《抗癌研究》的文章,內容回顧

幾十篇相關文獻，結論是白藜蘆醇能夠對抗許多腫瘤細胞，包括淋巴癌、骨髓癌、多發性骨髓瘤、乳癌、攝護腺癌、胃癌、結腸癌、胰臟癌、甲狀腺癌、黑色素癌、頭頸鱗狀細胞癌、卵巢癌和子宮頸癌。研究人員的結論是：「白藜蘆醇似乎展現出對抗癌症的治療效果。」

白藜蘆醇的相關研究在過去十年不斷累積，它的優點比十年前本書第一版中介紹的來得更多。2010年在丹麥的一場白藜蘆醇大會中，共發表了將近3,700篇研究，也有許多重大的研究結果出現。專家們指出白藜蘆醇能預防退化性疾病，保護美國人避開五大死亡風險的十二種可能機制，其中包括：

- 白藜蘆醇能減輕發炎
- 白藜蘆醇為強效抗氧化物
- 白藜蘆醇能預防DNA受損
- 白藜蘆醇能活化造骨功能
- 白藜蘆醇能降低高血壓發生機率
- 白藜蘆醇可保護神經

經研究證明，白藜蘆醇可抑制數種癌症細胞與腫瘤的生長；它具有極為強大的抗氧化與抗發炎特性；它能增加肝臟中的解毒酵素，讓身體更輕鬆地排掉致癌物質；它也能保護心臟和腦細胞。動物研究則指出白藜蘆醇使脂肪堆積的速度減慢。

喝紅酒延年益壽

有個說法能讓我們了解白藜蘆醇成為抗老化物質的原因。過去，有個確效的壽命延長法叫做限制熱量（意思就如同字面看到的那樣）。公開發表的研究告訴我們，從果蠅、酵母細胞到猴子，幾乎所有物種在限制熱量攝取之後都會活得比較久。關鍵就在長壽基因SIRT。

當熱量稀少時，SIRT基因就會開啟。

如果你想啟動長壽基因，只要吃平時食量的三分之二就可以了。這個辦法聽起來如何？

我覺得還可以。這就是為什麼哈佛醫學院病理學助理教授辛克勒博士做的研究如此令人興奮的原因了。

辛克勒發現紅酒含有一種同樣能啟動SIRT基因的分子，而這個分子正是白藜蘆醇。如果能開發分離出這種分子的方法，把它做成藥（或營養品），理論上我們就能輕鬆得到原本要靠少吃才能享受到的好處。

白藜蘆醇可能是目前最優良的抗老化物質，而紅酒無疑是攝取白藜蘆醇的最佳管道。

除了白藜蘆醇之外，紅酒還有

其他有益健康的多酚類物質，其中有許多都能夠保護心臟。有不少紅酒功效的研究發現適量飲用（女性每天一杯，男性每天兩杯）可以使中年人心臟病發作的機率降低30%至50%；另外，對於曾經心臟病發作的人，喝紅酒等酒類可減少再發作的機率。

其他研究也指出，紅酒會提高HDL（好）膽固醇的濃度。紅酒可以幫助預防血凝塊產生，減少油脂沉澱對血管造成的傷害。事實上，許多研究都發現經常飲用紅酒的地中海地區居民的心臟病風險比其他地方的人還低。

《英國醫學期刊》在幾年前刊登過一篇關於「多元餐」的著名文章，作者提出一種完美餐點，每天食用能降低心臟病罹患風險，效果甚至比服用藥物更佳。而紅酒正是多元餐的其中一項。作者根據現有的文獻，計算出每天喝5盎司（150毫升）的紅酒可能會使冠狀動脈心臟疾病的風險降低23%至41%。我的系列著作《地球上最健康的餐點》，與金涅·白心哲（Jeannette Bessinger）合著，就是根據多元餐的概念撰寫。納入多元餐七種基本食材（包括葡萄酒）的餐點可提供多樣的營養素。

紅酒與乳癌風險

等等，在你準備出去狂飲一番之前，先聽聽這件有點奇怪的事，尤其是女性同胞。大家都不想聽到酒精攝取和乳癌風險的關係，不過這實在很令人困擾。有些研究結果發現喝酒的女性，即使量不多，罹患乳癌的風險也會上升。目前至少有十項研究觀察了兩者的關聯，大半都發現兩者之間的確有相關。

一般來說，酒精似乎真的會提高女性罹患乳癌的風險。美國食品、消費性產品與環境化學成分致癌委員會（The Committee on Carcinogenicity of Chemicals in Food, Consumer Products and the Environment）在《非技術性摘要報告》（Non-Technical Summary）中做出以下結論：「根據最新研究推估，每天平均飲酒兩杯的女性一生當中罹患乳癌的風險，比平均飲酒一杯的女性高出8%。而每天多喝一杯，風險則會繼續上升。」

美國國家癌症研究院，以及哈佛大學公共衛生學院流行病學與營養學教授威立特博士，估計每天喝兩杯酒的女性，增加的風險約在20%到25%之間。這不是說每天喝兩杯的女性中有20%到25%的機率會得乳癌，而是指喝酒會使女性致病的機率，從每

100名12人，增加到每100名14至15人。這種增加幅度雖小，不過也算不上什麼好事，特別是那些不幸多出來的兩三個人。

葉酸降低癌症風險

接下來要告訴大家的，就算是好消息了，也許這還可以解釋為何「乳癌－飲酒」的研究有時會出現不一致的結果。如果葉酸攝取量夠，酒精和乳癌的問題說不定就能迎刃而解了。根據梅約醫學中心的研究資料，葉酸能降低乳癌風險和喝酒的相關程度。既喝酒又攝取大量葉酸的女性，罹患癌症的風險並沒有上升。既然葉酸可為每個人提供多項保護，吃葉酸補充品（或是吃添加葉酸的綜合維生素）是有益無害的，對喝酒的女性來說更是如此，一方面享受喝紅酒的好處，另一方面又有大量葉酸提供多重的保護。

如果你能克制，而且適量飲用，紅酒可成為你健康人生的一部分。最重要的，是你要懂得見好就收，否則即使多一點也會害到自己。

總而言之，紅酒富含抗氧化物、有健康的多酚，也是抗癌與抗老的白藜蘆醇的主要膳食來源。另一方面，紅酒跟一般酒精類飲料是上帝賜給人類的雙面刃，飲用過量會使酒變成穿腸毒藥。紅酒適量飲用很好，喝過量的話，特別是對容易上癮者，會帶來永無止盡的大災難。酒精會使三酸甘油酯、血壓和體重上升，而且現在也無法預測酒精會使哪些人走向酗酒這條路。

小常識

酒精會嚴重影響胎兒，因此懷孕婦女不管在任何情況下都應嚴禁飲酒。如果你不確定自己能否克制，那就別喝。紅酒當中的每一項抗氧化物都可以從蔬菜和水果攝取到，即使是白藜蘆醇，在深色葡萄、水煮花生和優質的白藜蘆醇營養品當中也有很多，所以不是非酒不可。

蔓越莓果汁

吉特曼博士是知名的營養學家，還被喻為「美國營養學第一夫人」。所有看過她的書的人都知道她很推崇不加糖的蔓越莓果汁。她的知名著作《油切》裡，在實行計畫中用了大量的蔓越莓水，這

是指不加糖蔓越莓汁混合八倍水之後的稀釋果汁。

恪遵油切計畫的人，整天都要喝蔓越莓果汁。吉特曼博士的十大健康食品名單請見本書第92頁，其中當然包括不加糖蔓越莓果汁。根據她的看法，蔓越莓汁可提供豐富的植物營養素（phytonutrients），比如花青素、兒茶素、葉黃素和槲黃素。這些強大的植物營養素都是抗氧化物質，可以補充體內排毒所需的能量。

她對於蔓越莓和蔓越莓果汁富含植物營養素的看法完全正確。麻州州立大學達特茅斯分校的生化學家左躍剛博士（Yuegang Zuo, 音譯）測試了二十種果汁，以蔓越莓汁的酚類含量最高。酚類化合物是天然抗氧化物，可抵消體內自由基的危害。這些自由基被認為跟大部分慢性疾病（包括癌症、心臟病和糖尿病）有相當的關係。

而在另一項研究中，麻州大學達特茅斯分校助理教授妮特發現，從整顆蔓越莓中分離出的數種具生物活性化合物會殺死不同的癌細胞。她表示：「在我們的分析結果中，可看出這些化合物能夠抑制包括肺癌、子宮頸癌、攝護腺癌、乳癌與血癌的腫瘤細胞。」

蔓越莓汁防止細菌附著在尿道壁

蔓越莓汁能減輕泌尿道感染，這不但是流傳以久的古老智慧，這個說法還有大量的研究證據支持。蔓越莓內含的原花青素（Proanthocyanidins）被認為是預防泌尿道感染的成分。

羅格斯大學的馬魯奇藍莓與蔓越莓研究中心（Marucci Center for Blueberry & Cranberry Research）的科學家艾美‧何威博士（Amy Howell），以及威斯康辛大學麥迪遜分校的營養學教授潔斯‧里德（Jess Reed）在6位志願受試者身上進行的一項研究顯示，一份8盎司（235毫升）的蔓越莓果汁可以預防大腸桿菌（造成多數泌尿道感染的細菌）感染，不讓尿液中的細菌附著在膀胱細胞上，而等量的葡萄汁、蘋果汁、綠茶或巧克力都無此功效。（當尿液中的細菌黏附在尿道時，就會造成泌尿道感染。）

除此之外，研究人員還分析這些食物中的原花青素，發現「蔓越莓的原花青素在結構上跟其他的食品不同，這也許能說明為什麼僅有蔓越莓有阻斷細菌黏附，維持尿道健康的功效。」何威博士說。

小常識

雖然蔓越莓的健康效果都保留在果汁裡，不過我們要注意區分真正的蔓越莓汁和市面上流行的含糖果汁。含有蔓越莓汁的東西多少都有優點，但很多飲料中的蔓越莓原汁含量不到20%，還有很多更是添加大量糖分。這些產品的營養成分，跟100%純果汁、不含糖或任何添加物的真品比較起來，優劣立見。美國有幾家廠牌不錯，像是Knudsen的「Just cranber-ries」就很好，Trader Joe's跟Mountain Sun這兩家也不錯。其實只要掌握兩個原則：首先，真正不加糖的蔓越莓汁苦得要命；其次，純蔓越莓汁很貴。當然，這兩個問題也有解決的辦法，就是用純淨的水稀釋。一小瓶可以用很久，1夸特（946毫升）的「正品」可以當4夸特（3.7公升）來用，好喝又健康。如果你真的沒有辦法忍受原汁的酸，可以加木糖醇、赤藻糖醇或甜菊糖。

諾麗果汁 ★

我就直說吧，我討厭直銷，更不相信號稱從青春痘到癌症都治得好的「神奇」產品。而當這兩件事結合起來，也就是直銷公司開始銷售治百病的「神奇」產品時，更是教人生氣。即便產品本身還不錯，但只要看到直銷公司派業務代表出來講得天花亂墜，還引用「科學」研究資料時，反而讓產品變得愚蠢可笑，我連試也不想試就失去興趣。

所以我原本就不會喜歡諾麗果汁，還有巴西莓、枸杞和其他最近這幾年一直被強力行銷的漿果，這當中有些可以算是適度宣傳，但有些則是太誇張。

其實撇開那些行銷伎倆和宣傳的手法，很多漿果的確是很棒的食物，特別是諾麗果。

我不會引用廠商宣傳品上的「科學」證據，因為他們掛在嘴邊的「研究」都很有問題，而且立場偏頗，從不曾公開發表過，最糟的是有一些還是杜撰出來的。我自己到國家醫學圖書館（National Institute of Medicine library）找資料，才發現諾麗果竟然是這麼棒的東西。

傳統民俗療法使用諾麗果

諾麗果的正式學名是Morinda citrifolia。在分類上，是八十餘種植物所屬的羊角藤屬（Morinda）之一，這類植物多生於熱帶地區。諾麗果有很多名字，在中國被稱為海巴戟，其他名稱諸如：印度桑椹、諾麗果（波多黎各和夏威夷）、諾努（薩摩亞）、諾諾（大溪地），甚至因為它抗發炎的功效，還被稱為止痛樹（加勒比海）。數百年來，它不但是食物的補充來源，也具備悠久的藥用歷史。雖然直接吃諾麗果實，味道很可怕，不過諾麗果汁卻相當地美味。

我在這本書裡面提過好幾次蘿蔔硫素，這是一種具有顯著抗癌效果的抗氧化植化物，會使第二相酵素數量增加，這是自由基的剋星，也能對抗致癌物。不過，伊利諾大學芝加哥分校藥學系的研究發現，諾麗果有一種成分，其效果比蘿蔔硫素強大四十倍。如果這個結論正確，就表示真正的諾麗果（和諾麗果汁）具有驚人的抗癌能力。

目前至少已有兩篇發表過的研究報告顯示，諾麗果萃取物會阻卻腫瘤細胞的擴散。《紐約科學院年鑑》（*Annals of the New York Academy of Science*）曾經登過一篇題為「諾麗果的癌症預防效果」的研究報告，用諾麗果的抗氧化效力和維生素C、葡萄籽粉和碧蘿芷（pycnogenol）等強效抗氧化物質做比較。研究人員根據初步得到的數據發表結果，指出大溪地諾麗果汁加水混合，經過一週之後便可防止致癌物與DNA形成鍵結，並表明諾麗果汁的抗氧化功效也許有助於預防癌症。

諾麗果汁可防皺紋？

一項研究發現，諾麗果的成分可抑制LDL（壞）膽固醇的氧化（要記住，膽固醇氧化之後才會對人體造成危害）。另一項刊登在《藥用食品期刊》的研究則發現諾麗果有一項成分可以刺激膠原蛋白合成。作者群表示這種名為蒽肽（anthraquinone）的化合物可說是新的抗皺劑。研究人員從同為羊角藤屬植物巴戟天（Morinda officinalis）根部中亦分離出抗發炎成分。除此之外，北京藥理毒理研究所（Beijing Institute of Pharmacology and Toxicology）的科學家正在研究巴戟天對憂鬱症的動物模式影響（強迫游泳試驗），結論是這種植物的萃取物具有抗憂鬱的作用。

諾麗果跟許多傳統上被當成治療用品的水果、果汁和食品一樣，還需

要更多嚴謹的學術研究來支持，不過預料其市場健康功效還是會比證據快一步。話雖如此，諾麗果做為全世界最健康食品之一，已經有足夠的科學資料背書，更不用提古老智慧長久以來的見證。請記得，諾麗果很難吃，最好買純果汁加水稀釋再喝，或者一次喝1盎司（30毫升）就好。

蘆薈汁

人類發現蘆薈非凡的健康與治療效果，已經有幾世紀的時間。印度傳統醫學用它來治療便祕、急性腹痛、皮膚病、寄生蟲感染和發炎；中醫用它來抑制黴菌蔓延；千里達及托巴哥用來治高血壓；而墨西哥人則用來處理第二型糖尿病。這些例子雖不代表蘆薈真的能治療上述症狀，不過既然被好幾個古文明認為有藥效，使用了好幾千年，表示這個東西必有獨特之處。

蘆薈可以外用搽在皮膚上，而蘆薈汁也被廣泛飲用，治療各種消化道的毛病。經研究證實的蘆薈療效範圍有皮膚病、燒燙傷處理、外傷癒合、便祕、糖尿病和腸胃道疾病。這種植物據說原產於非洲的蘇丹和阿拉伯半島，現在各地都有人為種植，在非洲、近東、亞洲與南地中海地區也看得到野生蘆薈。另外，在美國與墨西哥的亞熱帶地區、委內瑞拉的海岸區和荷屬安地列斯群島也都有種植。

分布在世界各地的已知蘆薈品種多達二百四十種。蘆薈屬百合科植物，有仙人掌般的邊刺。在二百四十多種蘆薈當中，只有四種具有顯著的營養價值，其中以翠葉蘆薈（Aloe barbadensis）最優，目前含蘆薈的商品也多以翠葉蘆薈為原料。蘆薈葉內含至少七十五種營養素和二百多種活性成分，包括二十種礦物質、二十二種必需胺基酸中的二十種，以及十二種維生素。

蘆薈汁含可治病的醣質營養素

花了十六年時間發掘蘆薈療效的馬克丹尼爾醫師（H.R.McDaniel）表示，蘆薈的活性成分是八種糖，會形成葡萄糖、半乳糖、甘露糖、果糖、木糖、N-乙醯葡萄胺糖、N-乙醯半乳胺糖和N-乙醯神經氨酸（唾液酸）等八種必須醣類。甘露糖分子會結合在一起，形成一種多醣類澱粉，

其名稱有：乙醯化甘露聚糖（acemannan）、聚甘露糖（polymannose）、乙醯化聚甘露聚糖（acetylated polymannose）和APM等。蘆薈裡的天然糖分跟常用的蔗糖不一樣。醣質營養素的糖吃起來不甜，也不會引起血糖或胰島素急速上升。事實上，有很多書都提到「醣質營養素」（glyconutrients）治療與藥用的效果，其中一本即爲艾米兒‧孟多醫師（Emil Mondoa）的著作《使你恢復健康的糖類》（Sugars That Heal）。蘆薈的另一項成分蘆薈多糖（aloeride），是由果糖、半乳糖、甘露糖、阿拉伯糖（arabinose）等必須醣類所構成。

蘆薈凝膠含具有活性藥效的醣類，以及上述提到的其他營養素。大多數關於蘆薈的研究，主角都是它的膠質，不過我們有理由認爲未經加工或過濾的蘆薈汁也含有大量有益身體的功效，因爲蘆薈入藥的部分，都是用蘆薈葉萃取而成。

蘆薈抗發炎，加速傷口癒合

蘆薈凝膠已被證實具有消炎抗菌功效。蘆薈葉內部有一層透明、薄薄的果凍狀膠質，很適合做爲皮膚藥膏，搽在皮膚上會帶來些許麻醉劑的功效，可緩解瘙癢、腫脹和疼痛感。一篇登載在《美國足部醫學期刊》（Journal of the American Podiatric Medical Association）的動物研究指出，蘆薈口服跟局部塗抹都可加速傷口復原。實驗室裡的動物有一組是連續兩個月喝含有蘆薈成分的飲水（施用量以體重每公斤100毫克計），另一組是將濃度25%的蘆薈軟膏直接搽在傷口，連續六天。這兩組都可觀察到蘆薈的功效，口服組的傷口面積減少62%，控制組只減少51%。而局部塗抹組的傷口面積縮小51%，控制組是33%。

另外根據《皮膚外科與腫瘤學期刊》（Journal of Dermatologic Surgery and Oncology）的報導，蘆薈也可以縮短開刀後的復原時間。在18名因面皰而接受臉部皮膚去疤手術的病患當中，一半的人以標準的手術後藥膠敷臉，另一半則添加蘆薈。用了蘆薈這一組病患比一般程序的病患，傷口恢復時間快了72小時。本篇研究的第一作者，也是加州紐波特海灘的皮膚科醫師詹姆斯‧富爾頓（James Fulton），平常也會用局部塗抹的方式來使用蘆薈，以加快恢復速度。「不管是治療什麼傷口，縫合切口或移除皮膚癌，加入蘆薈，癒合效果都比較好。」他如此表示。

蘆薈汁減輕體內發炎

一般也認為蘆薈汁能減輕消化系統的發炎症狀，所以常用來治療胃灼熱和便祕。一篇《替代醫學期刊》（Journal of Alternative Medicine）上的研究報告就指出蘆薈能有效治療發炎性腸道疾病。該研究是讓10名病患喝2盎司（60毫升）蘆薈汁，一天三次，連續服用七天。一週後，所有病患的腹瀉都完全治好，有4位的腸道症狀獲得改善，3位表示體力增加。

研究人員的結論還包括蘆薈能夠「藉著調節腸胃道酸鹼值，改善腸胃蠕動，增加糞便比重，減少排泄物中的有機質（包括酵素），使腸道重新達到平衡」。其他的研究也顯示蘆薈汁可幫助腸道排毒、中和胃酸、緩解便祕與胃潰瘍。

另外，果汁專家史帝夫‧梅耶羅維茲（Steve Meyerowitz）認為蘆薈汁含有豐富的維生素、礦物質和營養素，包括維生素B_1、B_2、B_3、B_6、C，膽鹼、鈣、銅、錳、鉀、矽等。

不過，他也表示蘆薈汁最獨特之處，其實在於含有大量植化物，如有機酸（如大黃苷酸、水楊酸、琥珀酸、尿酸）、多醣（如醋孟南〔acemannen〕）、酵素（如穀胱甘肽過氧化物酶）以及多種樹脂類。

以下是選購優質蘆薈汁的四個步驟：

■ 使用具破壞性、不必要的加工過程，比如加熱、煮沸、冷凍乾燥的產品別買。

■ 國際蘆薈科學學會（International Aloe Science Council）認證的產品是第一首選，選購時可上學會網站（www.iasc.org）確認產品認證的真實性，因為很多公司會造假。還要檢查成分標示，再加上認證標章，消費者才會知道產品是否含95%以上的蘆薈。

■ 檢查成分標示。第一項必須是蘆薈，而不是水或含糖填料。

■ 檢查果汁的色澤。看起來要很像現榨的葡萄柚汁才行。

新鮮蔬果汁 ★

想想看你有多少次因為專家們對於食物、健康、減重、營養品和運動提出相互矛盾的意見搞得無所適從。昨天才說乳瑪琳很好，今天就變成洪水猛獸。雞蛋今天是不好的食物，明天又變成

很好！（其實蛋一直是很好的，不過這又是另一回事。）醫學和營養資訊改變的速度，就像《時人》雜誌換封面一樣快。所以當有一樣東西幾乎是每個專家一致同意，而且年復一年立場都沒改變，那這個訊息就真的假不了，對嗎？也應該相信，是吧？

事實上，真的有這種東西，那就是多吃蔬菜，然後是多吃水果。在營養學史上這是再簡單不過的真理，而且本書在蔬菜和水果兩章已經提出不少說明了。複習一下：蔬菜水果提供纖維、抗氧化物、植化物；有助於控制體重、糖尿病和血糖；可幫助抗癌或預防癌症；含有多種化合物，可以抗發炎；可顯著降低心血管疾病和中風的機率；降血壓；含有類胡蘿蔔素，保護眼睛，預防視網膜黃斑部病變；其他蔬果類成分還可以預防腦部老化、失智症與阿茲海默症。

早就有強而有力的證據支持多吃蔬果可降低罹患心臟病和中風的風險。到目前為止規模最大、歷時也最久，由哈佛大學主導的護理師健康研究與醫療人員追蹤研究，追蹤了11萬名男性和女性的健康與飲食習慣長達14年，發現每日平均蔬果攝取量越高，發生心血管疾病的機率就越低。每天吃八份以上蔬果的人，比起攝取量最低的人（每日低於一份半），罹患心臟病或中風的機率降低了30%。

即使每天多吃一份，也會對心臟帶來顯著的好處。上述哈佛的兩項研究觀察到，每多吃一份蔬果，心臟病的風險就降低4%。

打汁可混合健康酵素

你被說服了嗎？希望如此。那麼我們來談談用什麼方法從蔬果中得到最大好處，以及如何攝取生鮮蔬果中好處多多的活性酵素。有什麼方法可以不吞一粒藥丸，卻能每天吸收到各種維生素和礦物質呢？有什麼方法可以解決「沒時間煮菜」或「討厭吃青菜」這些問題呢？

答案是：榨汁來喝。

老實跟大家報告，我幾乎每天都會喝杯現榨蔬果汁。我認為這是我培養的生活習慣當中最好、最健康的一項。決定把新鮮蔬果汁放進名單內，主要是我深信現榨蔬果汁有其健康效益，也希望更多人能夠像我一樣擁有這個美好的習慣。

愛上蔬果汁並不難，因為它真的很好喝！榨汁最可愛的部分，就是你

可以把所有的東西改頭換面，照樣能讓它很可口。舉例來說，我知道很多人不喜歡綠花椰菜，但是只要一台榨汁機和一些其他材料，就可以把綠花椰菜的抗癌吲哚素做成甜甜的、有蘋果味道的飲料！

一次喝足數百種健康營養素

是這樣的，喝蔬果榨汁你會有失有得。首先，會吃不到大部分的纖維（稍後將討論榨汁）。纖維跟體重控制和減輕糖尿病症狀的相關性很高，也可以預防某些癌症，我們都應該攝取纖維。但從另一方面來說，從蔬果汁中得到的，是上百種營養素、植化物、酚類、抗氧化物和酵素，而且一次就能全部吃到，馬上用所有我想得到，或是書中寫過的營養大卡司來增進身體健康。

你或許會問，那糖呢？之前我提醒過大家很多次，我認為高糖果汁簡直是社會上災難的根源。簡而言之，市售果汁大都添加了大量的加味糖水，而自己在家裡現榨的果汁則是維生素寶庫。雖然這些水果還是有天然糖分，但聰明的你，可以選擇低糖蔬菜（分量上應以蔬菜為主）配合你精挑細選的水果，達到增加口味和額外營養素的目的。這對大家來說應該都可以接受，不過對血糖極度敏感或糖尿病患，水果還是得慎選。

蔬果汁加魚油

如果你還不放心，我再提供一個小祕訣：在現榨蔬果汁裡加2大匙（30毫升）富含omega-3的魚油。這麼做不但可以讓新鮮蔬果汁的營養更完整，使營養素更容易被身體吸收，同時還能降低升糖負荷（即蔬果汁對血糖的影響）。聽起來雖然有點噁心，但實際上並不會。我經常用巴寧（Barlean's）的亞麻籽油或魚油，它會讓我的果汁味道嘗起來就像一道甜點，而且更容易吸收。其他可以加的健康油脂還有椰子油、MCT油或omega-7油。上述油脂任何一種都會提高蔬菜和水果中類胡蘿蔔素的生物可利用性，更容易被身體利用。油脂會讓每一種食物和飲料的升糖負荷降低。除了油脂本身的好處之外，還能享受蔬果中各種成分的優點。有時候我會改用（或多加）一顆雞蛋。雞蛋裡的油脂有相同的omega-3，還有蛋白質提供能量。

有一年耶誕節，我送了蔬果榨汁機給三位最要好的朋友，他們都問我要怎麼用。當時我的回答跟現在是一樣的：隨便怎麼用都好，好玩就好！

超市蔬果區賣的東西都能丟進去，怎麼配都無所謂。

蔬果汁食譜

　　跟大家分享一些我很喜歡的蔬果汁食譜。只要記得，所有的組合都對，你一定會研發出如何用各種珍貴蔬果做出好喝的飲料。沒有做對或做錯，有時你還會做出特別好喝的，但不論如何，每杯都是營養聖品。

　　下面所列每一樣都是做蔬果汁的絕佳材料。就當是做實驗，好好玩一下吧！

　　——甜椒（紅、黃、綠、橘）、胡蘿蔔、巴西里、高麗菜、羽衣甘藍、甜菜與甜菜葉、綠花椰菜、菠菜、芹菜、鳳梨、哈密瓜與洋香瓜、西瓜、番茄、西洋梨、桃子、柳橙、蘋果、草莓、藍莓、黑醋栗、覆盆子、檸檬（加一點營養豐富的檸檬皮）、萊姆、大黃、薑。

強尼‧包登私房料理（依口渴的程度，可做出2到4份蔬果汁）

- 綠巨人：芹菜6根／西洋梨1顆／薑

- 綠巨人豪華版：菠菜2杯／芹菜4根／綠花椰菜2小朵／蘋果2顆／薑

- 菠菜甜汁：菠菜2杯／蘋果1顆／胡蘿蔔2至3根／薑（可加1棵帶葉甜菜做變化）

- 綜合蔬果汁：大紅椒半個／綠花椰菜2至3小朵／芹菜3根／蘋果1顆／西洋梨1顆／薑

- 健康根源：歐洲防風草3棵／綠花椰菜2小朵／芹菜3根／胡蘿蔔2大根／蘋果1顆／西洋梨1顆／薑

- 紅巨人：大黃2根／紅甜椒半個／西洋梨1顆／蘋果1顆／胡蘿蔔3根／薑

- 紅之美：帶葉甜菜1大棵／大紅椒半個／蘋果1顆／胡蘿蔔2至3根／薑

果汁機 vs. 攪拌機

如果你想找個單件、容易操作的機器來製作營養飲品，用最小的力氣和最少的錢打造最大的健康效益，我的建議是：買台果汁機吧！

我說的果汁機，指的是所有能把蔬菜和水果等固體食物打成飲品的家電。然而，把固態打成液態的方法很多（價格差異也很大），這點馬上就會談到。

營養學家與健康專家常常意見不合，可以從高蛋白飲食吵到油脂的危害，不過有兩件事大家都有共識：第一、蔬菜和水果是地球上最健康的東西；第二、蔬果吃越多越好。如果你也接受這兩項原則（我還沒見過不接受的），你一定會明白為什麼越來越多人開始打果汁，因為這是攝取蔬菜和水果最簡單也最美味的方式。

蔬菜與水果的重要性，也許不必再提了。護理師健康研究與醫療人員追蹤研究的長期資料，清楚地顯示蔬果吃得越多，罹患冠心病、中風和癌症的風險都會降低。

現做果汁－排毒飲食的基礎－是貨真價實的蔬果精華大集合：豐富的維生素和礦物質就無需贅言，另外還有名氣不那麼響亮的類黃酮（植物界有四千種）、類胡蘿蔔素、花青素、蘿蔔硫素、吲哚素、異硫氰酸鹽，也許還有更多尚未被發現的植物化學物質，等待科學家們繼續努力分解，好告訴人們其他的優點。

其實你不必等科學家發現，幾乎各個古文明的自然醫學從業者都知道，現打果汁根本就是健康寶庫，能趕跑病痛、活化免疫力、控制食慾、管理血糖，甚至讓肌膚容光煥發。

哪種果汁？哪種果汁機？

這篇方塊文不是要討論外面買的果汁。當然凡事都有例外，不過大部分的果汁商品都加了太多糖，而且經常是殺過菌，破壞了許多好成分，比如說酵素。市售果汁還會加味、加香料，有的甚至是凱文‧克萊（Calvin Klein）這種香水公司提供的。所以我們還是忽略這種果汁商品，聚焦在傳統、冷壓的自製果汁。

調理和打汁：哪裡不同？

兩者有天壤之別。調理機會用掉整顆水果或蔬菜，不會丟棄任何部分，也不用分果汁和果肉，只要丟進去，全都會被打成液體。這類產品最有名的廠牌叫Vitamix，是高級調理機市場的主流。近幾年來也出現其他廠牌，比如Ninja和NutriBullet，都積極想攻佔強調高科技、大馬力調理機市場。最厲害的號稱能把酪梨籽一起打成汁。即便如此，Vitamix依然獨佔鼇頭。

我有一台Vitamix，已經買超過十年了。它的優點是留住所有纖維，一般果汁機就做不到（請見下段）；反過來說，它的缺點是去不掉纖維。很矛盾吧？其實只要加水就能把調理機打出來的蔬果汁稀釋。但如果沒有按照食譜做，很可能打出又

苦又稠的東西。從這方面來看，果汁機比較能容忍出錯。

　　但如果有足夠的耐心，跟著別人開發好的食譜來做，Vitamix（和其他高速調理機）能打出超營養飲料，讓你跟直接吃蔬菜水果一樣，攝取到所有的養分和纖維，只是得適應飲品濃稠多肉的口感。

打汁：冷壓果汁 vs. 傳統果汁

　　打汁與調理不同之處，在於把纖維和果汁分離，然後丟棄。冷壓與傳統果汁機都是如此。如果說有什麼缺點，就是吃不到纖維。

　　我是纖維最忠實的擁護者。我寫的《聰明油脂》建議每日十份（每份3克）。而本書（第107頁）也用了大篇幅討論闡述纖維對健康的重要性。說實話，現榨果汁絕對夠營養，有滿滿的維生素與礦物質、植化物、類黃酮、黃烷醇、兒茶素、多酚等，具有多重的健康效益，幾乎沒什麼可批評的。我建議即使打果汁，也可以把整顆蔬果放進去打，全部吸收。比方說豆子的優質纖維更不能錯過。如果不必二選一，為什麼喝果汁和喝纖維不能一塊兒呢？

　　我們已經確立喝果汁的好處，下一個要談的重點是傳統果汁與冷壓果汁。

冷壓果汁機 vs. 傳統果汁機

　　過去我也用了好幾年的傳統果汁機──鉑富（Breville），我真心覺得它很棒。我把水果和蔬菜放進去，馬達就開始轉，滴出新鮮果汁，我只要把纖維與果肉收一收，就可以做自己的事了。沒有缺點可以挑剔。

　　接著就在過去幾年間，冷壓果汁帶起新潮流，大家趨之若鶩。一些小公司開始在地小量生產，於是這些瓶裝果汁躋身昂貴的排毒療程中，或出現在高檔有機食品店貨架上，從過去到現在都賣得很貴（一瓶只有一份，要價7到10美元）。

　　然後，有些高科技公司推出家用冷壓果汁機，企圖分食即食冷壓果汁這塊市場大餅。冷壓有什麼好處？真的比傳統方式打出的果汁更好嗎？

　　沒錯，確實如此。

　　重點在於，氧氣和熱都會破壞營養素。傳統利用離心力原理的果汁機，靠著讓瓶裡的內容物迅速轉動，再用銳利葉片將其切碎，最後萃出汁液。高速旋轉的葉片產生熱，也讓果汁暴露空氣而氧化，理論上都會降低果汁的營養成分。

　　另一方面，冷壓果汁的製作原理完全不同。商用做法是液壓法，完全不會接觸熱或氧氣。應用類似技術的家用冷壓機，溫和榨汁的過程常被貼切地稱為慢磨機。我那台 Hurom HZ 慢磨機是用螺旋研磨器把果汁擠出來，不靠高速與高熱的刀葉撕裂蔬果。用這種方式做出來的果汁，據說可以保留更多的營養與風味。

　　我沒有做實驗確認慢磨機做出來的果汁是否真的比較營養，但講到滋味，不

必用到實驗室我就可以告訴你，太令人驚豔了！

真的不騙你。每天用慢磨機或高級果汁機（不管是冷壓或傳統）做新鮮果汁都需要時間和一點努力。這可不是打開瓶蓋就可以喝的柳橙汁。但我已經養成習慣，讓這件事變成日常生活中的一部分。我算過，從走進廚房到清理完畢，大概要花9分鐘。把9分鐘花在打一杯950毫升天下最美味、最營養的飲料，並不為過吧！

在家用心、用愛來準備食物，然後享受你自己努力的成果，不管是物質或心理上的好處，已經有很多論述。這些都是真的。當我花必要的時間做果汁時，那種感覺就像日本人的茶道。我從慢磨機得到的回饋，遠遠超出每日9分鐘。我之所以特別講這個經驗，是因為我從過程中獲得平靜，而且還得到濃醇味美的飲品。

這純粹是個人意見，我不是很喜歡看食譜打果汁，雖然我在書裡還是附上私房食譜給大家參考。基本上，我會買一些令人垂涎欲滴的蔬果來嘗試，比如甜椒加覆盆子，瑞士恭菜加蘋果等等。我就隨便搭、隨便配，也不會計算分量。有時候會做出超乎想像的果汁，偶爾也有不甚完美的成品，但蔬果汁再怎麼樣都不會難喝，而且永遠是營養十足。

如果小朋友不愛吃蔬菜，最好的辦法就是打蔬果汁。用蘋果和胡蘿蔔當基底，其他食材的味道會被足夠的甜度蓋住，即使加了綠花椰菜，家裡的青少年也吃不出來。

茶（綠茶、紅茶、白茶）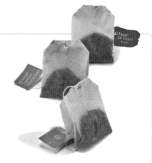★

全世界僅次於水、飲用量最大的飲料可能非「茶」莫屬。把水除外，茶應該是最健康的飲品。茶之所以健康，關鍵在於含有大量具保護效果的植化物，一般稱為多酚。首先必須澄清的是，四種非草本茶：綠茶、紅茶、白茶和烏龍茶（紅），都是來自同一種生長於溫暖氣候的常綠植物：茶樹（學名為Camellia sinensis）。茶樹的葉子含有許多化學物質，統稱多酚。

多酚是強效抗氧化物，其中有多項具有抗癌作用（稍後會有更多討論）。多酚類物質約有四千多種，也有許多主分類和次分類，包括類黃酮、花青素和異硫氰酸鹽。多酚跟其他抗氧化物一樣，對於細胞經歷正常卻會對自身帶來危害的氧化壓力這種生理過程，具有保護作用。氧氣雖然對維持生命來說不可或缺，卻也會形成一種稱為自由基的反應物質，傷害體內的細胞，展開緩慢的破壞連鎖反應，導致心臟病和癌症的發生。許多研究已經證實多酚的抗癌功效，可以阻止自由基對細胞造成損害、中和助長腫瘤擴大的酵素，並使啟動癌症的因子失去作用。

製作過程影響茶色

茶葉摘下來之後的加工過程，會決定成品是綠茶、紅茶、白茶或烏龍茶。簡單來說，紅茶是全發酵茶；烏龍茶是部分發酵茶；綠茶不發酵，但會經過炒菁再乾燥；而白茶幾乎沒有什麼加工。

白茶是四種茶當中唯一用未成熟茶葉，也就是採自茶樹尚未全開的嫩芽所製成。嫩芽上滿是微細的銀色絨毛，乾燥之後就轉為白毫（白茶的名稱就由此而來）。白茶根據品種不同，嫩芽和葉的比例也有差異。以白牡丹茶為例，就是一芽二葉；白毫銀針（有的很貴）則完全取用初春時期短時間內所採摘的芽。

白茶是加工最少，多酚成分最高的一種。《食品科學雜誌》（Journal of Food Science）刊登的研究論文指出，「某些綠茶含有與白茶同等分量的兒茶素，可能具備促進健康的功效。」重點在於，茶不分高低好壞，所有的茶都有優點。

綠茶、烏龍茶和紅茶都是摘取成熟茶葉加工製成，基本過程是先使其萎凋或風乾，之後的處理過程則略有不同。綠茶是將茶葉經過蒸煮或鍋炒，然後乾燥而成。烏龍茶是萎凋茶葉經過揉捻、部分發酵，再進行鍋炒和乾燥而成。紅茶則是使葉子直接萎凋、揉捻，然後完整發酵，最後再進行鍋炒和乾燥而成。全世界的茶消耗量，有78%是紅茶，綠茶約佔20%。

綠茶、紅茶都抗癌

製作過程會改變茶的化學結構，但色澤較深，較多加工的茶，並不代表就沒有健康效果。綠茶（據稱比白茶加工還少）所含的茶多酚主要是兒茶素，尤其是表沒食子兒茶素沒食子酸酯（epigallocatechin gallate, EGCG）被認為是綠茶抗癌的主要武器。紅茶的發酵過程會使兒茶素氧化，所以長久以來人們認為紅茶因發酵而不含EGCG，所以應該只有綠茶（跟白茶）具備抗癌效果。

其實不然。

我們現在已經知道使綠茶中的兒茶素變質的發酵過程，卻使紅茶產生另一組效果超強的抗氧化物。事實上，紅茶的複合多酚含量比綠茶更多。做成紅茶的發酵過程中，會形成紅茶特有的，包括biflavonols、茶紅素（thearubigins），尤其是茶黃素（theaflavins）等抗氧化物。

研究顯示，紅茶的茶黃質所含的抗氧化能力，跟綠茶成分相比絲毫不遜色，甚至還更強。2001年一篇《營養學期刊》的研究報告指出，紅茶的茶黃質跟綠茶的兒茶素有相同的抗氧化功效；另一項由荷蘭國家公共衛生暨環境研究院所進行的研究也發現，經常喝紅茶跟中風機率下降是有關聯的。研究人員根據多酚含量高的食品，以及具抗氧化功效的植物營養素對健康的影響來提出結論。他們發現雖然有部分類黃酮來自於蔬果，但是紅茶所貢獻的比例達70%。研究對象是552名男性，在長達15年的觀察後，研究人員的結論是：每天多喝4杯（940毫升）紅茶的男性，比只喝2至3杯（470至705毫升）的人，中風機率明顯低了許多。

紅茶強化血管功能，預防中風與心臟病

由波士頓大學醫學院（Boston University School of Medicine）約瑟夫・維塔醫師（Joseph Vita）所進行的另外一項研究，也支持上述結論。該研究受測對象是66位男性，一組每天喝四

杯紅茶，另一組每天服用安慰劑，為期四個月。維塔醫師的結論是，喝紅茶可以改善血管功能異常，不會繼續發展成中風或心臟病。更神奇的是，只要喝一杯（235毫升）紅茶，兩個小時內就能看到血管功能的改善。

最後，刊登在《癌症》（Cancer）期刊上的研究，觀察了109位波蘭女性，發現飲用大量紅茶與唾液中雌二醇（17β-estradiol）濃度降低有關。雌二醇是哺乳動物體內效果最強大的雌性激素，有可能導致荷爾蒙相關的癌症（攝取大量綠茶兒茶素的女性也顯現出雌二醇濃度降低的成效）。一份報導醫藥和營養的出版品《臨床集錦》（Clinical Pearls）針對這個研究表示：「喝茶也許是降低荷爾蒙相關癌症罹患風險的簡易飲食介入途徑。」

喝紅茶有益心臟健康

三酸甘油酯跟心血管疾病有密切相關。紅茶會降低三酸甘油酯，而且效果比綠茶更佳。2004年一篇發表在《美國心血管學期刊》（American Journal of Cardiology）上的小型研究顯示，紅茶似乎也有益心臟健康。研究人員觀察喝紅茶的男性冠狀動脈血流情況，發現在喝茶之後的幾個小時內即出現改善。

我花這麼大的篇幅討論紅茶，是因為在綠茶這個老大哥光環之下，紅茶經常受到忽視。但話說回來，紅茶即使有絕佳的優點，我們也不能否認綠茶之所以獨佔鰲頭有其合理性。它的確是世上最棒的超級食品之一，也被我所認識的每位稱職的營養學家所肯定。綠茶可以抗癌、幫助減重、降膽固醇、還可能會降低心臟病的風險，對受憂鬱症和焦慮症所苦的人也很有幫助。

美國國家癌症研究院肯定綠茶的功效

由於綠茶預防癌症的科學證據充足，美國國家癌症研究院化學預防組（Chemoprevention Branch）已經著手規劃以茶做為癌症化學預防劑的人體試驗。1994年《美國國家癌症研究院期刊》（Journal of the National Cancer Institute）公布的流行病學研究結果，指出喝綠茶降低華人將近60%罹患食道癌的風險。哈佛醫學院也在2004年提出EGCG（前面提到的綠茶中的兒茶素）對於巴瑞特氏食道症（Barrett's Esophagus）引發的癌細胞生長與複製，具有抑制的效果。研究人員表示綠茶有助於降低目前正在西方國家快速成長的食道腺癌盛行率。普渡

大學的研究人員也因研究報告得出結論:綠茶的成分可以抑制癌細胞生長。

在上千篇綠茶實驗中,有一成左右是直接以人類為研究對象,還有更多是針對大量飲用綠茶的人口進行觀察。所以一般都公認綠茶能夠預防下列幾種癌症:膀胱癌、結腸癌、食道癌、胰臟癌、直腸癌與胃癌。

顯示綠茶兒茶素抗癌和抗氧化效果的研究不勝枚舉。舉例來說,位於日本東京的癌症化療中心(Cancer Chemotherapy Center)曾做過一項很有趣的研究,他們用白血病和結腸癌細胞培養,證明EGCG可以有效並直接抑制端粒酶(telomerase)。端粒酶會維持腫瘤細胞染色體末端片段,使癌細胞成為永生細胞。因此兒茶素的主要抗致癌機制,也許就是它對於端粒酶的抑制能力。

綠茶喝越多,
冠狀動脈疾病風險越小

綠茶降膽固醇功效已經有動物與人體流行病學實驗證明。綠茶還可以減少會導致血塊凝結和中風的纖維蛋白原(fibrinogen)。《循環期刊》(Circulation Journal)在2004年7月號刊登了一篇題為「飲用綠茶對於冠狀動脈疾病發生之影響」(Effectives of green tea intake on the development of coronary artery disease)的文章。這是由日本醫科大學千葉北總醫院醫學部研究團隊發表的成果,他們的結論是:「病患綠茶喝得越多,越不容易罹患冠狀動脈疾病。」

綠茶也許還能助人減肥。《美國臨床營養學期刊》的一篇研究指出,喝同樣的飲料,即使納入咖啡因的效果,綠茶組燃燒的卡路里也比其他組別還多。已故的營養學權威里伯曼博士(Shari Lieberman)提到綠茶能刺激新陳代謝,不是只靠咖啡因。雖然不同研究對於綠茶產品的減肥功效有不同的結論,不過有幾項動物實驗發現它可以降血糖。

綠茶釋放快樂多巴胺

此外,綠茶還有一種名為茶胺酸(theanine)的成分,有助於改善情緒,使身心放鬆。事實上,日本人喝綠茶就是為了這個原因。茶胺酸會誘導身體釋放可鎮定腦部的神經傳導物質——GABA,也會觸發釋放多巴胺。多巴胺是腦部控制安適感的化學成分,在腦部扮演滿足和愉悅的主要調節角色。跟喝茶有關的安適感或許就是多巴胺的作用。茶胺酸發揮的鎮定效果,也許可以解釋喝綠茶(即使

有含咖啡因）不會感到像喝咖啡時出現的焦慮感。

從本書第一版上市以來，關於茶的研究不斷增加，證據也呈現壓倒性的正面結果。在2014年，一組由張守德（Shoude Zhang）領導的中國研究團隊發表一篇非常完整的綠茶多種生物活性分析，發現綠茶多酚會影響到人體內兩百個具有特定功能的目的基因，包括發炎、糖尿病、神經退化性疾病和心血管疾病等。至少有兩項研究顯示綠茶既能防止DNA損害，也能促進DNA修復。大規模的流行病學研究指出，經常喝綠茶的人得心臟病與中風的風險顯著下降。在2015年賓州州立大學的分子營養與食物研究計畫，更觀察到綠茶能摧毀口腔癌細胞。

最後，有多項研究都提到發炎、氧化作用和阿茲海默症的關聯。抗氧化物對於神經退化性疾病的預防，有很好的效果。刊登在2005年《臨床精神病學年鑑》（Annals of Clinical Psychiatry）上一篇關於抗氧化物與阿茲海默症的回顧文章，作者整理所有相關的研究，希望能找到有效預防阿茲海默症的特定抗氧化物質。在看過三百多篇文獻之後，作者歸納出八項可能的預防物質，其中一項就是綠茶（其餘的包括老蒜頭、薑黃素、褪黑激素、白藜蘆醇、銀杏葉、維生素C和維生素E）。另外還有一篇發表在《營養生物化學期刊》（2004年9月號）的文章，也是一篇以綠茶多酚（特別是EGCG）對阿茲海默症和巴金森氏症的神經保護機轉為主題的研究。

抹茶：綠茶最高境界

抹茶是一種超級綠茶。這可不是一般的綠茶，而是用特別的手法摘採，食用方式也獨具一格，售價比普通綠茶來得貴。抹茶的字面意義指的是粉狀茶，用在聞名於世的日本茶道儀式當中。用來做抹茶的茶樹要先用遮光布覆蓋三週，幫助茶樹長出質地與香氣更佳的大片細葉。茶農徒手採茶，接下來再輕微蒸菁（阻止發酵過程）。之後進行烘乾與冷藏保存，用意在增加香味。加工完成的茶葉最後再碾磨成青色微粉狀，抹茶就這麼產生了。

除了茶葉特殊之外，一般茶和抹茶最主要的差異在於喝法。平時喝茶時是把茶葉浸泡於熱水沖成茶湯，泡完後便丟棄。抹茶則是將已經磨成細粉的茶葉連同茶湯一起喝，什麼都不必丟掉。光是茶葉本身，就是茶樹的精華，不但純手工採摘，還經特殊工

法製成，等於是綠茶終極產品。有一篇研究指出抹茶的EGCG濃度是中國毛峰茶的137倍，與其他被人研究過濃度最高的綠茶品種相比，至少都高出三倍。

大家來喝茶

我花這麼多的力氣介紹茶，是因為它是極少數我認為每一個人都應該喝的食物或飲品，它帶來強大的抗氧化保護力，可降血糖、抗發炎、降膽固醇、預防心臟病和癌症，還能夠促進新陳代謝。茶既便宜又有多種驚人的好處，簡直是小兵立大功。

料 理 很 簡 單

抹茶的泡法是將1至2小匙抹茶粉撒進杯或碗中，沖入2盎司（60毫升）的熱水（不是沸水），然後用竹刷攪拌至茶湯起泡為止。

講究純粹喝茶的人可能會反對，但喜歡的人可以泡一杯抹茶拿鐵。前半段做法同上，攪勻後（茶湯中不能出現塊狀茶粉）加入牛奶或其他牛奶替代品即可。

茶加奶會破壞抗氧化物嗎？

網路上有十幾篇文章會告訴你，牛奶加入茶後，會破壞茶裡面的抗氧化物質。事實上還沒有科學證據能釐清這點。

蛋白質的確會與多酚／抗氧化物結合，所以把牛奶（蛋白質）加在富含多酚的茶裡面，會讓一些多酚發揮不了作用。此外，牛奶的抗氧化物含量低於茶，一來會稀釋茶的抗氧化物濃度，二來是牛奶本身的抗氧化物會讓事情變得複雜。有些研究發現牛奶降低茶的抗氧化效益；有些卻沒看到這樣的結果。但在我讀過跟牛奶、茶和抗氧化物相關的分析中，有人提出一項比牛奶更具說服力的環節，而且沒有多少人想到，那就是茶包。無庸置疑，散裝茶的健康濃度遠高於袋裝茶，而且茶包的品質也大有學問。

如果一定要在茶裡加奶的人，就繼續這麼喝，因為有喝總比完全不喝來得好。跟使用茶包相比，牛奶讓茶裡面的抗氧化物濃度降低這點，問題不大，建議捨棄茶包，直接用散裝茶葉泡。

319

弗瑞德・培斯卡托醫師（Fred Pescatore, M.D.）

培斯卡托醫師撰寫的《漢普敦飲食法》（*The Hamptons Diet*）和《漢普敦飲食法食譜》（*The Hamptons Diet Cookbook*）兩本著作皆登上《紐約時報》暢銷書排行榜單。這兩本書結合地中海風格與美式喜好，強調攝取天然食品達到健康與體重管理的功效。

❶ **夏威夷堅果油** 對心臟健康最有益的油脂，適合高溫烹煮，不含氧化或反式脂肪酸。

❷ **酪梨** 富含有益心臟的單元不飽和脂肪。

❸ **阿拉斯紅鮭魚** 採用對生態負責任方式捕獲的鮭魚，富含omega-3脂肪酸，汞汙染或多氯聯苯汙染程度低，甚至無汙染。

❹ **紅/黃/橘椒** 富含抗氧化物、維生素B群，以及少從食物中攝取到的類黃酮。

❺ **羽衣甘藍** 具有大量易吸收的鈣質與維生素K。

❻ **瘦肉，有機紅肉** 最適合肉食動物攝取的理想食品，也是共軛亞麻油酸（CLA）唯一補充來源，有助減重。

❼ **海菜** 這種常被忽視的食品，含有碘、蛋白質，最適合素食者。

❽ **扁豆與豆類** 高纖的豆類含有許多自然生成的維生素B群與蛋白質，很適合少吃動物性蛋白質的人。

❾ **酒** 適量飲酒對健康有益，全世界的研究都會下此結論。不喝酒和喝酒過量的人健康狀況都是最差的；而飲酒適中的人得到心臟病、中風與癌症的風險較低。

❿ **天然食品** 指未經加工或加工程度最低的食品，能加速體內新陳代謝、降低食慾，常保健康。

12 / 香草與香辛料

俗話說：「變化，如同為生活加了香料。」其實應該反過來說：「加了香料，生活才有變化。」

世界上有 25,000 種植化物，充滿活力的植物化合物，不斷展現超強的健康效益，實在讓人驚嘆萬分。而香辛料中充滿了這些物質，它們豐富的療效也不斷地被人類發掘。肉桂降血糖；肉豆蔻緩解噁心感；丁香抗發炎；薑紓緩晨間孕吐；薄荷抑制細菌生長；小茴香有益消化；辣椒促進新陳代謝；辣椒粉減輕疼痛；咖哩粉保護腦部；小豆蔻緩解消化不良；薑黃對什麼都好；總之，我們可以一直說下去，種種好處三天三夜也講不完。香辛料的確是讓生活充滿各種變化的好東西，是大自然化為辛辣與芳香的禮讚。

天然的預防保健品：
香草與香辛料

香草與香辛料在歷史上，都是用來讓食物增添香氣與滋味，提供獨特味道，使人類的飲食更可口。然而，多數用來烹煮的香草與香辛料對我們的健康都帶來多項潛在的生物影響。有些植物具有預防或治療疾病的傳統藥物用途，而讓食物變得好吃誘人的香辛料也來自這些植物。從植物分離出來的植化物，一直是我們開發商業用藥——治療各種如肺病、心血管疾病、糖尿病、肥胖症和癌症等各種人類疾病——的來源。香草與香辛料是天然的預防保健食品，藉由飲食攝取的方式，讓香草與香辛料富含的藥性成分解除人類的病痛，帶來健康。香辛料的確是把植物藥房帶進廚房的最好途徑。

還有，香草跟香辛料合作無間，發揮的協同作用連我們都難以一窺其中奧妙。在一項動物實驗中，當薑黃素（curcumin）混合異硫氫酸苯乙酯（phenethyl isothiocyanate，十字花科蔬菜成分）之後，竟然對被植入攝護腺腫瘤的動物產生顯著的保護效果。（開始想吃咖哩高麗菜了嗎？）《美國保健品學會期刊》有一篇研究報告，內容是測試薑黃、ensian 根、紅辣椒、香草精（vanillin）等香料混合物對於膽固

醇的影響，結果發現「有助益、臨床上也有意義的長期效果」，會使不好的膽固醇降低 16%。究竟是哪種香辛料的貢獻呢？誰知道？不過沒有人在乎這件事，反正全吃下肚就是了！

　　植物和香辛料幾乎從頭到尾都含有健康的抗氧化植化物，用各種神祕的方式發揮單獨作用，也產生交互作用。科學家要解開香辛料的健康密碼，也許得等到本書的作者和讀者早已作古多年之後。現在請大家記下來的重點，就是常用香辛料，用得越勤越好，並追求你想像得到的各種不同組合與變化。

丁香

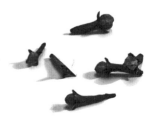

如果還記得 1970 年代的經典電影《霹靂鑽》（Marathon Man），劇中主角達斯汀・霍夫曼（Dustin Hoffman）坐在牙醫診療椅上任憑勞倫斯・奧立佛（Laurence Olivier）用各種殘忍的方式刑求拷問，任誰看了一定都會震攝於戲裡驚悚可怕的場景。不過，你也許還記得裡面曾用到一種能立即止痛的解藥，正是以丁香為原料製成的油。丁香的藥效就在它易揮發的精油當中，也就是讓電影中霍夫曼止痛的東西。其實長久以來，丁香一直是有效的牙疼藥。

　　丁香原產於香料群島（印尼），是一種樹乾燥後的未開花花蕾。外表看起來像小釘子，所以人們便以「丁香」（cloves）為名，這個名字源自於拉丁文的「釘子」（clavus）。丁香在亞洲傳統醫學中被認為是能促進氣血循環、增加代謝率的香料之一。瑪哈里希阿育吠陀醫師會（The Council of Maharishi Ayurveda Physicians）提供的冬季丁香料理，便是將四根丁香刺入一顆五爪蘋果中熬煮，成為強化精力、補充能量的冬季甜點（食用前將丁香拿掉），另外還可把丁香放入牛奶中溫煮，馬上會帶來溫暖。聽起來還滿不錯的。

丁香殺死細菌與病毒

　　享有權威地位的德國藥草委員會（German Commission E）已經核可丁香做為合格的抗菌及麻醉劑。在西雅圖華盛頓大學藥學院醫藥化學系擔任副教授的蓋瑞・艾瑪博士（Gary

Elmer）說：「丁香的主要成分是丁香酚，具有殺死細菌及病毒的功能，早已為人所知，所以能夠讓食物保持新鮮。」有個好玩的研究，調查丁香水溶液對皮膚癌的化學保護效果，發現丁香溶液具有抗致癌性的功效。1大匙（4克）的丁香可提供女性朋友百分之百礦物質錳的膳食建議量（此分量稍低於男性建議量）。錳是重要的造骨營養素，也是蛋白質、油脂以及碳水化合物代謝不可或缺的成分。1大匙（4克）的丁香同時含有鈣質43毫克，鉀73毫克、植物固醇17毫克，以及略高於2克的纖維質。

大蒜 ★

大蒜是世界名藥，也是地球上最古老的藥用食物之一。（歷史最悠久的醫學文獻，埃及的埃伯斯莎草紙卷〔Ebers Papyrus〕就不斷提到大蒜）。古代會讓奴隸和士兵吃大蒜保持健康，維持體力。古希臘人用大蒜來提升戰鬥精神；希波克拉底以大蒜治痲瘋病、牙疼和胸痛；還有，鬼片中常常出現以大蒜驅趕吸血鬼的場景。

好吧，大蒜驅鬼可能沒有效，治痲瘋病也行不通，但它不僅僅是民俗藥方而已。大蒜的功效還有：降血脂、抗血栓、抗凝血、抗高血壓、抗氧化、抗菌、抗病毒，還抗寄生蟲。很嚇人吧！已經有上百篇通過同儕審查的研究論文記載上述這些功效。

大蒜降低膽固醇，防止血栓

即使是傳統西方醫學，也都認可大蒜具有降膽固醇的功效。我鄭重聲明，我不再相信降膽固醇是什麼大不了的事，這點我跟辛納屈醫師在2012年合著的《膽固醇大迷思》裡就解釋得很清楚。不過對於降膽固醇有興趣的人，可參考《英國皇家內科醫學院期刊》（*Journal of the Royal College of Physicians*）刊登的整合分析研究報告。裡面提出吃四個禮拜的大蒜補充品後，可使血中總膽固醇降低12%。不僅如此，大蒜還會讓壞膽固醇降低4%至15%，卻完全不影響好膽固醇。事實上，有些研究報告還觀察到好膽固醇甚至會上升高達22%，要做到這點很不簡單。更重要的發現，是三酸甘油酯的降幅達到17%。

大蒜也會減少牙菌斑堆積，這對促進心血管健康有很大的助益。在一項隨機、雙盲、有控制組的四年研究當中，定期攝取900毫克大蒜粉的受試者，血管內的硬塊斑減少了2.6%，控制組在同期間卻增加了15.6%。

大蒜中有一種活性成分「蒜素」（allicin），有顯著的抗凝血作用，也就是可預防血液中的血小板聚集。只要看看現在有多少心臟病發作和中風的肇因都是來自血管阻塞，就知道這個發現有多重要。大蒜抑制血液凝集的功效，對人體健康有莫大助益。

新鮮大蒜萃取物、老蒜與大蒜油的抗癌功效

許多實驗室所做的研究，都顯示大蒜具有化學預防功效。流行病學證據也調查出在大蒜或其他含蒜素蔬菜攝取較高的地區，罹患胃癌和結腸癌的風險是降低的。學術地位崇高的《營養學期刊》有篇論文指出，「一直有證據顯示新鮮大蒜萃取物、老蒜、大蒜油，以及許多大蒜加工後的產品，都具有抗癌功效。」

另一篇研究也顯示，老蒜萃取物可抑制結腸直腸癌細胞的擴散。還有研究也看到大蒜當中的另一種成分——二烯丙基二硫（diallyl disulfide）在試管中可抑制血癌細胞。

大蒜甚至還可以治療流行性感冒。有一篇刊登在《自然療法發展》（Advances in Natural Therapy）上的研究，70名病患連續十二週服用高品質的大蒜補充品，另一組72名病患則只服用沒有任何效果的安慰劑。結果大蒜組在研究期間只有24人感冒，而安慰劑組有65人感冒。此外，大蒜組感冒症狀持續的時間也不到控制組的一半。

研究發現，大蒜展現出抗細菌、病毒、黴菌與寄生蟲的功效。蒜素的抗菌功能甚至早在1944年就有文獻登在《美國化學學會期刊》（Journal of the American Chemical Society）。

大蒜對血壓也有好處，影響雖然不算大，但仍達到顯著的程度。有不少篇分析指出，在接受四週的療程之後，觀察到大蒜可以和緩地使血壓降低2%到7%。在2004年5月號的《臨床高血壓期刊》（Journal of Clinical Hypertension）中有一篇文章認為大蒜是「具有療效證據」的降血壓藥之一（其他還包括輔酶Q10、維生素C、魚油與精胺酸）。聖湯瑪斯醫院納許維爾高血壓研究中心（Hypertension Institute of Nashville）的標準療程當中，特別納入高品質、形態穩定的大蒜產品（Allicidin），做為高血壓與高血脂食物療法的食材之一。

大蒜減肥

請注意，最新研究發現大蒜可能是體重控制的法寶！研究設計是餵老鼠吃高果糖飲食，目的是希望讓老鼠罹患肥胖症與高血壓。變胖後的老鼠血壓上升，三酸甘油酯也遽增。接著，研究人員開始加餵其中一組吃蒜素，其他飲食內容不變。結果這組老鼠的血壓、胰島素，以及三酸甘油酯都開始下降。雖然這組老鼠吃的食物量沒有變，但體重卻不再上升。更令人吃驚的是，從研究開始就一直在吃蒜素的第三組，吃了很多垃圾食物，體重卻只上升一點點。

雖然這只是老鼠實驗，但結果令人印象非常深刻。請別會錯意，我沒有要你回家後馬上開始吃速食加大蒜！另一項研究則發現，有糖尿病的老鼠在吃了大蒜油之後，胰島素敏感度上升了。大蒜也許很快會變成體重控制的必備良品！

搗碎的大蒜最健康

大蒜擁有這麼多驚人的健康療效，蒜素厥功至偉。但事實上，大蒜裡並沒有蒜素。怎麼說呢？蒜瓣裡面含有一種名為蒜胺酸（alliin）的胺基酸，在被壓碎或破損時，蒜胺酸便會跟大蒜當中另一種天然酵素蒜苷酶（allinase）產生交互作用。大自然巧妙的安排，讓蒜胺酸和蒜苷酶儲存於蒜頭的不同部位，如果蒜頭遭到攻擊或碾碎時，就有機會結合起來自我保護。而當蒜苷酶遇到蒜胺酸，其結果就是蒜素！蒜素很可能是大蒜最獨特、具有藥效的成分，讓大蒜具備多種不可思議的健康功效。

我們知道這些有用嗎？當然！因為大蒜的吃法決定了你是否能吃到它所有的好處。如果只是把整瓣蒜頭吞下去，那沒什麼效果。大蒜一定要切碎或壓碎才有用，而且切得越細越好，才能讓裡面的成分進行完全的交互作用。

料理很簡單

蒜素在形成後就開始降解，效力逐漸減退，所以越新鮮吃越好。很抱歉，微波蒜頭只會把蒜素摧毀殆盡。大蒜專家的建議是，在煮好的菜端上桌之前，把切碎的生大蒜加進去一起吃。由於生蒜頭會刺激胃，所以不建議生吃。

至於大蒜補充品，在實驗室裡把乾燥大蒜粉置於水中，蒜胺酸會迅速與蒜苷酶反應成為蒜素。測量蒜素產生多寡的標準稱為「蒜素生產潛勢」（allicin potential）。不過大蒜補充品

被我們吞下時，胃酸會將這些酵素殺死，所以有些大蒜產品會做成腸溶劑型，以保護酵素不受到胃酸破壞。

很不幸地，許多補充品都沒有產品宣稱的功效，也不會發揮廣告上的「蒜素生產潛勢」。大蒜補充品的研究出現眾說紛紜的結果，是因為產品本身品質參差不齊，以及蒜素含量算法沒有標準化之故。但我還是建議大家吃大蒜補充品，只是必須選擇品質佳的，而且蒜素要看它的標準含量而不是潛勢。

小豆蔻

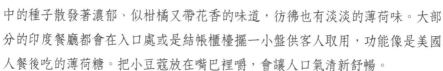

去過印度餐廳，大概都會看過小豆蔻，它是薑科多年生草本植物未成熟的乾燥果實。豆莢中的種子散發著濃郁、似柑橘又帶花香的味道，彷彿也有淡淡的薄荷味。大部分的印度餐廳都會在入口處或是結帳櫃檯擺一小盤供客人取用，功能像是美國人餐後吃的薄荷糖。把小豆蔻放在嘴巴裡嚼，會讓人口氣清新舒暢。

不管是整粒或磨成粉的小豆蔻籽，都可以當香料或調味品來用，是全世界最古老的香料之一，整部《天方夜譚》裡面到處都有它的蹤跡。小豆蔻在二十世紀初期很受歡迎，每年光是海運到英國的量就高達25萬英磅。而現在，它還可以入菜、做為健康藥品，埃及人則是加入咖啡調味，在法國和美國是香水的原料，當然，在印度餐廳就是送客時的小禮物！

不過小豆蔻除了讓人在用餐後口氣芳香，還有很多好處。它會增加膽汁分泌，促進肝臟健康和油脂代謝。這種香料好吃，健康效果更多。以前的人會用小豆蔻幫助消化、紓解胃痙攣、刺激消化並減少黏液。因為它具有通氣祛風的功效，使腸胃內的氣體排出，是治療腹部脹氣的良方。

料 理 很 簡 單

小豆蔻用來泡茶喝很好，只要取2茶匙的小豆蔻籽沖熱水，泡個5分鐘，再把茶水瀝出，籽丟掉，就可以享用小豆蔻茶了。（以前很多人認為小豆蔻茶具有催情的作用，歡迎大家試試看，別忘了把結果告訴我！）

真正的小豆蔻價格不菲，價位僅

次於番紅花，所以市面上有很多魚目混珠的次級品。只有學名是Elettaria cardamomum的才是眞品。印度小豆蔻分爲馬拉巴爾（Malabar）和邁索爾（Mysore）兩個品種。邁索爾出產的小豆蔻，檸檬油精含量較高，可促使體內一種具抗氧化與解毒功能的酵素

合成。檸檬油精也儲存於柑橘皮、櫻桃、芹菜和茴香中。

小常識

醫界經常建議，有膽結石的患者勿食用小豆蔻，否則有發作之虞。

小茴香

小茴香和藏茴香很容易讓人混淆，雖然都屬同一科，但確實是兩種不同的東西。小茴香和藏茴香的種子外觀幾乎一模一樣；在煮咖哩時，你可以把「藏茴香」當成「小茴香」來用。小茴香不管是種子或磨粉，用法都一樣，可交替使用。

小茴香的軼事不少，有些還跟愛情有關。中東某些地方的人會把它跟黑胡椒和蜂蜜拌成泥，當成催情劑使用。中古時代的歐洲也相信小茴香可以讓愛人不變心，因此戰士們出征時會帶著妻子親手做的小茴香麵包。也有人用小茴香把雞留在雞窩裡。還有，煮菜時只要放入小茴香，整道菜的味道就會被小茴香所佔據，所以它也被視爲貪婪的象徵。

美國人用的小茴香幾乎都從印度進口，不過除了印度之外，印尼、泰國和墨西哥料理也有以小茴香入菜的習慣。你要到特殊商店，像是上述提到的各國料理專賣店，就能買到高品質的小茴香。

小茴香減輕過敏症

小茴香是重要的藥用植物。阿拉伯和亞洲、非洲一些國家都有用黑籽油治療各種疾病（編註：這裡作者指的是黑種草〔簡稱黑籽〕black seed或黑小茴香Nigella sativa，不同於台灣慣稱爲孜然的小茴香），特別是過敏症。在四個均以黑籽油爲對象的研究中，受試者都表示過敏症狀有顯著減少。還有一項研究發現試管中的小茴香可以有效地使乳癌細胞失去作用。

327

蘿拉・彭西耶羅（Laura Pensiero）博士表示，小茴香含有可阻礙腫瘤生長的檸檬油精。

小茴香在印度傳統醫學中是屬於涼性藥草。狄巴克・喬布拉醫師（Deepak Chopra）認爲小茴香有助減輕胃灼熱並改善消化系統。種子用水煮沸之後，繼續浸泡，就可泡出一杯美妙的小茴香茶！

很多人常喝小茴香茶來幫助消

化。小茴香的種子精油可抗微生物，也是很好的鐵質補充來源，只要1大匙（6克）就有將近4毫克；還有22毫克的鎂、107毫克的鉀，以及56毫克的鈣。

料 理 很 簡 單

用小茴香籽炒菜或放到豆子裡面煮，味道都很合。煮之前先用平底鍋稍微炒過，更能帶出強烈的香氣。

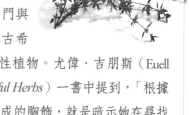

百里香

對於戰後的嬰兒潮世代，百里香也許只能從賽門與葛芬柯的不朽經典老歌中聽到，這種香草早在古希臘羅馬時期就有了，在當時被認為是珍貴的助性植物。尤偉・吉朋斯（Euell Gibbons）在《追尋健康草藥》（*Stalking the Healthful Herbs*）一書中提到，「根據古老的傳統，如果有一名女子佩戴野生百里香編成的胸飾，就是暗示她在尋找愛情。然後，害羞的男子若喝下野生百里香茶，便能鼓起勇氣向她示愛。」這點我不清楚，但我在聽賽門與葛芬柯的歌曲時，確實有暖暖昏昏的感覺。

百里香是自然形成的生物殺菌劑，能消滅有害的微生物。其精油主要香味來自百里酚，是很強的抗菌劑。如果你用過李斯德林漱口水，就能體驗它的藥效有多強。加拿大科學家發現百里香可降低細菌抗藥性（比如盤尼西林）。葡萄牙科學家也提出報告，百里香精油有天然防腐力，能

抑制有害細菌在食物中滋生，即使是低劑量也能發揮作用。波蘭研究人員亦觀察到百里香精油能有效抑制葡萄球菌、腸球菌、大腸桿菌等菌株。

百里酚（thymol）還是很棒的抗氧化劑與抗發炎劑。對照研究證實百里香精油做成的抗黴菌乳膏能治療66.5%患有類溼疹皮膚病的患者。另

外，它還能協助消滅酵母細胞。

另一項功效是助消化。百里香能幫助清除腸道內的黏液，用在減輕胸腔與呼吸道毛病（如咳嗽與支氣管炎）也有很長的歷史，所以藥房有各種以百里香為原料的藥膏或喉糖。

由於百里酚也可以抗菌，所以市面上強調自然概念的牙膏也常添加百里香。此外，需要長時間烹調的食物（比如湯跟燉菜），通常會加百里香調味。滷包裡有時也會加入百里香這一味。

料理很簡單

知名作家與自然食品權威伍德女士提供大家自製咳嗽糖漿的祕方：把3大匙（13克）乾燥百里香泡入開水中，再加上蜂蜜，喝了之後效果比任何成藥更好。

肉桂 *

布羅赫斯博士是我所認識的少數絕頂聰明的人。她是美國農業部研究部門的科學家，也是我遇上解決不了的營養學問題時，總能一錘定音的諮詢專家。每次聽她說農業部研究團隊正進行的肉桂研究有新發現時，我馬上豎起耳朵，並開始抄筆記。

雖然肉桂是享有盛名的健康食品，不過最新發現是它具有神奇的降血糖功效。

由於現今肥胖症與糖尿病大為流行，許多人都很注意降血糖這件事。布羅赫斯博士表示，很多植物跟植化物都能降血糖，卻常有中毒之虞，肉桂就沒有這項缺點。布羅赫斯博士的研究團隊在肉桂中發現了名為查耳酮聚合物（chalcone polymers）的新物質，能夠提高細胞中葡萄糖的新陳代謝達二十倍以上。

肉桂也含有花青素，能夠改善微血管滲透性功能。還有一種跟研究團隊發現的查耳酮聚合物分子構造很類似的成分，在老鼠實驗中看到能抑制潰瘍發生，並且增加流到胃部的血液。布羅赫斯非常引以為傲的查耳酮聚合物也具有強效抗氧化作用。

肉桂有助於紓解肌肉關節的疼痛與僵硬

在開始談肉桂調節血糖的實際做法之前，我想先跟各位分享這個美

妙香料的其他訊息。肉桂含有丁香酚（eugenol）和香葉醇（geraniol），根據營養學者兼作家摩吉安的看法，這兩種植化物對抗念珠菌（又稱假絲酵母，這種酵母菌在體內過度生長時，會造成許多健康問題）的機制，也許是具有抗微生物的功效，阻止細菌與黴菌（包括念珠菌）的生長。肉桂也有抗發炎的成分，可紓解肌肉關節的疼痛與僵硬感，以及生理期不適。

肉桂對消化功能也很有益處。試管與動物研究都發現，肉桂具有祛風（助排氣）的功能。如果肚子因脹氣而感到不適，可以用肉桂試試看。除此之外，肉桂的成分當中還有兒茶素，可減輕噁心感。雖然我們不確定其中奧妙，但任何原因造成的食慾不振，肉桂都能夠派得上用場。也許是它的香味，讓我們想起媽媽做的蘋果派。誰曉得呢？我們只知道它對助消化很有一套。

肉桂萃取物降血糖與壞膽固醇

再回到美國農業部的布羅赫斯研究團隊。研究人員測試四十九種不同的香草、香料以及藥用植物對葡萄糖新陳代謝的影響。布羅赫斯告訴我，肉桂是整個研究中最受矚目的焦點，它內含的活性成分——甲基氫氧青銅聚合體（methylhydroxychalcone polymers, MHCP），似乎會模仿胰島素，提高細胞對葡萄糖的攝入，釋出訊號給特定細胞，使其將葡萄糖轉為肝醣（糖的儲存形式）。這項研究顯示，這種活性成分具有「仿胰島素」的功能，研究結果在2001年發表於權威的《美國營養學院期刊》。不久之後，另一篇發表在《糖尿病照護》期刊上的研究指出，肉桂不僅能降血糖，也會降低第二型糖尿病患的三酸甘油酯、總膽固醇以及壞膽固醇。自然醫學社群當然也不會漏掉這個研究發現。傳奇的整合醫學大老強納森·萊特醫師（Jonathan Wright）便在他配製的調節血糖維生素補充品當中，添加了肉桂萃取物。

布羅赫斯表示，肉桂最棒的就是你可以去買最便宜的肉桂而得到最佳的效果。她告訴我，去超商買最便宜的肉桂即可，不用買昂貴、號稱祕傳的肉桂精油萃取。因為油裡面部分成分帶有毒性，不宜內服。肉桂粉中大部分的精油在製粉加工時已經去除，所以不用擔心，她還建議大家去買批發肉桂比較省錢。

降血糖藥方DIY

布羅赫斯寫過一本糖尿病專書裡

面提到，利用肉桂降血糖並改善第二型糖尿病病情的做法：用滿滿3大匙（約24克）的肉桂粉，和0.5至1茶匙的蘇打粉（需要控制鈉攝取量的人可酌量減少）一起放入32盎司（946毫升）的罐裝容器裡，以沸水沖開，在室溫下放涼。冷卻後瀝掉肉桂渣，蓋上蓋子，放進冰箱冷藏。之後每天喝四次肉桂水，一次一杯8盎司（235毫升）的量。喝了一到三週後，分量可降至每天一至兩杯。第一型糖尿病患也可以喝，不過剛開始每天只能喝一至兩杯，再逐週增加一杯，同時密切注意血糖的變化。

即使沒有糖尿病，這種香料對身體也有莫大的好處，是名副其實的「超級食品」。

> **小常識**
>
> 本書第一版即將付梓之際，《美國營養學院期刊》登出一篇新的動物研究報告，指出從飲食中攝取肉桂可降血壓。研究者表示肉桂會影響葡萄糖代謝與血壓調節，結論是飲食當中添加有益健康的肉桂，可對血壓帶來正面的影響。

芥末籽

信不信由你，芥末籽因為出自名門世家：芸苔屬植物，才得以躋身營養巨星俱樂部。芸苔屬植物還有高麗菜、綠花椰菜、球芽甘藍和羽衣甘藍。這些植物都含有豐富的抗癌物質，比如吲哚素、異硫氰酸鹽、蘿蔔硫素。美國癌症學會提出的膳食建議當中，就強調應該經常食用十字花科蔬菜。

芥末籽來自尊貴的蔬菜家族，同門的還有辣根（見第83頁）和水芹。芥末籽跟它的兄弟姐妹一樣，也會製造抵抗植物外敵的化學武器：異硫氰酸鹽。由於異硫氰酸鹽對植物本身也有毒性，所以平時會以硫代葡萄糖苷的形式儲存在植物中，不會傷害植物本身。只有當植物組織受傷時，比如被掠食者咀嚼，異硫氰酸鹽才會在某種酵素作用之下迅速形成。科學家發現有多種異硫氰酸鹽物質對人體健康的影響非常大，保護我們不受致癌物質的侵害。此外，芥末籽也帶有一種特殊的異硫氰酸烯丙酯（allyl isothio-cyanate），據說能預防腫瘤發生並壓制腫瘤形成。

芥末籽歷史留名

芥末與芥末籽被做爲藥草使用的時間，遠早於科學家發現植化物。最早的時候，芥末是藥草，而不是食物。現代醫學之父希波克拉底在準備藥材時，一定會加入芥末。而芥末被古代中國人視爲春藥來使用。芥末籽是基督教信仰的重要象徵，表示某件看來小而無用的事物，若是加以照顧，也會成就偉大的力量。

芥末本身跟芥末籽一樣好，不但好吃還富含植化物，品質好的芥末可以增進食慾，中和體內毒性。芥末籽在西方與亞洲飲食文化中是很普遍的材料，喜歡嘗試新料理的人，可以試著把芥末籽用在烹飪上。

迷迭香

迷迭香有一段如詩般的愛情故事，盛產於地中海、法國南部與葡萄牙等地。迷迭香的傳奇，是從它美麗的小藍花開始。由於香味濃郁，在十四世紀時就是芳香療法的主角之一，而它的療效也被百年來的藥草學家所應用，到近代才逐漸被科學研究證明。

迷迭香的健康功效是來自它的幾種成分：咖啡酸與迷迭香酸，植物性化合物如二萜類（diterpenes）與單萜類（monoterpenes），抗氧化物如維生素E和各種類黃酮。酸性物質具有抗發炎效果，有助於減輕一些由發炎引起的氣喘、肝病與心臟病。也有人針對迷迭香的抗癌功效（如乳癌、結腸癌與皮膚癌等）進行研究。動物研究的結果證實迷迭香精油具有保護肝臟、抗致癌性、抑制腫瘤的成效。也許是因爲成分中含有二萜類，迷迭香精油也具有溫和的抗菌與抗病毒作用。

莎士比亞寫得出「迷迭香是爲了幫助回憶。親愛的，請牢記」這段台辭，表示他知道迷迭香大有用途。早在十七世紀時，藥草學家就發現迷迭香對腦部很有幫助。英國醫師尼可拉斯·卡培柏（Nicholas Culpeper）曾記載迷迭香「有助增強記憶力與醒腦」及「能治療如暈眩等頭部或腦部疾病⋯⋯」。

迷迭香治阿茲海默症

從現代科學的角度來看，迷迭香含有數種預防乙醯膽鹼分解的成

分。人類的腦部神經元傳導、記憶與正常的腦部運作都必須依賴乙醯膽鹼。（其實有一種阿茲海默病患服用的藥：愛憶欣〔Aricept〕，也是干擾乙醯膽鹼的分解，其作用機制與迷迭香很類似。）

迷迭香是經常入菜的香草植物。它獨特的芳香也常用來製作香皂和化妝品。芳香治療師則是用迷迭香精油泡澡或做成按摩油，據信可加強療效和愉悅感，使人恢復健康活力。

小常識

除了一種很特別的接觸過敏案例，正常使用迷迭香不會帶來任何健康風險或副作用。雖然在一般食用方面，它非常安全，但在當藥草使用時，孕婦應該要避免，否則可能產生刺激子宮與經血來潮的影響。

巴西里

如果你曾經在飯後（或接吻前）稍微咀嚼巴西里，一定會馬上感到口氣清新。不過，你也許不知道，它還能讓你的體內煥然一新喔！（編註：巴西里又稱香芹、歐芹、荷蘭芹等。）

很多人都知道巴西里具有解毒以及除臭的功效，可以說是全世界最受歡迎的香草植物。希臘人會在晚宴時戴上用巴西里編成的頭冠來刺激食慾。童話裡的彼得兔偷吃太多麥先生菜園裡的菜，肚子不舒服時，就會去找些巴西里來吃。羅馬人相信嚼一點巴西里可以讓他們狂飲不醉。從古到今，人們似乎本能地知道巴西里的解毒功效。而且現代科學也開始證明古人們所相信的事實。

巴西里具淨化效果

巴西里消除口臭與體內排毒的能力是來自葉綠素。已經有十幾篇研究證實葉綠素的淨化與再生功能，它能阻止傷口細菌繼續繁殖、除臭、中和毒性與許多致癌物，以及造血、使組織恢復活力，並且能消炎。亞洲人認為葉綠素可以改善貧血，其利尿成分也能幫助腎臟正常運作。

土耳其人會給糖尿病患吃巴西里降血糖。有篇研究指出，巴西里萃取物可顯著降低老鼠的血糖濃度與體

重！另一篇報告則顯示，巴西里對糖尿病老鼠的肝臟也有保護作用。如果巴西里也加入打擊高血糖、高體重和糖尿病的藥草行列，應該是很不錯的一件事！

巴西里是抗癌聖品

巴西里內含的揮發性油當中，有一種叫肉豆蔻醚（myristicin），可能具有抑制腫瘤的功能。美國國家癌症研究院為了找出各種植物的抗癌功效，投資上百萬美元的研究經費，發現繖狀花科蔬菜（包括巴西里）是幾種抗癌功效最高的植物之一。

十根巴西里含有556微克有益眼睛的類胡蘿蔔素：玉米黃質和葉黃素，505微克的 β-胡蘿蔔素、164微克強健骨骼的維生素K，還有842 IU的維生素A。如果你夠幸運，偶爾也許會在買菜時發現香芹根（parsley root），這是專門長根的一種特殊品種，外形很像小號的歐洲防風草，也有葉子。我從來沒吃過，不過煮湯應該很好吃，治療胃病也很有效。

奧勒崗葉 ★

只要有醫師或治療師覺得某種藥草、食物、營養素或任何成分很棒，就會寫本書來歌頌一番，這就是凱絲・英葛藍醫師（Cass Ingram）的寫照，那本小書叫做《解藥就在廚櫃裡》（*The Cure is in the Cupboard*）。奧勒崗葉就是讓英葛藍醫師為之著迷，甚至寫了一本專書的藥草！

只要稍微讀一下奧勒崗葉的文獻，你就知道原因了。它含有豐富的營養素，包括鈣、鎂、鋅、鐵、鉀、銅、硼、錳、維生素C、維生素A，以及菸鹼酸。奧勒崗葉也許是所有香草植物中抗氧化能力最強的一種。根據《農業與食品化學期刊》上的一篇研究，奧勒崗葉的抗氧化作用比蘋果強四十二倍，比馬鈴薯強三十倍，是柳橙的十二倍，最令人震驚的，是比強效的藍莓還要高出四倍！而這還不是全部，請接著往下讀。

奧勒崗葉油具有藥效

如此令人不可思議的植物，它的葉子萃取油也有療效。開花季節摘採的奧勒崗葉，整株都充滿藥性，不管是新鮮或乾燥的。奧勒崗葉精油含有

百里酚（見「百里香」的介紹）和香芹酚（carvacrol）這兩種具有抗黴、抗菌、抗寄生蟲特性的成分。有一項研究發現，77%的受試者在服用奧勒崗葉做成的藥丸六週之後，腸道寄生蟲就消失了。一直到2017年的科學研究，我們已經知道奧勒崗葉精油可抑制至少十種微生物（包括白色念珠菌）的生長。

奧勒崗葉跟它的近親迷迭香一樣，都含有效力強大、可對抗細胞突變與致癌物質的迷迭香酸（見「迷迭香」的介紹）。

奧勒崗葉油傳統上是用來幫助消化，又因為它可以抗發炎，所以也會用來強化關節功能。經常食用奧勒崗葉對身體的好處多多，即使在特殊情況下，比如念珠菌感染或出現發炎等情形，醫師也會建議服用奧勒崗葉油補充品。

醋（蘋果醋）

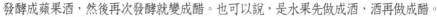

醋是一萬多年前被意外發現的，其英文名（vinegar）是從法文的酸酒（vin aigre）兩字而來。做法是將新鮮、含自然甜味的蘋果汁先發酵成蘋果酒，然後再次發酵就變成醋。也可以說，是水果先做成酒，酒再做成醋。

任何水果都能做醋，或者說，任何含糖的東西都可以發酵成18%以下的酒精，包括蜂蜜、楓糖漿、甜菜、馬鈴薯和椰子。如果原料是蘋果，就稱為蘋果醋。美國食品藥物管理局規定，任何以「醋」為名的產品，酸度都要達到4%以上，以確保零售醋的酸度。自然食品專家暨知名作家伍德表示，酸度4%到6%即具有腐蝕性，

所以不能使用鋁、銅或鑄鐵鍋具來烹煮加醋料理。想要留住醋的酸味，可以在加了醋之後，把菜移開熱源，再翻動攪拌。

為什麼醋被列為全世界最健康的食品？理由很簡單，它內含多種有益健康的礦物質、維生素與胺基酸。而且，未經消毒殺菌的醋所含的營養素甚至高達五十種，更不會漏掉製醋原

料（如蘋果）本身的營養。提到「未經消毒殺菌」，這是指食物歷經高溫的加工過程。好處是可以殺死微生物，壞處是好的維生素與酵素如果不耐熱，也會跟著陪葬。想從醋得到最大的好處，在選購時可參考標示未經消毒殺菌、未過濾、古法釀造、傳統發酵或陳年木桶醋等標籤。

真正的有機醋優於普通超市醋

古法的發酵食品是最健康的，醋也不例外。我們平常在超市買到那種白色透明的東西，是化學家從煤焦油發明出來的，完全不含真正天然醋的健康成分。而蒸餾醋也好不到哪裡去。蒸餾是將醋變成蒸氣，過程中會破壞具有攻擊體內毒素、抑制壞菌功能的天然蘋果酸與酒石酸（tartaric acid）。再次強調，要得到醋的健康功效，只能選用真正的產品。

在自然營養界，以蘋果醋的名氣最高，因為蘋果酒價廉又好用，各方面都有良好的健康功效。醫學之父希波克拉底也認為蘋果醋是萬靈丹，是自然生成的抗生素與抗菌劑。古埃及人、希臘人和羅馬人都喝蘋果醋。《聖經》裡還提到蘋果醋的抗菌與治療功效。連哥倫布航海時，都會記得在船上準備幾大桶的醋以預防壞血症。總

而言之，具有健康與淨化效果的蘋果醋，已經被人類使用了上千年。

蘋果醋是萬靈丹？

很多書上都提到蘋果醋可治百病，從減肥、骨質疏鬆到關節炎都有效。現在暫且不談蘋果醋支持者所宣稱的各種功效，我最近發現一首有趣的「詩」，作者是派翠西亞·卡洛（Patricia Carrol, R.N., M.S.）。雖然作品中對醋的功效大加讚揚，但也預留了伏筆：

請記得所有美好的功效不一定為真，只有一小部分有證據支持。

對於蘋果醋的好處，我一點也不質疑，只是不太相信它可以治百病。老實說，真正的、未經消毒殺菌的蘋果醋的確有一籮筐的優點。它營養豐富，包含礦物質如鉀、磷、天然有機氟、矽、微量礦物質與果膠，以及其他許多珍貴的營養素和酵素。其實人類在好幾百年前，就知道用蘋果醋和蜂蜜混合而成的醋蜜（oxymel）來溶解令人疼痛不堪的體內結石，以及治療花粉熱等其他身體上的毛病。蘋果醋的減重效果還沒有說服我，不過有人堅稱它確有此功效。最近一篇登在《糖尿病照護》（Diabetes Care）的文

章，的確有提到蘋果醋影響血糖與胰島素所帶來的好處。

蘋果醋治糖尿病之研究

前述提到《糖尿病照護》刊登的研究顯示，胰島素阻抗指數高的人服用蘋果醋之後，胰島素敏感度有顯著改善。（糖尿病患的胰島素敏感度也有所增加，但結果不具統計顯著相關。）作者指出：「醋也許具有類似 metformin 的生理作用。」（二甲雙胍類藥物 metformin 為糖尿病標準用藥，可提升糖尿病患與糖尿病前期的胰島素敏感度。）胰島素阻抗是新陳代謝的症狀，糖尿病發生的前兆，所以只要能提高細胞對於胰島素敏感度的東西，基本上都具有控制血糖的潛力，也是我們需要多加研究的。作者的結論是：「建議進行更深入的研究，以了解醋做為預防與治療糖尿病的效能。」

亞歷桑那州立大學（Arizona State University）營養學程副主任卡洛・強生博士（Carol Johnson）在《紐約時報》（2016年3月29日）專訪中談到醋和減重的關係。她認為在吃澱粉食物之前，少量喝醋，可能抑制20%到40%的血糖上升幅度，而其中的機制應該是澱粉消化受到抑制（懷疑論者嘲弄地解釋，其實是喝醋令人作嘔而少吃！）。很多人建議喝蘋果醋，因為這種醋最好喝。強生博士建議醋要加水稀釋後再喝，「1大匙（15毫升）的醋泡8盎司（235毫升）的水，剛開始吃飯的時候就一併喝下去，靠酸來把澱粉質逼到腸內。」營養學家佛勒克博士建議餐前吃加醋的生菜沙拉有助於血糖控制，他提供的十大健康食品請見本書第381頁。

薑 ★

薑在印度阿育吠陀醫學中被喻為「普世良藥」。這一點都不奇怪。因為小巧玲瓏的薑，富含大量的健康功效。

本書在十年前剛出版時，美國人只知道胃不舒服或想吐時，薑是很好用的。但我們之後又發現更多薑的好處，薑的地位大大提升，值得拿到一顆星。我的同事克里斯・葛納（Kris Gunnars）說：「薑是非常少數配得上超級食物之名的東西。」

薑的活性成分全都是一些抗氧化物，包括薑酚（gingerol）、薑烯酚

（shogaol）、薑二酮類（gingerdiones）和薑油酮（zingerone）。薑油酮跟薑烯酚也具有抗發炎功效，可做為關節炎或筋膜炎患者的膳食營養補充品。一份在癌症預防研究新知研討會上發表的研究報告，提出薑酚可能會抑制人體結腸直腸癌細胞的生長。生薑萃取物可降低老鼠的膽固醇，抑制壞膽固醇氧化，並且減緩動脈粥狀硬化的形成。它的履歷可不能小覷。

很多人都知道胃不舒服或想吐的時候，可以用薑治療。薑會刺激唾液分泌，所以有助消化。而且薑汁汽水也一直是許多人喜愛的治胃痛飲料，喝了真的有效！有人比較薑和止吐藥Dramamine抗暈船的效果，發現薑的效果較好。薑吃起來辛辣又美味，是因為含有前段提到的活性成分薑酚，美國農業部的植化物資料庫中將其列為止吐劑，表示具有預防噁心與嘔吐的功效。

薑治晨間孕吐

丹麥的研究發現，孕婦服用薑之後，有75%的人症狀獲得紓緩，沒有副作用。懷孕期間有許多藥物都必須避免，以防對胎兒造成危害，所以懷孕期間最好把這個絕佳的天然藥草準備好待命。薑不只能治晨間孕吐或暈船，對輕微的消化不良也有幫助。一般認為如果胃要花很多時間才能將食物清空，就會有消化不良的問題。有兩篇研究表示薑可以使胃清空食物的速度加快，造福慢性消化不良的患者。

等等，薑還有更多好處！

薑酚除了安定胃部之外，還有其他功能。研究指出它具有強大的抗氧化和抗發炎功效。有人研究247位患有膝蓋骨關節炎的病人，在提供生薑萃取物之後，對於止痛的需求減少，疼痛感受程度也下降。

每日攝取2克薑粉也能降低血糖。2015年一項研究讓糖尿病人每日服用2克的薑粉，結果觀察到病人的空腹血糖下降12%，三個月研究期間的糖化血色素（診斷糖尿病的血液檢測項目）也降10%。動物研究發現薑能保護大腦，避免與年齡相關的腦功能退化。另外，針對60位中年婦女的一項研究則發現，生薑萃取物改善了工作記憶與反應時間。

薑也有助於預防感染。生薑萃取物能抑制數種細菌的生長，也能對抗發炎性牙齦疾病（如牙周炎、齒齦炎）相關的細菌。

動物研究結果顯示，薑能抗腫瘤、增強免疫系統，也是效力超強的抗微生物與抗病毒物質。還有研究指

出，薑對於腸胃道、心血管系統、疼痛及發燒都有好處。難怪人們在身體微恙時，會在家自己泡杯熱檸檬薑茶來喝。薑還有一個流傳上千年的傳統功效——改善血液循環。狄巴克・喬布拉中心（Deepak Chopra Center）常會用薑來改善病患手腳冰冷的症狀，這也是中國和印度的醫生數千年來的醫療習慣。

料 理 很 簡 單

我自己很常在吃的和喝的東西裡面加點薑。若是打果汁也幾乎都會加。最近我開始會在開水裡加新鮮檸檬皮和薑，作法是兩種食材先浸泡一夜，等到第二天再慢慢喝完。每天都會喝的開水加這兩樣，就能讓我輕鬆得到效力強大的抗氧化與抗發炎物質。

小常識

薑幾乎沒有什麼副作用，但有一些小地方要注意，就是它似乎會增加其他藥物的吸收，只是目前還無法確知其中原因。如果你讓動物同時吃薑和安眠藥，牠會睡得更久（我從來沒有自己在家裡試過，這是文獻上寫的！）一般的解釋是，薑也許會增加藥物吸收。另外，薑也有不錯的清血功能（有類似阿斯匹靈）。但是正因為如此，如果薑跟可邁丁（Coumadin）這類抗凝血藥，甚至是阿斯匹靈，併服要非常小心。《民眾藥房》（*The People's Pharmacy*）的作者泰瑞莎・古瑞登表示，抗凝血藥跟薑合併使用可能會造成意外出血。據說薑也會增加膽酸分泌，所以醫生會建議有膽結石或膽囊疾病的人避免服用草藥。

薑黃 ★

如果要為這本書裡提到的香草和香辛料辦一場比賽，薑黃無疑是大贏家。它的健康效益多到數不清，滋味更是絕佳，是我最喜愛的香料。薑黃是印度主要產品，全世界高達94%的薑黃產自印度。印度菜就是因為加了這種香料，才具有獨特的香氣。薑黃是咖哩的重點材料，你所吃的每一道有咖哩醬料的東西，都一定會有薑黃。我自己幾乎是每樣菜都加，在炒蛋和蔬菜蛋捲加點薑黃是最近發明的新料理，好吃極了！

薑黃是薑科植物，它所有的健康　　　功效都來自指頭般的地下莖部分，或

稱為根莖（rhizome）。薑黃本身含有許多成分，不過使它具有療效的成分應該是類薑黃素（curcuminoids），這也是讓薑黃呈鮮黃色的物質。在所有類薑黃素當中，最重要也被最多人研究的，就是薑黃素（curcumin）。稍後提到的研究當中，有些是直接以薑黃素來試驗，不過這些功效同樣存在於植物本身。

薑黃緩解關節炎與關節發炎

薑黃素是薑黃內含的活性成分，具有強大的抗發炎能力，跟一些消炎藥的療效不相上下。薑黃素能阻斷細胞核卡帕B因子（NF-kappaB），這種分子會啟動發炎基因，也跟不少慢性病有關。此外，薑黃素還能活化腦源性神經生長因子BDNF（Brain-Derived Neurotrophic Factor），增強大腦機能。研究發現，體內BDNF濃度低與憂鬱症和阿茲海默症有關。不騙你，人的大腦需要很多BDNF，而薑黃素能幫你做到這件事。

薑黃是印度、中國與玻里尼西亞群島的傳統療法不可或缺的主角之一，在阿育吠陀醫學與中醫當中佔有特殊的地位。理由之一是它超強的抗發炎效果，這都是拜類薑黃素之賜。薑黃的傳統用途之一，就是利用它的消炎功能來治療關節炎。甚至還有一項研究發現，薑黃素跟消炎藥保泰松（Phenylbutazone）幾乎一樣有效。薑黃在印度除了用來減輕關節炎症狀之外，也可以治療肌肉疼痛、關節發炎和腕隧道症候群（Carpal tunnel Syndrome）。想知道它是如何作用的嗎？有一派的看法認為，它是藉由降低組織胺的濃度來發揮消炎作用，不過其他人對這個說法抱持懷疑。反正這不重要，重要的是薑黃可抗發炎，而且不具任何毒性或副作用。

接著跟癌症有關。至少有三十篇公開發表過的研究指出，薑黃素具有抗腫瘤的效果（減少腫瘤數目或大小，或者是減少發生腫瘤的動物數量）。雖然大部分都以動物為研究對象，但這種結果也足以令人雀躍了。當然也有以人為研究對象的文獻。2006年發表於醫學期刊《致癌基因》（Oncogene）上的一篇研究報告顯示，薑黃素會抑制人類結腸癌細胞。雖然沒有人宣稱薑黃可治療癌症，但是對於想擁有健康的人，我們有足夠的理由說服你多吃薑黃。

薑黃強大的抗氧化作用也不容忽視。以一項老鼠實驗為例，薑黃素對於預防氧化物質誘發白內障，效果非常顯著。以薑黃素治療的老鼠不但能

抵抗氧化物質的危害，眼內水晶體也變得更清澈明亮。還有許多研究也顯示薑黃素的抗氧化能力。用專業術語來說，薑黃素可以「抑制脂質過氧化作用」，意指它會幫我們抵抗使身體老化、致病的氧化物質。簡單地說，這是個好東西！

把薑黃當作香料加入食物中烹調，方法非常簡單，不但味道佳、顏色美，而且加在任何菜餚中都會很好吃。喬布拉醫師說：「薑黃具有體內環保的功效，對參加排毒療程的人很有用。」
除了烹煮之外，薑黃也可以跟水混合，睡前直接塗抹在皮膚上，可以解除瘙癢感（也能治青春痘）。喬布拉醫師還建議，出現喉嚨發炎徵兆時，可用薑黃粉和少許蜂蜜塗在喉嚨上，以早期治療。

肝臟也需要它

　　薑黃素抗發炎與抗氧化的功效對肝臟也很有幫助。我建議肝有毛病的人（包括肝炎患者）應該多攝取薑黃素。病情重的人當然不能只靠薑黃素，不過服用薑黃素絕對有益無害。一篇刊登在《毒理學》（*Toxicology*）的研究顯示，薑黃素的抗氧化功效對雄性鼠是非常顯著的保肝劑。《醫師的天然療法》（*The Natural Physician's Healing Therapies*）作者馬克・司丹格勒（Mark Stengler）醫師也建議肝炎病患應攝取薑黃素，使因病異常升高的肝酵素降低。看過前面的說明，我們已經知道薑黃一連串有益健康的功效與科學佐證。那麼，傳統東方醫學又是如何看待薑黃呢？

　　《藥草瑜伽：阿育吠陀草藥指引》（*The Yoga of Herbs: An Ayurvedic Guide to Herbal Medicine*）作者之一大衛・弗洛雷醫師（David Frawley），以及備受敬重的印度醫師兼藥草權威瓦桑・雷得（Vasant Lad）都表示：「薑黃帶來神聖力量，賦予生機，清除我們的脈輪，使我們身體最細微處都能得到淨化。」

　　當現代西方科學和中、印傳統療法，對於同一種食物的健康功效取得交集，達到共識，那我們就不該再猶豫，趕快去買來吃吧！

鼠尾草

鼠尾草體型嬌小，二千多年前就開始被用來做為治療與調味之用。印度的阿育吠陀醫學認為鼠尾草具有淨化身體的功

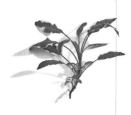

效。喬布拉醫師表示，如果「體內累積過量的毒質與不良情緒」，則建議使用鼠尾草。此外，它聞起來非常香！

鼠尾草是薄荷家族的成員之一，因為具有抗微生物與抗病毒功效，被視為可以淨化身體的香草植物。鼠尾草的關鍵成分在於它的揮發性油。鼠尾草油含有強效抗沙門氏菌與念珠菌的側柏酮（thujone）。它內含的酚酸（phenolic acids）——迷迭香酸（rosmarinic acid）——可抗氧化作用和抗發炎，所以用在治療齒齦炎和類風溼性關節炎等發炎性疾病頗有效用。

動物實驗發現鼠尾草可降血壓。一項糖尿病人的對照研究發現，比起沒用鼠尾草的人，鼠尾草組的病人觀察到升糖控制改善，三酸甘油酯下降、糖化血色素下降，好膽固醇也增加了。此外，鼠尾草可增強記憶，更

是藥草學家早就知道的事。健康的年輕志願者服用鼠尾草後，記憶力確實有增強。在另一個研究當中，服用鼠尾草萃取物的阿茲海默病人進行認知功能測試，表現比僅服用安慰劑的人明顯更佳。

鼠尾草也可以用來治療消化不良、出汗過多、喉嚨痛，以及舒緩女性經期的夜熱盜汗症狀。

小常識

鼠尾草非常安全，目前沒有發現可能的健康危害或副作用。不過，鼠尾草會妨礙乳汁分泌，並使子宮收縮，因此專家都建議孕婦應避免使用鼠尾草或鼠尾草製品。

叫我第一名

黑胡椒

黑胡椒會刺激味蕾，可增加胃中輔助消化的鹽酸分泌。但為什麼我們需要更多酸性物質呢？有胃灼熱的人怎麼辦？許多輔助醫學專家，如萊

特醫師（Jonathan Wright），認為胃灼熱是因為胃酸過少，而不是過多所引起的。黑胡椒長久以來被視為刺激食慾、緩解噁心感的食品，也是驅風劑，意指能將腸道氣體排出的藥草。

傑傑・維珍 (J.J. Virgin, C.N.S., C.H.F.I.)

維珍是全美知名的營養學家，著有多本暢銷書：《維珍節食法》（*The Virgin Diet*）、《打擊糖分飲食法》（*The Sugar Impact Diet*）和《奇蹟思維》（*The Miracle Mindset*）。

❶**蘋果**　每天一顆蘋果，便祕遠離我。蘋果中的果膠纖維是腸道和排毒聖品。

❷**現磨亞麻籽仁**　內含的纖維能壓制飢餓素，也是 α 亞麻油酸（一種omega-3）豐富的補充來源。

❸**綠茶**　每天喝可促進新陳代謝並攝取大量抗氧化物。綠茶茶胺酸（theanine）是效果最佳的天然壓力解除劑。

❹**特級初榨橄欖油**　每天吃添加幾大匙橄欖油的生菜沙拉和蔬菜，可以降血壓，預防 LDL 膽固醇氧化。

❺**漿果**　每天最好吃一份有機藍莓、黑莓或小紅莓等漿果類。漿果類也含有抗癌的鞣花酸。

❻**沙丁魚**　補充 EPA 和 DHA 兩種 omega-3 脂肪酸的絕佳來源，不須擔心大型魚類常見的重金屬與毒物汙染。

❼**扁豆**　能量釋放速度緩慢的碳水化合物，富含纖維，也有少量蛋白質。扁豆中的纖維能降膽固醇並穩定血糖。餐前來一杯扁豆湯做為前菜，可以自動抑制食量。

❽**海菜**　有豐富的礦物質，也可有效排出體內的重金屬和殺蟲劑。海菜是鹼性物質，可以中和一般美式飲食因攝取穀類、肉類和乳製品的酸負荷。

❾**有機蛋**　提供完整的蛋白質，而且要連蛋黃一起吃。蛋黃含豐富的維生素E、維生素A，以及有益腦部和神經系統的重要營養素膽鹼。蛋只要水煮，不要煮過硬即可，避免讓蛋黃中的膽固醇氧化。

❿**火雞肉**　可以想成大自然的百憂解（Prozac, 抗憂鬱藥），富含身體製造血清素所必須的色氨酸。血清素是一種神經傳導物質，可振奮情緒並降低嗜糖的欲望。

我一直在強調，油脂攝取失衡是西方飲食最大的問題之一。我們吸收了太多飽和脂肪的「危險」，同時也吃了太多表面上有益健康，其實是劣質的多元不飽和脂肪。這當中含有許多複雜而細微的內情。不是所有的飽和脂肪都不好（比如椰子油，見本書第362頁），而多元不飽和脂肪涵蓋多種脂肪酸，包括促發炎的omega-6和抗發炎的omega-3。簡單來說，人要保持健康，有賴這兩種脂肪的比例平衡。

我們已經知道omega-6的危害，以及它在發炎中所扮演的角色。話說回來，omega-6本身並不壞，壞的是攝取過多，再加上omega-3攝取過少。大多數的人剛好都是如此，原因有幾項：幾乎所有加工食品都使用植物油、餐廳以植物油取代（健康的）飽和油脂，還有衛生單位數十年來大力宣傳植物油的好處。無怪乎研究會發現，人們吃下的促發炎omega-6，是抗發炎omega-3的十六倍。

omega-6脂肪（亞麻油酸）跟omega-3當中的 α-次亞麻油酸，都是必需脂肪（身體無法製造，必須從飲食取得）。另外兩種omega-3：DHA（二十二碳六烯酸）與EPA（二十碳五烯酸），則是我認為最重要的，理論上可以從上述的 α-次亞麻油酸形成，不過身體製造效率極差，只能將一小部分的 α-次亞麻油酸成功轉為DHA和EPA。魚和魚油的重要性就在這裡，它們能提供DHA與EPA成品，我們就不用麻煩自己來製作。但我離題了。

Omega-6哪裡不好？

攝取過多omega-6已經不健康了，更糟的是我們所選擇的 omega-6 又是一些劣質品，就像拉斯維加斯的自助餐內容一樣，品質差，分量卻堆積如山！我們吃的 omega-6 多半來自高度精煉加工的蔬菜油，像是紅花油、葵花油、大豆油、玉米油等，含有大量的精煉 omega-6。精煉過程中會把原本自然形成、有益健康、但不耐久的抗氧化物質都去除掉。商業製造、加

工、精煉的蔬菜油是地球上最糟糕的食品，諷刺的是，我們都盲目地相信這些多元不飽和脂肪是健康的。千萬別相信。

這倒不是說omega-6完全沒有優點，事實上是有的。在哈佛大學進行有名的護理師健康研究的幾位學者法蘭克・胡（Frank Hu）、瓊安・曼森（JoAnn Manson）與沃爾特・威立特教授曾經針對油脂與冠狀動脈心臟病（冠心病）的關聯，做過一次完整的文獻回顧，指出omega-6油脂的確會降低壞膽固醇，也會改善胰島素敏感度。即便如此，作者群還是委婉地指出，我們攝取的「omega-3與omega-6脂肪，比例非常不理想，應該加以改善」。他們的論點是關於究竟要如何提高比例，是增加omega-3或減少omega-6，還是雙管齊下？我個人認為應該要雙管齊下。除了大量攝取omega-3的愛斯基摩人以外，沒有人會因為吃太多omega-3、太少omega-6而出現任何的健康風險。事實上，情況正好相反。

脂肪酸攝取平衡
是血流健康的關鍵

為什麼我們要重視omega-6與omega-3的攝取平衡？因為這些脂肪酸都是組成荷爾蒙和類二十烷酸（eicosanoids, 也稱前列腺素〔prostaglandins〕）的基本要素。這些激素承擔身體十幾項代謝工作，所以要維持良好的功能，脂肪的比例必須恰到好處。舉例來說，有些前列腺素控制發炎，有些掌管抗發炎，有些負責凝血，有些負責流血。這沒有「好」與「壞」之分，而是看有沒有平衡。舉個實例說明，人受傷的時候，發炎和凝血就是好的，這是身體的治療反應，才能把水分與血液送到傷口處，使其凝結。不過如果凝血過多，就有可能中風。另一方面，如果血液完全沒有凝結功能，那麼人就會血流不止。了解了嗎？房地產講究的是地點！地點！地點！而脂肪酸講究的是平衡！平衡！平衡！

我們研究舊石器時代的人和所有以採集捕獵維生的社會，可以發現他們omega-6對omega-3的比例在1：1到4：1之間。大多數營養學家認為這是最理想的攝取比例，而我認識的人當中，比較多人傾向選擇1：1。想知道一般吃西式飲食的人，omega-6對omega-3的比例是多少嗎？答案是20：1到25：1（我還聽過更可怕的比例，可以高到65：1）。

你覺得我太杞人憂天了嗎？想想

看，高比例的omega-6與omega-3，會伴隨著增加攝護腺癌與乳癌的罹患風險、伴隨提高心臟病的風險，以及越來越嚴重的發炎性和自體免疫疾病。

還有，大部分的餐廳為了響應不吃「壞」的飽和脂肪，開始用起「健康」的蔬菜油，然後再重複烹煮。最新的研究顯示，蔬菜油經過加熱或是長時循環再加熱，會累積大量的HNE（4-hydroxy-trans-2-nonenal，4-羥基反式2-壬烯），這種毒素跟心臟病與神經系統異常很有關係。（還有人要上速食店嗎？）HNE在多元不飽和脂肪（包括芥花油、玉米油、大豆油與葵花油）中特別容易形成，而且量非常高。明尼蘇達大學的食品化學與營養生化學系教授莎莉・薩娜妮（A. Saari Csallany）指出，「關於HNE的生化文獻很多，二十年前就有一大堆人研究了，這是一種毒性很強的複合物。」

吃對油能保命

還記得偉克適和希樂葆這兩種藥嗎？它們都是對抗造成身體發炎的COX-2酵素抑制劑。當我們吃的omega-6脂肪大幅超出omega-3時，猜猜會發生什麼事？COX-2酵素會增加。omega-6多元不飽和脂肪攝取過高（再加上omega-3太少），表示發炎的指數也提高。如果你不擔心，不妨回顧2004年那期以發炎為封面故事的《時代》雜誌，內文將發炎喻為「神祕殺手」。次標題是這樣下的：「發炎與心臟病、癌症、阿茲海默症和其他疾病之間，存在驚人的相關。」

當你在閱讀有關油脂這章時，這些都要知道。以下就是希望大家牢記的重點：

▌ 有些飽和脂肪是好的。

▌ omega-3對人體非常、非常好。

▌ 單元不飽和脂肪對人類很好。

▌ 攝取平衡（通常是少量）且沒有過度精煉與加工的omega-6對我們也很好。

▌ 重複使用（再加熱）的蔬菜油非常非常地不好。

▌ 反式脂肪是代謝毒藥，完全不能吃。

閱讀這本地球上最健康食材列入的油品時，請務必記住這些原則。同時也要記得，只要是未精煉的冷壓油，絕對會比任何精煉油（即便是橄欖油這種健康油品）值得我們使用。

杏仁果油

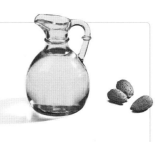

杏仁果油跟芝麻油一樣，味道很香，可能是最受
歡迎的按摩油。如果不外用而拿來烹煮，杏
仁果油依然是有健康概念的食用油。

杏仁果油富含單元不飽和脂肪。其中61%至65%的比例是油酸，也就是橄欖油與夏威夷核果油當中所含的健康omega-9單元不飽和脂肪酸。單元不飽和脂肪酸（omega-9）是地中海地區的飲食核心，幾乎所有研究地中海飲食的結果都發現，這種飲食法和較低的心臟病機率，有高度的相關性。

杏仁果油的單元不飽和脂肪被忽視了

因為橄欖油產業的強力遊說，美國食品藥物管理局（FDA）看到單元不飽和脂肪驚人的健康效果，便准許橄欖油品可以宣稱具有這些功效。雖然FDA知道這些成效來自所有的單元不飽和脂肪，不過由於這是美國橄欖油協會所提出的申請，所以FDA一方面認可其他油品也有相同的單元不飽和脂肪，另一方面卻只將調查研究方向侷限於「橄欖油的單元不飽和脂肪」。這些都是政治操作。

單元不飽和脂肪就是單元不飽和脂肪，不管從橄欖油、杏仁果油、夏威夷核果油或酪梨油中攝取，健康效果是一樣的。也許杏仁果油的單元不飽和脂肪含量，不像橄欖油或夏威夷核果油那麼多，它還是我們補充單元不飽和脂肪非常好的來源。

關於杏仁果在健康飲食中的功效，以及它本身所含的各種抗氧化植化物，已經累積大量研究成果（杏仁果的介紹，請見第107頁）。這些營養素在杏仁果油中保留多少我們不得而知，不過可以合理推測，榨油過程越少碰到高溫、化學物質或加工手續，油的品質會越好。（這就是我建議買冷壓有機油品的原因。）

雖然沒有哪一種烹飪用油是富含維生素與礦物質，杏仁果油倒是有少許的維生素E與維生素K。它的發煙點很高，適合各種方式的烹調。

如果想用杏仁果油來按摩，它具有非常棒的紓壓效果。最好是放在床邊，可以跟伴侶共享輕鬆時光。

大麻籽油

大麻籽油（大麻油）是另一種比較少人知道，卻值得我們多加注意的油品。首先一定要澄清，現在介紹的是一種營養豐富、效果驚人的大麻油，千萬別與毒品大麻混為一談。沒錯，它們源自同一種植物，跟亞麻、纖維、繩索和桌布都是本家。另外，「帆布」（canvas）這個字也是衍生自拉丁文的大麻（cannabis）。

大麻籽油不會使你出現吸毒後的興奮感，但是會帶來很大的健康效果，而且完全合法。

在市售所有油品中，大麻籽油應該是比例最平衡的。怎麼說呢？我們知道每一種油都是由各種脂肪酸組合而成，也就是說每種油裡面會有一些飽和脂肪、一些單元不飽和脂肪和一些多元不飽和脂肪。其中佔最高比例的，就用那種脂肪酸來統稱。舉例來說，橄欖油被認為是單元不飽和脂肪，是因為這種脂肪酸佔其成分的比例最高，事實上橄欖油還有其他的脂肪酸，只是所含比例較小而被忽略不提。大部分的油都是如此。

大麻籽油有omega-6和omega-3脂肪酸。前者是亞麻油酸，後者是 α - 次亞麻油酸，都是人體無法自行合成、必須從膳食中攝取的必需脂肪酸。我們的飲食問題出在 omega-6 太多，omega-3 不足。更雪上加霜的是，我們吃的 omega-6 大多是精煉過，品質低劣的東西。大麻籽油的 omega-6 與 omega-3 比例是所有油品當中最平衡、理想的 3：1。因為這種油品不太普及，所以沒有被過度商業化，很容易找到未精煉、冷壓的有機產品。不管是店裡和網路上賣的，大都是這種營養豐富的好油。

大麻籽油當中的omega-6含有 GLA（gamma-linolenic acid, γ - 次亞麻油酸），對人體很重要，只是一般人經常攝取不夠。GLA是月見草和琉璃苣油（borage oil）的主要成分，對於緩解經前症候群很有效，人體雖然可以製造，但效率並不高。大麻籽油約含2%的GLA，據我所知，大麻籽是唯一含GLA的可食用種子。

大麻籽油降膽固醇、降血壓

雖然大麻籽內含的多元不飽和omega-6脂肪酸較多，但它具有很好

的維護心血管健康功能，會降低壞膽固醇並改善胰島素敏感度。法蘭克·胡（Frank Hu）等幾位在哈佛大學進行護理師健康研究的學者曾經針對油脂與冠心病的關聯，做過一次完整的文獻回顧，指出omega-6油脂的確會降低LDL（壞）膽固醇並改善胰島素敏感度。至於omega-3，也已經有上千篇研究證實這種脂肪酸可以降三酸甘油酯和膽固醇。大麻中的omega-3脂肪酸對於降低血壓、血小板黏性，與纖維蛋白原濃度（動脈硬化的主要指標），都頗為有效。研究也發現 α-次亞麻油酸（omega-3）每增加1%，血液的收縮、舒張與平均血壓會降低5 mm Hg。omega-3除了是抗發炎劑之外，哈佛大學與其他人的研究也都一致認為，它對於情緒與憂鬱都有正面的影響。

大麻籽油應該放冰箱冷藏，盡快用完，而且絕不能加熱。（有些專家認為大麻籽油可以做短時間低溫烹調，不過為了安全起見，我不這麼建議。亞麻籽油、魚油和大麻籽油當中的omega-3極度不穩定，在高溫下會產生毒素。）

料理很簡單

帶有堅果香味的大麻籽油最好是拌在生菜沙拉或煮好的蔬菜內，放1大匙（15毫升）在冰沙裡也很好。還可以用1：1的比例，跟有機奶油混合，做成特殊的「必需脂肪酸奶油」。

小常識

現在去健康食品店越來越容易買到大麻籽，而且我要告訴大家，它真的很好吃。大麻籽除了含有我們一直在談的必需油脂外，它有25%的成分是蛋白質，10%到15%是纖維，以及一長串的礦物質，包括磷、鉀、鎂、硫和鈣。我很喜歡把大麻籽撒在食物上面一塊兒吃，也會直接吃。

亞麻籽油 ★（亞麻籽）

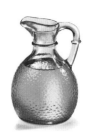

「以亞麻籽為食的地方，人們擁有更好的健康。」印度聖雄甘地這句話說的沒錯。人類從好幾世紀以前就知道亞麻籽是好東西。西元八世紀的查理曼大帝深信亞麻籽是健康必需品，甚至還通過法律規定王室要大量食用。希波克拉底最早的藥材當中就包括亞麻籽，他自己也會用。

談到亞麻籽與亞麻籽油，就不能不提必需脂肪酸，特別是omega-3。你可以在本書第345頁找到比較詳細的介紹，簡單說，就是亞麻籽與亞麻籽油是地球上提供珍貴的 α-次亞麻油酸（一種omega-3）最好的來源之一。α-次亞麻油酸被視為必需脂肪酸的原因，是我們身體無法自己形成，必須從飲食中攝取。有關omega-3的文獻簡直是汗牛充棟，光是回顧這些資料就可以寫成一本書了（很多書都寫得很好）。亞麻籽油可以預防心血管疾病、癌症、關節炎和許多退化性疾病。除了omega-3是亞麻籽油的主要成分之外，它還含有其他種類的脂肪酸，包括omega-6和有益心臟健康的omega-9，是相當平衡的脂肪酸供應來源。

亞麻籽油的木酚素（lignans）能預防荷爾蒙性癌症

亞麻的好處不僅是omega-3而已，它的油脂，特別是從種子製成的油，含有豐富的木酚素，對男性女性都有多項健康功效。木酚素能幫助我們預防癌症，特別是跟荷爾蒙相關的乳癌、子宮癌與攝護腺癌。木酚素會使性荷爾蒙結合球蛋白（SHBG）的數目增加，結合套牢雌激素後將之送出體外。木酚素在人體內的主要代謝產物腸內酯（enterolactone）和腸二醇（enterodiol），亦能降低雌激素的致癌影響。所以，木酚素也許是素食婦女乳癌發生率較低的原因之一。科學家也發現木酚素可抑制試管中的人類攝護腺癌細胞。杜克大學（Duke University）的研究人員發表在《泌尿外科》期刊上的研究報告指出，男性攝護腺癌患者在每天服用3大匙（36克）亞麻籽和低脂飲食之後，體內癌細胞的生長開始趨緩。此外，木酚素會干擾睪固酮代謝物DHT（二氫睪固酮，dihydrotestosterone）的產生。DHT是造成落髮和良性攝護腺腫大（指40歲以上男性夜間頻尿的情形）的部分肇因。

亞麻籽含有可溶性纖維，這個在亞麻籽油當然是不存在的。所以吃亞麻籽不但可以得到油裡面所有的好處，也可以吃到種子的纖維。不管是烘焙、撒在生菜沙拉上，或者是搭配穀物或冰沙都很理想。但是吃之前要去掉亞麻籽外面那層我們無法消化的硬殼，最好的辦法是用咖啡磨豆機磨個幾秒就可以了，雖然費工，還是值得的。（當然，你也可以買品質佳、已經磨好的亞麻籽。）4大匙（28克）磨好的亞麻籽可提供6克的蛋白質

與8克的纖維質。在上述這些好處之外，亞麻籽也具有抗發炎與抗氧化的功效。

亞麻可促進心血管與結腸健康，也會提升免疫力、改善膚質，並有助於穩定血糖。亞麻中的木酚素其實是植物性雌激素（類似雌激素，但效果較溫和的植物營養素），有助於緩解婦女更年期症狀。有一項研究發現，亞麻籽是很有效的荷爾蒙替代品，可以幫助改善停經後婦女更年期的不適症狀。

另外，亞麻籽油和魚油到底哪種比較好，這在營養學界各有支持與反對者。如果一定要二擇一，我會很乾脆地站在魚油這邊。因為我認為魚油的兩種omega-3（EPA與DHA）比亞麻的omega-3（ALA）更重要。然而，亞麻籽與亞麻籽油自成一格的健康效益，還有木酚素的種種好處，營養價值之高讓我相信最好兩樣都吃。

小常識

市面上有些高品質的亞麻籽油會特別添加木酚素，我推薦買這種。請記住，亞麻籽油千萬不要下鍋煮，只要把它放在冰箱裡，當成營養補充品來吃，或是淋在生菜沙拉、煮好的菜上面。亞麻籽油一下鍋煮，耐熱性極低的omega-3就會被破壞掉。

芝麻油（未精製、冷壓、有機）

對於要不要將芝麻油列入本書，我曾經過一番掙扎，結論就呈現在本章的開場白。芝麻油有很多值得推薦的好處，不過它的omega-6含量不少。

最後我想通了，只要跟大家清楚說明omega-6的本質，就可以公允地把芝麻油放進來。芝麻油雖然有許多omega-6，不過它有諸多潛在的健康功效。最特別的，就是自成一套建構完整的抗氧化系統。

芝麻油與烤芝麻油（編註：輕輕烤過後壓榨而成）都有強效的抗氧化物質芝麻酚（sesamol），以及兩種相關成分：芝麻素（sesamin）和芝麻林素（sesamolin）。這種自然形成的抗氧化系統，就是芝麻油可以久放而不會變質的其中一項原因。這些物質不只是抗氧化物，也具有其他健康效

益。芝麻素會抑制體內發炎物質的生成。在動物實驗中，芝麻素會降膽固醇，並提高肝臟「燃燒」（氧化）脂肪的能力。

芝麻油降血壓

現在也有科學證據支持芝麻油降血壓的說法。德瓦拉占·桑卡博士（Devarajan Sankar）提報給美國心臟協會-美洲高血壓學會（American Society of Hypertension）的一份文件中，記錄原本吃降血壓藥的高血壓病患（服藥時血壓依然過高），在將食油用改成芝麻油之後，血壓已降到正常範圍之內。亞特蘭大的埃默里大學（Emory University）生化學家山帕·帕薩沙拉奇（Sampath Parthasarathy）博士是抗氧化物與代謝方面的專家，他推測血壓下降也許是因為有芝麻素或芝麻酚，或是兩者合起來的間接功效。

雖然芝麻油內含的油脂大部分（45%）是omega-6脂肪，不過它也有四成的油脂比例是有益心臟的單元不飽和脂肪，也就是使初榨冷壓（Extra Virgin Olive Oil，或稱「特級初榨」）橄欖油的健康效益受到極大推崇的相同成分。《食療》的作者柯賓博士根據她的經驗表示：「最頂級的油，是初榨冷壓橄欖油（見第356頁）、未精煉的芝麻油，以及酥油（第208頁）。」不管用什麼油，我不厭其煩地再強調一次，冷壓、未精煉的油品才是我們應該用的油。

很多人用芝麻油炒菜。《漢普敦飲食法》的作者培斯卡托醫師表示，芝麻油的發煙點適中，適合用來小炒、低溫烘烤，或溫度不超過華氏320度（攝氏160度）的壓力鍋烹煮。培斯卡托還指出芝麻油因為omega-6含量高，被他列為「極少用」的食品，關於這點我們前面已經討論過。

13
油品

小常識

芝麻油被稱為「阿育吠陀醫學中最尊貴的種籽油」，也是最受歡迎的按摩油之一。安·瑪伊塔（Ann McIntyre），英國國家藥用植物研究所（National Institute of Medical Herbalists）研究員，也是二十本書的作者，她表示芝麻油有特殊的化學結構，很容易被皮膚吸收，甚至能滲透到皮膚組織深層，發揮滋養與排毒的功效。

芥花油好嗎？

不好！沒錯，芥花油不但不在地球上最健康食品之列，甚至還差了十萬八千里。

營養學家對一些有爭議的食品通常分成正反兩派，傳統派認為芥花油是超級健康油脂，吃越多越好。少數學者認為這是不健康的油品，它的健康形象完全是以高明的行銷手法所營造出來的。

我堅決支持第二派的看法。有關芥花油爭辯不休的細節，如果讀者有興趣，建議先讀知名脂質生化學家瑪麗·艾寧格（Mary Enig）博士的著作（可從www.mercola.com 搜尋關鍵字「The Great Con-ola」，以及到www. diabetesincontrol.com，看看弗瑞德·培斯卡托醫師的文章〈芥花油的醜陋真面目〉（The Real Story on Canola Oil〔Can-ugly Oil〕）。

高溫處理增加芥花油的反式脂肪含量

芥花油的出現，是製油業者為了因應消費者對於單元不飽和脂肪的健康訴求，才找到這個供應充足、成本比橄欖油低廉的替代品。一開始是先嘗試在中國、印度和日本被廣泛使用、富含60%單元不飽和脂肪的菜籽油（rapeseed oil），但是很不幸，以油菜籽壓榨的菜籽油有三分之二是芥酸（erucic acid），可能會導致凱氏症（Keshan disease，心臟纖維化）。於是業者利用基因改造工程，製造出低芥酸菜籽油（low erucic acid rapeseed, LEAR），但為了避免受到同名之累，業者就將這種油改名換姓，取「加拿大油」（Canadian oil之意，因新品種油菜籽多數來自加拿大），更名為「芥花油」（canola oil）。

中國、印度和日本使用的菜籽油跟現今的芥花油完全不同，他們用的油是完全未精煉的，而美國人吃的油是以機器高溫壓榨油菜籽，再以溶劑萃取的方式做成，因此油會殘留溶劑。艾格寧指出，「芥花油跟現在所有植物油的製造方法一樣，都必須經過精煉、漂白和脫膠等程序，每一道都是安全性大有疑慮的高溫製程。」

有人會問，芥花油不是含有很好的omega-3嗎？沒錯，但經過一道道高溫萃取，omega-3很快就變質變臭，工廠要再做一道除臭手續，這時會把大部分的omega-3變成反式脂肪。位於甘尼斯維爾（Gainesville）的佛羅里達大學，發現商業製造的芥花油含有高達4.6%的反式脂肪，竟然比人造奶油還多。食品中添加的芥花油甚至更糟！芥花油是氫化到極點的油，雖然延長了保存期限，卻不會延長消費者的壽命。氫化作用只會提高反式脂肪的含量。

培斯卡托對油品知之甚深，有關食用油，最佳參考書就是他那本《漢普敦飲

食法》。書裡有他對市售油品的個別評價，關於芥花油這段：「把這種油列入書中，目的只是讓大家比較好壞。我絕對不會用這種油！」

我完全同意。

夏威夷核果油

夏威夷核果油越來越受到青睞，這得感謝知名營養學家與健康書籍作者培斯卡托醫師在他那本大作《漢普敦飲食法》中的力捧。培斯卡托跟我是多年好友，我可以告訴大家：培斯卡托人很聰明，所提出的理論都是有根有據的。他的主要依據是地中海飲食法，只是改成以夏威夷核果油做為主要油脂來源，而不是傳統的初榨冷壓橄欖油。培斯卡托是油脂與油脂製造專家，他認為市面上充斥過多高度加工、完全失去冷壓橄欖油顯著健康功效的產品，是個令人憂心的現象。

他熱愛百分之百純夏威夷核果油（當然是未精煉的）。供應夏威夷核果油兩個管道，分別是Vital Choice代理的肯亞有機夏威夷核果油，可以在我的網站www.jonnybowden.com買到；另外則是來自澳洲的MacNut Oil（www.mac-nut-oil.com）。

夏威夷核果油
富含有益心臟的油酸

夏威夷核果油的單元不飽和脂肪含量比橄欖油還高，比例達85%，主要都是對心臟有益的油酸。油酸會使細胞膜吸收更多的omega-3脂肪酸，提升細胞膜的運作功能，確保人體健康。油酸（單元不飽和脂肪）與omega-3會降低三酸甘油酯，提高好膽固醇濃度，強化對身體保護效果。（三酸甘油酯和好膽固醇的比例，比單看總膽固醇更能精確預測冠心病的發生，所以只要降低三酸甘油酯，提高好膽固醇，就能使比例改善。）單元不飽和脂肪酸（omega-9）是地中海地區的飲食核心，幾乎所有研究地中海飲食的結果都指出，這種飲食法和較低的心臟病機

率有高度相關性。從夏威夷核果油攝取單元不飽和脂肪，再從魚和魚油吸收omega-3，可以形成超級的健康安全網。

由於橄欖油產業的強力遊說，美國食品藥物管理局（FDA）看到單元不飽和脂肪驚人的健康效果，便准許橄欖油品可以宣稱具有這些功效。雖然知道這些成效來自所有的單元不飽和脂肪，不過由於這是美國橄欖油協會提出的申請，所以FDA一方面認可其他油品也有相同的單元不飽和脂肪，另一方面卻只將調查研究的方向侷限於「橄欖油的單元不飽和脂肪」，這些都是政治操作。單元不飽

和脂肪就是單元不飽和脂肪，不管從橄欖油或夏威夷核果油當中攝取，健康效果是一樣的。夏威夷核果油的單元不飽和脂肪甚至還高於橄欖油，所以它保護心臟和抗癌功效當然也不遑多讓。

初榨冷壓橄欖油 ★

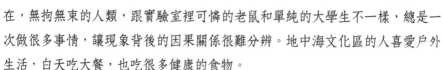

雖然我們很想為健全的體魄找出一個直接的歸因，但事實上這是很多因素組合起來的結果。自由自在，無拘無束的人類，跟實驗室裡可憐的老鼠和單純的大學生不一樣，總是一次做很多事情，讓現象背後的因果關係很難分辨。地中海文化區的人喜愛戶外生活，白天吃大餐，也吃很多健康的食物。

在陽光燦爛的氣候下生活當然是因素之一。最後，幾乎所有營養學家都會說，住在地中海附近的人有令人難以置信的好健康，跟大量攝取橄欖油脫不了關係。

橄欖油、omega-3脂肪與胡桃是FDA認證優良食品

千萬別在這時候衝動地在起士漢堡上倒起橄欖油，以為吃了馬上就得到相同的效果。一定要再多了解其他

因素，比如菜單上除了橄欖油之外還有什麼東西。地中海地區的菜單包含大量的魚、蔬菜和水果，但很少飽和油脂。不過，科學家在其他條件相同的情況下做了許多研究，總算是支持橄欖油特別有益健康這項說法。

事實上，所有的研究報告都很具說服力，才會使得保守的美國食品藥物管理局允許橄欖油成為優良食品類，也就是這類產品可以在包裝上明白宣稱其健康功效。

橄欖油究竟有什麼成分對人體有益？第一、橄欖油含有豐富的酚類物質，都具備強大抗氧化能力。它的油脂大部分是由單元不飽和脂肪，也是對心臟最好的油酸所構成。單元不飽和脂肪具有降低壞膽固醇和提高好膽固醇的功效，這是碳水化合物所沒有的優點。

《內科醫學檔案期刊》（*Archives of Internal Medicine*）刊登的研究指出，越嚴格遵循地中海飲食法的心臟病患，死亡率的下降就越顯著。而同樣登在《內科醫學檔案期刊》的另一篇研究，是比較兩組高血壓患者，一組吃西方社會常用的葵花油，第二組吃初榨冷壓橄欖油，結果第二組的血壓顯著下降，他們吃的降血壓藥甚至還減量48%。

橄欖油降低腸癌風險

在健康科學研究所（Institute of Health Science）進行飲食與疾病研究的麥可·高達（Michael Goldacre）醫師，有好幾篇論文刊登在《流行病學與社區健康期刊》。他認為橄欖油可能會預防結腸癌的生成。無獨有偶的，牛津大學的研究人員也發現，飲食中多攝取橄欖油，腸癌的發生率也隨之下降。

聖湯瑪斯醫院納許維爾高血壓研究中心的主任休士頓醫師，是我每次遇見高血壓問題時一定會諮詢的專家。他表示，單元不飽和脂肪會使一氧化氮的生物可利用率提高，促使動脈舒張，增加血液流量，並且有助於減輕氧化作用帶來的不良影響，提升內皮細胞的運作效能。簡而言之就是說：單元不飽和脂肪對人體非常好。休士頓醫師都會建議他的病患每日攝取4大匙（60毫升）。

初榨冷壓（Extra Virgin）是什麼？

很抱歉，不是所有的橄欖油品質都一樣好。不肖商人想搭上橄欖油有益健康的便車，卻推出各種仿冒與次級品，雖然包裝上標示橄欖油，其實裡面的健康成分大有可議。也許有人會好奇「初榨冷壓」這個名稱是什

麼意思？是這樣的，所有油品中，橄欖油的獨特之處在於初榨時就可以食用，這是沒有經過任何加工處理的原油。有機會的話，你可以赤腳踩在一堆橄欖上，榨出來的油就可以直接加進生菜沙拉（其他的蔬菜油做不到這點）。未精煉的油保存了維生素、必需脂肪酸、抗氧化物和其他營養素的各種好處。具有優良傳統的家族式農莊製油時會用人工摘採有機橄欖，以免外皮或果實受損；油在分離時不加熱、不用熱水或化學溶劑；也不過濾，製造過程跟古希臘和羅馬人非常接近。第一輪榨出來的油，品質最頂級，就稱為初榨冷壓（或稱特級初榨、特級冷壓）橄欖油。

這就是我們要的，也是世上最健康的食品之一。橄欖一旦開始用機器摘採，加熱處理，其中那些珍貴的健康成分便開始受到破壞。具有抗氧化作用的多酚是水溶性的，也會在工廠加工時被水沖洗掉。由於沒有可以保護油脂的抗氧化物質，所以工廠製造的橄欖油保存期限通常比較短。真正的橄欖油是用誠意和愛心做成，沒有經過高熱和化學藥劑處理的初榨冷壓橄欖油能保存數年之久。

所以不要看到餐廳打著「橄欖」名號，就認為做出來的食物一定是好東西。還得看看他們是否使用初榨冷壓橄欖油，這絕對是值得多花一點錢和努力去找尋的健康食品，而且，你的心臟也會感謝你喔！

小常識

有關假橄欖油的新聞很多。被我們視為初榨冷壓橄欖油的東西，很多都是不實宣稱，不是添加其他物質稀釋，就是蓄意貼錯標籤。根據美國新聞節目「60分鐘」的估計，美國市面上標榜初榨冷壓的產品中，作假比例是80%到85%，也有其他報導估計是70%到80%之間。不妨去看看旅行作家賴瑞·歐姆斯泰（Larry Olmsted）在2016年出版的《真食物，假食物》（Real Food，Fake Food）。這本書深入探討食品醜聞，被波及到的有橄欖油、神戶牛肉和帕瑪森起士。書中寫到的詐欺（和醜聞）都是真的。2016年，美國眾議院農業委員會便採取行動處理假橄欖油事件，並指示食品藥物管理局對進口橄欖油進行採樣，調查產品是造假或貼錯標籤。這些事件告訴我們的是：買家要小心。其實真正的特級初榨橄欖油還是買得到，多花點時間確保買到正品，是值得的。

紅棕櫚油 ★（馬來西亞）

本書剛出第一版時，美國人幾乎沒用過棕櫚油。但現在不一樣了。
這麼美好卻尚未得到應有重視的油品，正在迅速累積好名聲。
它也值得這份肯定。

棕櫚油在熱帶非洲地區烹調的地位，如同橄欖油之於地中海式烹調。美國人雖然幾乎不用棕櫚油，不過它卻是全世界消費量僅次於大豆油的食用油大宗。已故的脂質生化學家艾寧格博士稱其為「世上最重要的食用油之一」，並舉出充分的理由。它可以久放，絕對不含改造基因成分，也沒有反式脂肪。對於煮菜的人來說，攝氏230度的發煙點也頗令人滿意。

不僅如此，正如艾寧格所言，現代的榨油法是用蒸氣，而且果實本身有30%到70%是油脂，不太需要用溶劑（化學物質）榨取。（反觀被吹捧為健康食品的芥花油，艾寧格直接叫它「芥化油」，這麼說很清楚了吧！）

棕櫚油還有其他很棒的成分。首先是類胡蘿蔔素。棕櫚油的紅色是因為高含量的胡蘿蔔素（如 β -胡蘿蔔素等一大堆類胡蘿蔔素家族成員），這些都是強大、具多重功效的抗氧化物。

棕櫚油富含一種特殊形式的維生素E，稱為生育三烯酚（tocotrienol），由於它的健康益處很多，在營養學與功能醫學界得到極大的關注。棕櫚油可說是 α -生育三烯酚最豐富的來源，在它的抗氧化力之外，還具有獨特的生物活性。

不僅如此，科學家發現生育三烯酚可保護大腦，避免中風後再發生損害，這可能要歸因於 α -生育三烯酚的神經保護作用。俄亥俄州立大學醫學中心研究部副主任錢丹・施恩博士（Chandan K. Sen）非常推崇生育三烯酚，因此鼓勵病人使用生育三烯酚營養補充品。他在2010年6月2日接受《奧蘭治紀事錄》（*Orange County Register*）的採訪時說：「 α -生育三烯酚比常見的維生素E形式更有效，因為它有助於保護大腦神經元免受損傷或死亡。」

那麼為什麼棕櫚油花這麼久才流行得起來？

答案很簡單，因為人們對棕櫚油

抱持著的兩種錯誤印象。第一、棕櫚油是飽和脂肪，這倒沒錯，但人們視飽和脂肪如敝屣，這是最大原因。

過去幾十年，傳統觀念總認為飽和脂肪是飲食中的壞蛋。事實並非如此，只不過還有很多人（包括一些醫生）依然抱持過時的認知。主流醫學和營養學期刊至少發表過兩篇非常重要的同儕審查研究論文，所以我們現在知道飽和脂肪不會導致心臟病，而我相信過去也從來沒發生過，兩者甚至毫無關聯。

來源健康而天然的飽和脂肪，如棕櫚油、椰子油、草飼牛肉或奶油，再也不是我們應該禁止的食物了。我認為如果用部分健康的飽和脂肪取代我們消耗過量的促炎性植物油，我們會過得更好。有很多飽和脂肪本身是中性的，有的還具備潛在的健康益處，像是棕櫚油的生育三烯酚，椰子油的MCTs和草飼奶油的CLA。雖然我個人不認為膽固醇有什麼大問題（請參見我和心血管專家辛納屈醫師合著的《膽固醇大迷思》一書）。如果有人擔心的話，棕櫚油這類植物油脂其實不會增加LDL（人稱「壞」膽固醇），反倒是提高HDL（這是你的醫生希望看到的）。

對棕櫚油的第二個誤解，與環境和動物棲地有關。在製作油品的過程中，儘管不是百分之百，但生物棲地經常遭到破壞。這種指控並非無的放矢，所幸並沒有發生在馬來西亞和厄瓜多等地。

這就是為什麼我總是推薦馬來西亞紅棕櫚油。馬來西亞很有環保意識，50%以上的林地受到保護（不像美國只有3%）。當地的棕櫚油產業很有永續概念，也不傷害動物棲地。這對我來說很重要，因為我很愛猩猩，牠們正是部分林地因棕櫚油產業而消失後，受影響最深的生物。

不僅如此，馬來西亞棕櫚油產業還設立馬來西亞棕櫚油野生動物保護基金。這個組織做了很多事，包括保護野生動物，阻止盜獵，甚至進行一項專門研究猩猩保育的計畫。

棕櫚油有種特別濃郁的芳香，現在也越來越常出現在健康食品店的架上。

小常識

雖然初榨棕櫚油的發煙點高（約攝氏230度），不過在高溫下煮越久，天然抗氧化物被破壞的也越多。如果用來油炸，絕對不要重複使用。

酪梨油

酪梨油在本書剛出版之後的幾年間越來越受廚師歡迎，而且有非常充分的理由。

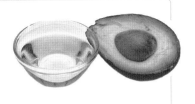

其一、酪梨是超級水果，已經得到大眾的認可，其果實當中的油脂被公認為優質、有益心臟健康的好油。酪梨油的油脂成分主要是單元不飽和脂肪，跟橄欖油是一樣的。更值得一提的是，酪梨油的發煙點（介於攝氏250至260度之間）比多數油品高出許多，也包括橄欖油。

人體要吸收 β-胡蘿蔔素、葉黃素和玉米黃質這類重要的類胡蘿蔔素，都需要油脂（因此才稱為脂溶性營養素！）。理論上，所有油脂應該都能幫助類胡蘿蔔素（如維生素E、K和D等脂溶性維生素）的吸收。研究人員以實際測試來證實這項論點，結果發現，加了酪梨油的生菜沙拉與莎莎醬，比起不加的同類食物，吸收效果多達十五倍。

而2005年4月發表在《民俗藥學期刊》上的研究，指出酪梨油可降血壓。在這項動物研究中，含大量酪梨油的飲食改變了腎臟中必需脂肪酸的濃度，導致腎臟對於調節血壓的激素反應發生變化。酪梨油也對心臟內脂肪酸含量造成影響，因此研究者認為，飲食中富含酪梨油可能會改善血壓。

最後，酪梨油的抗發炎特性，對治療乾癬（或稱牛皮癬）等皮膚病會有幫助。

小常識

嚴格來說，大部分的植物油並非來自蔬菜，而是取種子榨油，做成大豆油、玉米油、紅花籽油（safflower oil）等。不過，酪梨油不是來自種子，而是來自我們吃的果肉部分。用哈斯（Hass）酪梨冷壓製成的油脂，呈現驚人的翠綠色，據信是因為內含高濃度的葉綠素。此外，這也是一種天然低酸性油脂。

椰子油

本書第一版剛上市那陣子，我被邀請參加天狼星廣播公司（Sirius XM）當紅的歐茲醫師秀，花了整整一個小時與歐茲醫師和他美麗的夫人麗莎（Lisa），以及跟歐茲醫師合作寫書的羅正醫師（克里夫蘭醫院的首席醫師）討論食物。談到椰子油，我重申這本書裡面的主張——椰子油是很棒的食物。

羅正醫師有異議，我們在空中出現爭執，只不過是有禮貌也彼此尊重的辯論。（羅正醫師很棒，也是好人，只是恰巧誤解了椰子油。）

幾年後，我很高興在歐茲醫師的網站上看到椰子油成為他最喜歡的超級食物第三名。（在寫這一段時，也就是2016年8月，這篇文章在網路上還看得到。）

連歐茲醫師都改變他對椰子油的觀點，而我已經狂熱地講了十年。

椰子油中的脂肪，是一種特別健康，稱為MCT（中鏈三酸甘油酯）的脂肪，含有月桂酸和辛酸（caprylic acid）兩種脂肪酸，都是已知抗病毒和抗菌的物質。

中鏈三酸甘油酯（medium-chain triglyceride, MCT）比較會被燃燒來提供人體能量。也因此，健美運動員這幾十年來都相當愛用MCT油營養補充品。健美運動員在鍛鍊時需要熱量與能量，但在比賽時連多胖一盎司都不行。MCTs——與椰子油中的油脂一樣——是運動員在鍛鍊時最佳的熱量來源，也不會變成堆積在體內的脂肪。（稍後將更詳細介紹MCTs）。

椰子油有助於減肥嗎？

2009年在巴西有一項研究，以40名年齡介於20至40歲之間、腹部肥胖的女性為對象，在十二週內每天接受大豆油或椰子油的膳食補充品。所有受試者都遵從均衡飲食指示，攝取一樣的熱量，並被告知要每日步行50分鐘。研究結束時，椰子油組有顯著更高的HDL（好）膽固醇，而LDL（低密度脂蛋白）與HDL（高密度脂蛋白）的比率也有改善。大豆油組的人則是高密度脂蛋白下降，膽固醇比率上升！儘管兩組人的BMI降低程度接近，但只有椰子油組的人腰圍變小。

一個有趣又出人意表的發現，則是椰子油組在研究期間，碳水化合物攝取量竟然自動減少，另一方面增加了蛋白質與纖維的攝取。

研究者在文章裡寫道：「補充椰子油不會導致血脂異常，但似乎能改善腹部肥胖。」

2003年登在《國際肥胖與代謝疾病期刊》（International Journal of Obesity and Metabolic Disorders）上的一篇研究論文（St-Onge, 2003）指出「攝取MCT已被證明能提高能量消耗並導致動物和人類脂肪組織更大量的損失」。意思就是：它能幫助減重（在某些情況下）。

島嶼研究證實椰子的價值

關於椰子的好消息，是從1960到70年代的研究開始。長期以來，我們觀察到飲食中使用大量椰子油的太平洋島國和亞洲居民，竟然都沒有人罹患心血管疾病、癌症和其他退化性疾病。於是科學家展開跨領域長期研究，檢視托克勞（Tokelau）和普卡普卡（Pukapuka）兩座島上愛吃椰子的居民的健康狀況。

結果令人訝異。

儘管是高脂飲食（30%到60%的熱量來自油脂，且多半來自椰子的飽和脂肪），普卡普卡和托克勞島民幾乎沒有人動脈粥狀硬化、心臟病和直腸癌。消化問題也十分罕見。島民們精瘦且健康，看不出有腎臟病跡象，也從沒聽過誰罹患高血脂症。

可是，後來當這些人遷居大都市，飲食習慣改變，放棄椰子油，改吃被認為更健康的精製多元不飽和植物油之後，他們的心臟病發病率卻急速上升。

椰子油另一項大優點

如果覺得這樣還不夠看，椰子油另一項長處是有益免疫系統。

椰子油的中鏈三酸甘油酯主要由月桂酸（lauric acid）構成，有大量的研究證實月桂酸具有抗微生物、抗細菌與抗病毒的功效。椰子油當中的脂肪酸是效果強大的抗生素。根據知名自然療法專家布魯斯・菲佛（Bruce Fife）醫師所著的專書，椰子油內含的中鏈三酸甘油酯可殺死的細菌種類繁多，包括鏈球菌（喉嚨感染、肺炎、鼻竇炎）、葡萄球菌（食物中毒、泌尿道感染）、奈瑟氏菌（腦膜炎、淋病、骨盆發炎疾病）、披衣菌（生殖器感染、結膜炎、肺炎、牙周炎），以及幽門螺旋桿菌（胃潰瘍）。除此之外，至少還有十幾種病

原性病毒，據研究可被月桂酸消滅。菲佛醫師指出月桂酸的另一項優點，就是可以殺死「壞」菌，卻完全不會危害有助消化的腸菌。中鏈三酸甘油酯也會殺死念珠菌和其他腸道黴菌，帶給我們健康的腸道生態。

椰子油是天然藥方

《世界藥草大全》（*Medicinal Plants of the World*）一書作者，也是美國藥草大師傑姆斯・杜克（James Duke）曾在他的書中提到過，有超過35種民俗藥方，從治膿瘡到處理傷口，都會用到椰子油。很多人也知道如果在嬰兒食品中添加椰子油，會提高他們吸收鈣、鎂與胺基酸的能力。它具備強大的抗氧化能力。此外，以椰子為主食之一的社會，很少出現骨質疏鬆症的病例。

這樣看來，還需要擔心椰子油天然而健康的飽和油脂嗎？我認為大可不必，相信其他的專家也會贊成。哈佛大學醫學院的科學家喬治・布萊本（George Blackburn）在1988年出席一場關於熱帶油脂的國會聽證會時，所提出的證詞如下：「椰子油不會影響血中膽固醇，即使在以它為主要油脂來源的社會中也是如此。」曾在馬里蘭大學擔任副研究員，也是美國傑出的脂質生化學家瑪麗・艾寧格博士表示：「許多社會幾千年來大量以這些（熱帶）油脂為主食，卻完全沒有證據看出他們吃了之後有什麼危害。」連前任美國醫事署署長艾弗瑞・庫柏醫師（Everett Koop）也直言這種對熱帶油的恐懼「很愚蠢」。

請注意，速食店薯條所含的飽和脂肪，和椰子、椰子油這些天然食材裡面的油脂，完全是兩回事。前者是洪水猛獸，務必要遠離它；而後者是你能安心享用的美食。

椰子油，酮類與大腦

酮類（Ketones）是脂肪的代謝產物，脂肪代謝機制產生的副產品。非常低醣的飲食型態會迫使身體製造更多酮，成為大腦、肌肉和心臟絕佳的能量補充。椰子油便提供另一個途徑，能夠將酮導入身體系統。

我無意在此辯論生酮飲食或營養性酮化（nutritional ketosis）的諸多益處（和挑戰）。不過這是很多人研究的主題，特別是與酮類、大腦相關的議題。能促發高濃度酮的飲食法（如生酮飲食），通常會用來治療兒童癲癇。

事實上，美國海軍正以三棲特種部隊為對象，研究生酮飲食。

酮類是大腦的重要燃料。整合神經專科醫師，也是暢銷書作者大衛・博瑪特寫道：「只要在你平常飲食中加椰子油或MCT油，便可以讓大腦有更多酮可用。」但如果你還在吃高糖飲食，就別想得到一切的好處。大衛・博瑪特醫師也立刻補充，若要藉由椰子油有效提高酮類的可得性，「必須限制碳水化合物攝取」。

小常識

剛開始有些文獻對椰子油的評價很差，是因為研究人員用的是氫化過（充斥著反式脂肪）的劣質品，這些東西在體內的作用跟正品完全不同。

所以在選購椰子油時，要找特級初榨或純椰子油這類品質佳，絕對沒有氫化或部分氫化，也不做高溫或化學處理的產品。

請記住，未精製椰子油的發煙點是攝氏180度，用途很多，但沒有酪梨油可承受的溫度那麼高。如果想用椰子油來製作更高溫的食物，就必須選擇精製的。巴寧（Barlean's）有賣只能低溫烹調的初榨椰子油，也賣稍做精製的萬用椰子油品。

MCT油和椰子油：有什麼不同？

椰子油是中鏈三酸甘油酯（MCT）的絕佳來源，而稱為MCT油的產品則無所不在。

我們不得不問，兩者有何區別？（先講結論：天差地別）

開頭先做點背景介紹，我們會更容易了解。每一種脂肪酸都是碳原子鏈，少於6個碳原子的叫短鏈脂肪酸；多於14個碳原子則稱為長鏈脂肪酸；串聯8至12個碳原子，就是中鏈脂肪酸。

有三種脂肪酸經常被認定為中鏈。三酸甘油酯是3個脂肪酸分子與1個甘油分子所組成。當含有以下三種脂肪酸時，就被視為「中鏈三酸甘油酯」（medium-chain triglycerides, MCT）：

- 辛酸（8個碳）
- 癸酸（10個碳）
- 月桂酸（12個碳）

第四種脂肪酸是己酸（6個碳）。己酸（caproic acid）因為長度接近，有時與MCTs混為一談，也存在於椰子油中。從技術上來看，它是一種短鏈脂肪酸，可以很快地轉化（分解）成酮。光譜另一端是最長的MCTs，有12個碳的月桂酸，分解速度最慢，很多人反對將它列入中鏈。不過這個爭議我們點到就好，因為太技術性，一直談也很無聊。

重點在於，這四種脂肪酸各有用途和優點。最短鏈的脂肪酸「燃燒」最快。碳的數量越少，身體越能迅速將其轉化為酮類，提供大腦、心臟和肌肉所用。這就是MCT油製造商通常不會在產品中加月桂酸的主要原因，因為它有12個碳，屬最長的中鏈脂肪酸，加工方式也與其他脂肪酸略有不同（也更慢），所以不是直接燃料的最佳選項。

椰子油的MCT「特性」跟MCT油很不一樣。

商店裡標示MCT油的產品，最可能含8個碳、10個碳，或兩者皆有的快速燃燒脂肪酸。而椰子油主要是月桂酸，只有一小部分是快速燃燒的MCTs。

月桂酸是具有抗微生物和抗菌特性的神奇脂肪，椰子油也因此能造福免疫系統。不過，想藉由MCTs做為迅速燃燒熱量源的運動員，對於椰子油中月桂酸的免疫增強特性可能興趣不大，而是關心MCT油中的短鏈MCTs是否能快速燃燒能量。

當然，我們可以同時使用，用椰子油做菜或當成營養品來吃，甚至喝咖啡時加入一些MCT油（有些咖啡公司會這麼做）。

兩者都很棒，都有MCT。但它們絕對不一樣。

戴夫・亞斯普雷 (Dave Asprey)

戴夫・亞斯普雷是「防彈部」（The Bulletproof Executive）的創立者，也是風行一時的防彈咖啡創始人。他主持防彈廣播（Bulletproof Radio）健康＃1播客節目，著作有《防彈飲食》（*The Bulletproof Diet*）、《防彈食譜》（*The Bulletproof Cookbook*）和《防彈腦力》（*Head Strong*），都登上《紐約時報》暢銷書榜。

我第一次見到亞斯普雷，是在一場由傑傑・維珍爲健康專業人士與企業家舉辦的年度「心靈市佔率高峰會」（Mindshare Summit）。之後我曾經數度訪問他（也接受他的播客採訪）。

他這個人很有魅力，身兼矽谷投資者和科技企業家。體重曾經重達300磅（136公斤），然後花了二十年時間和超過30萬美元，「破解」自己的生物規律，改善身體運作，最終減掉100磅（45公斤）。他克服了嚴重的健康問題（肥胖當然是其中之一），並成爲我口中的「高性能改革鬥士」——不斷地尋找能夠提高精力、智力和健康的尖端產品（與食品）。以下是他的清單：

❶**無黴咖啡**　咖啡是攝取特殊抗氧化物多酚（polyphenols）的最佳來源。多酚是讓身體細胞充滿能量的關鍵。咖啡中常見的黴菌毒素會抑制粒線體的功能，所以喝咖啡要選完全沒有發黴的。

❷**草飼奶油**　可提供未受損害的油脂，做爲人體製造細胞膜和激素之用。草飼奶油含有更多的營養素，比如與減重有關的CLA（共軛亞麻油酸），還有一種叫丁酸的特殊脂肪酸，對腸道健康很重要，也可以減少大腦的炎症。

❸**黑巧克力**　另一種豐富的多酚來源，而大多數人都沒有攝取足夠的多酚。

❹**綠茶**　喝綠茶是取得多酚等抗氧化物的絕佳方式。

❺**綠花椰菜**　含有抑制癌症的特殊酵素。用蒸的最好，有時生吃幾口可攝取活化的酵素。

❻**草飼牛肉**　有些特殊的脂溶性維生素，我們不易從其他來源取得，這時

草飼牛肉便派上用場。吃穀物長大的牛跟草飼牛肉完全不能比，體內還積累了對人體有害的毒素。

❼紅鮭魚　鮭魚含有大量omega-3脂肪酸之二十二碳六烯酸（DHA），這是促進細胞製造能量和大腦健康的重要營養素。而紅鮭魚的汞含量最低，是因為牠的生長期短，再生性和永續性俱佳。

❽酪梨　這種水果非常棒，提供未受損的單元不飽和脂肪和多酚，而且風味絕佳！

❾海苔　碘和多酚的豐富來源，只要去壽司店點份沙拉就吃得到！

❿香草　多多使用香草，比如奧勒崗葉、鼠尾草、百里香和迷迭香，便能輕鬆地讓飲食中的抗氧化多酚含量加倍。所以，來點香料重口味吧！

麵粉很討厭，可是沒有它就活不下去。

對，我知道這句話很八股，不過就麵粉而言，這個形容真是入木三分，至少對於大多數不會百分之百遵守原始人或生酮飲食法的本書讀者而言就是如此。（老實說，我就認識一些對原始人飲食法狂熱的朋友，會不時偷吃布朗尼蛋糕、巧克力餅乾。被我說到的人別生氣！）

麵粉可說是地球上所有烘焙食品的必要材料（雖然偶有例外，像是「無麵粉布朗尼」）。對於我這種營養學家來說，問題就出在這裡：製作麵粉的過程，讓它完全失去營養傳遞的功能。

麵粉的本質是穀物，在生長過程中經常遭噴藥汙染，然後被「淨化」，接著被磨成細薄的粉狀顆粒，吃法跟其他天然食物完全相反，也就是必須經過大量加工才能被人使用。

話說回來，有誰願意過著沒有烘焙食品的生活？

所以對我來說，麵粉算是一種妥協。如果處在完美的世界裡，或者一個沒有味蕾的地方，我可能會建議把麵粉全部丟掉。

不過最近有兩種很有趣的粉類食品，它們在這本書初版上市的時候還沒出現，現在不但有了，而且越來越紅。

14
粉
類

木薯粉

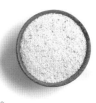

為了增修本書新版內容，我打電話請教熟識的主廚朋友白心哲，她有個外號叫「乾淨食品教練」。我問她在新版裡想推薦什麼食物，她的第一批新增候選食材名單中，就有木薯粉。

我承認我從未聽過木薯粉，但有

記下來，打算之後再來查詢。幾個星

期以後，我應邀在達拉斯一個原始飲食會議上發表演講，在攤商展覽區閒逛時，有好幾十家很有趣的原始食材公司在擺攤。某個攤位前吸引了很多人，當我擠到前排一看，馬上知道大家為什麼圍在這裡。

原來是巧克力餅乾。但不是隨隨便便的巧克力餅乾，簡直就像我吃過最好吃的巧克力餅乾。

但是，巧克力餅乾怎麼會出現在原始飲食會議上？

答案很簡單，它們是用木薯粉做的。

木薯粉是抗性澱粉，這是一種特殊的纖維質。我們知道纖維一般分為可溶和不可溶，但抗性澱粉集合前兩類纖維的優點。它在技術上算是不溶性纖維，但是到達結腸時，卻更像可溶性纖維，提供強大的食物給腸道益菌享用。

腸道細菌以抗性澱粉為食，這讓抗性澱粉成為地球上最好的益菌生纖維。（益菌生是益生菌的必需食品，而益生菌是生活在腸道中的微生物。）

抗性澱粉包括木薯粉和馬鈴薯粉（參見第372頁），有助於調節血糖和改善胰島素敏感度。其實它也是減重好幫手。怎麼說呢？因為研究證實，腸道細菌的多樣性與健康程度，在幫我們達到和維持健康體重上，扮演很重要的角色。

木薯粉可以代替小麥麵粉，很多人吃到時甚至不會發現自己吃的是替代品。（看那些排隊要吃美味巧克力餅乾的人潮就知道了！）

木薯粉含有大量碳水化合物（跟多數穀物粉一樣）。如果要做會用到麵粉的東西，木薯粉應該會比小麥麵粉更好。

那為什麼用木薯粉，而不是其他無麩質麵粉呢？我的好友艾克斯醫師說：「木薯粉跟杏仁粉或椰子粉相比，它的質地細緻，無氣味，色白，而且脂肪含量低。對堅果或椰子過敏的人來說，這是他們可以接受的。」木薯粉完全不含穀物或堅果成分。

四分之一碗（30克），也就是一份木薯粉，含熱量114卡，2克纖維和約28克的碳水化合物。

蟋蟀粉

蟋蟀粉是……蟋蟀做成的。其實這個東西並不像它的名字聽起來那麼怪。聯

合國糧農組織在2013年的一份報告指出,昆蟲實際上是營養寶庫,富含蛋白質、油脂,必需胺基酸離胺酸和色胺酸。飼養昆蟲對環境的影響遠比傳統的養殖業來得小,發展成食物來源是很有前景的。

蟋蟀粉的由來很有趣。蓋比・劉易斯(Gabi Lewis)和葛瑞・席維茲(Greg Sewitz)這兩個人剛投入食用昆蟲市場,劉易斯打算引進自製蛋白能量棒。為了找到能與其他蛋白能量棒一較高下的產品,他們決定用蟋蟀當原料,這是席維茲剛參加一個氣候變遷會議之後浮現的想法。

他們於是訂購了好幾千隻活蟋蟀,寄到兩人在布朗大學的家中,用烤箱烘烤,然後再丟進食物處理機。做了一些嘗試和調整的結果,就是現在的蟋蟀粉,然後取代黃豆,做成蛋白能量棒。

蟋蟀粉比任何別種昆蟲粉含有更多的蛋白質,只要2大匙(12克)就有7克蛋白質。對於不想吃到麩質的人來說,這也是很棒的選擇。蟋蟀是永續食材,飼養蟋蟀比牛隻釋放的甲烷減少80%,而且所需的飼料遠低於任何一種農場動物。

曾經在TEDx上大談吃蟲的比堤食品公司(Bitty Foods)創辦人梅根・米勒(Megan Miller),告訴美國國家公共廣播電台(National Public Radio,NPR),她的公司賣的蟋蟀粉與無麩質澱粉產品可用於烘焙,已經有眾多家庭主婦追隨者。她在NPR網站發布的文章中說道:「媽媽們需要在孩子的飲食中加入更多蛋白質,但不太可能準備牛排這種東西。」

前美國總統柯林頓在2012年向霍特獎(Hult Prize)角逐者下戰帖,這個獎是全球規模最大,鼓勵所有在校生增進公共利益的創意競賽。其中有5名來自加拿大蒙特婁麥基爾大學(McGill University)的商管碩士生接受挑戰,提出的構想「以養殖昆蟲做為永續的蛋白質來源」贏得2013年霍特獎。

這群得獎學生之後成立了名為ASPIRE的公司,在德州的奧斯汀買下第一家蟋蟀農場,現在生產各種口味的阿克塔(Aketta)蟋蟀和蟋蟀粉。他們的網址:www.aketta.com。

一份蟋蟀粉(約12克,或2大匙)含有約55卡熱量、7克蛋白質、2克脂肪和不到1克的碳水化合物。

馬鈴薯粉（日本太白粉）

為什麼馬鈴薯粉會被列入健康食物的專書裡頭？很簡單，因為它是抗性澱粉很好的來源（參見第108頁）。抗性澱粉是一種纖維，是結腸中益菌的大餐。這就是它被視為是益菌生纖維的理由，我們都希望體內的腸道益菌吃得好也長得好。

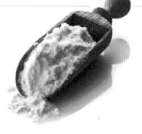

抗性澱粉能改善代謝症候群患者的胰島素敏感度。有一篇關於抗性澱粉的代謝作用與潛在健康效益的回顧研究指出，攝取抗性澱粉似乎可降低血糖和胰島素反應、降低三酸甘油酯、改善全身胰島素敏感度，增加飽足感，以及減少脂肪堆積。這篇論文還提到，「抗性澱粉是預防與血脂異常和胰島素阻抗相關疾病的有力膳食選擇，可應用在減重、第二型糖尿病與冠心病飲食療法的開發。」

馬鈴薯粉和其他益菌生纖維一樣，都會在大腸裡發酵，產生一種名為丁酸的重要短鏈脂肪酸供結腸細胞使用，丁酸也是影響消化系統和腸道健康的重要物質。馬鈴薯煮熟後再冷卻，就會形成抗性澱粉。冷卻過程會把馬鈴薯部分可消化澱粉轉化為抗性澱粉（這道過程稱為回凝）。

很多人討厭多吃馬鈴薯，這可以理解，因為馬鈴薯的碳水化合物含量高，被認為是高升糖食物。（一顆中等大小的烤馬鈴薯，升糖負荷是28。升糖負荷在10以下算低，10到20為中等，而任何食物超過20都屬高升糖。）

這就是為什麼馬鈴薯粉可做為營養補充品，因為它只有抗性澱粉，而且完全不含高升糖碳水化合物。如果想要藉由馬鈴薯粉來攝取抗性澱粉，我推薦鮑伯紅磨坊的馬鈴薯粉（Bob's Red Mill Potato Starch），可以上Thrive Market和亞馬遜網站購買，價格不到5美元。在冰沙裡加1大匙（12克），就能享受額外的纖維強化效果。

15 / 甜味劑

好幾個世紀以來,心理學家與哲學家一直爭辯著人類存在的一個核心問題:人的特質當中,有多少是「與生俱來」(先天),有多少則是因為學習與社會化的結果(後天)?最近我重新搜集這個問題的相關資料,發現心理學、基因學、行為學派與社會學等各領域的專家,對於這個大哉問的激辯依然如火如荼。但是有一種特別的味覺,似乎是全人類共有的特質,在我們生下來的那一刻就清楚地展現了。那就是愛吃糖!

把有甜味的東西沾到小嬰兒的舌頭上,觀察他們的表情,任誰都不會相信這種反應是「後天學來」的。他們愛死了!一生下來就愛,沒有原因。主流觀點認為,我們的DNA牢牢地記載區分甜味和苦味的能力,這是生存之道,讓我們在野外趨吉避凶,遠離有毒物質(通常具苦味),去吃安全的東西。(雖然苦味和危險的關聯並不是很清楚,不過也算可靠。)另一套理論認為,人類是地球上少數無法自體製造維生素C的生物,所以會去找維生素C含量最多的水果類來吃。如同這套理論所說,自然賜給我們嗜吃甜食的天性,我們才會主動去尋覓那些不吃就活不下去的食物。

不管是哪一套理論,人就是愛吃甜食!在人類早期舊石器時代,愛吃糖就不成問題(穴居時代沒有24小時營業的便利超商),唯一的甜食是蜂蜜,這還要看找不找得到蜂窩。如果夠幸運發現了,還得爬上樹去取才有得吃。穴居時期的蔬菜和水果通常都是小小的,還有點苦,跟現在豐富的香甜品種截然不同。我們老祖宗所知的甜食只有來自水果、蔬菜、植物,以及後來的甘蔗等未加工的糖分。加工糖在後期才出現,而加工食品成分充斥著大量的糖;至於高果糖玉米糖漿,被稱為食物科技最可怕的發明,又是更晚近的事了。

滿足嗜糖的天性,
難道沒有健康的方法嗎?

我們得承認，人類超愛吃糖，但重點是如何滿足欲望又不會被欲望所害。換個方式說，要怎麼吃，才能減輕身體想吃的渴望，另一方面又不讓自己受到傷害？

大家不要誤會，我不是說不該吃含糖食品。（雖然全部不吃可能會更健康，不過這樣人生就沒什麼樂趣了！）我跟全世界的人一樣喜歡冰淇淋、布朗尼蛋糕、檸檬派，還有巧克力餅乾。有了這些東西，我們的人生甜美多了！但很不幸，這些美味可口的糕點材料，至少是裡面的甜味劑，幾乎都上不了地球上最健康食材排行榜。

除了兩種：黑帶糖蜜（blackstrap molasses）和未過濾生蜂蜜。我們馬上就會談到。

人工甜味劑 vs. 替代甜味劑（甜菊、赤藻糖醇）

除了使用黑帶糖蜜或蜂蜜之外，還有其他好方法讓食物變甜並控制損害。舉例來說，甜菊就是其一。甜菊只有好處沒有壞處，而且含有一種稱為甜菊糖（stevioside）的甜味化合物，可能有助於降低高血壓。甜菊到現在的唯一問題，就是它有種餘味，我自己是不太喜歡。幸好本書出版後，出現一種有機、非基改，沒有餘味的甜菊產品：Pyure，價格跟普通甜菊差不多。

我會用這種沒有餘味的甜菊糖和真正的有機鮮奶油做成一種健康甜點。只要用電動攪拌器把這兩樣食材混合在一起攪拌，約四分鐘後就變成全世界最美味的發泡奶油。（我的網站www.jonnybowden.com已經放上示範影片了。）我也喜歡木糖醇和赤藻糖醇，不過最喜歡的還是Pyure甜菊糖。零熱量，也不會出現糖醇可能帶來的消化道問題。

在理想的世界裡，我們不吃糖，至少不吃任何加工過的糖，只可惜完美的境界很難達成。這一章所列出的兩種甜味劑都是純天然、真正的食物，我個人認為是嗜吃甜食者最好的選擇。

未過濾生蜂蜜

對我來說，蜂蜜簡直是煉金術變出來的聖品。一隻小蜜蜂終其一生努力採蜜，只能生產出十二分之一小匙的蜜。蜂從花朵採到蜜之後，蜜會跟蜂唾液中的酵

素混合，蜂再回到蜂巢，將花蜜吐至巢房。這個工作是由千百隻蜜蜂全力投入，還來不及計算時間，一個裝滿蜂蜜的蜂巢就出現在眼前了。

重點來了。去看看蜂巢，手指頭伸進去沾一點來嘗，你會發現這跟超市賣的小熊罐蜂蜜不但不一樣，而且還差很多。如果你能把蜂巢帶回家，用湯匙挖來吃，那種原始、未加工、未加熱、未過濾的生蜂蜜，幾乎就是我現在要談的東西。

殺菌加工，營養減量

這兩種蜜的差別很大。蜂蜜有多種植物營養素與酵素，在高溫消毒殺菌時就會被破壞。有些天然食品專家認為蜂蜜加熱不要超過攝氏41度最好，但是更多人認為一點都不要加熱才對。加熱和過濾後的蜜看來比較清澈，但也流失許多營養素和蜂花粉。「純正生蜂蜜」（Really Raw Honey）公司賣的未加工蜂蜜，透過罐子還能看到花粉和部分蜂巢塊。

蜂蜜越硬越好

蜂蜜採什麼花的蜜，會影響到蜜的色澤、營養素含量、香氣，以及吃起來的味道。極冷地區產的蜜，顏色會比熱帶地區的蜜來得淺。根據值得信賴、也是我特別喜愛的「熱帶傳統」（Tropical Traditions）公司的網站資料，從蜂蜜結晶的硬度可看出內容物中活營養素及熱敏感酵素的多寡。結晶質地越硬，蜂蜜品質越好。

蜂蜜含有多種類黃酮，這是本書一再提到的植物多酚物質，在蔬菜水果中很多。蜂蜜中的類黃酮是黃烷酮（flavanone）、黃酮（flavone）與黃酮醇（flavonol）。類黃酮因其強效抗氧化作用聞名，是保護健康很重要的營養素。目前至少有一篇研究證實，熱飲加蜂蜜這個民間偏方的確有其療效。《藥用食品期刊》有一篇論文亦提出，蜂蜜可刺激初級與次級免疫反應，產生抗體。

蜂蜜是益生菌的來源

我們很早就知道，生病時吃蜂蜜會有幫助，這可能是因為生蜂蜜裡的多酚有免疫刺激的效果，更不用說蜂蜜對喉嚨有舒緩和屏障的能力。不過新研究又揭開蜂蜜的另一項好處，那就是蜜蜂特有的益生菌。

根據醫學網站GreenMedInfo刊登的一篇文章，蜜蜂會製造一種名為加熱乳酸菌（Lactobacillus kunkeei）的

益生菌，它已經被證明可刺激免疫系統。但別忘了，用高溫加熱蜂蜜，這些脆弱的菌就會被殺死，這便是加工過程中會發生的狀況。所以，只吃冷壓生蜂蜜是最好的。

消化系統專家和《消化系統健康》（Digestive Wellness）一書作者伊莉沙白‧李普斯基博士（Elizabeth Lipski）在2017年斯克里普斯研究所（Scripps）舉辦的實證營養品大會演講中，將蜂蜜列為健康微生物群系十大最佳食品之一。

食用生蜂蜜注意事項

請注意，蜂蜜雖然健康，但它終究是糖。如果有血糖問題的人，食用時請自行控制，小心為上。蜂蜜是真正的食物，營養豐富，如果善加使用，可說是最好的甜味劑。但鄭重告訴各位，有一篇研究顯示天然蜂蜜可降低正常人與糖尿病患的血糖、C-反應蛋白（發炎指標）和高半胱胺酸（心臟病風險因素）的指數。

生蜂蜜不會壞。蜜蜂帶回蜂巢的花蜜大概含60%的水分，被蜜蜂「處理」過後，水的比例降到只有18%到19%。蜂蜜在水分含量少，酸鹼值只有3或4的時候，狀態非常穩定，可以放好幾百年（在埃及古墓裡就有發現）。當然，如果暴露在空氣中，最後還是會發酵變味。所以，為了防止發酵，蜜蜂會把蜜封在巢房中，很酷吧！

珍品：麥盧卡蜂蜜

被健康老饕視為珍寶的蜂蜜產品，是產於紐西蘭的麥盧卡蜂蜜。現在就告訴你它的神奇之處。

至少符合「冷的、生的、有機的」三大條件的蜂蜜，能保護我們不受細菌的損害。有些會刺激特殊細胞的產生，幫助修復因感染而受損的組織。此外，蜂蜜塗抹在皮膚上也有抗炎效果。蜂蜜中的過氧化氫成分使它成為強效的天然抗生素。

但不是所有的蜂蜜都一樣，有些蜂蜜可能比其他種類更有效。

麥盧卡蜂蜜另外還有甲基乙二醛（methylglyoxal, MG）之類的抗菌成分，並含有一種5.8-kDa的成分會刺激腫瘤壞死因子（TNF-α）和其他免疫細胞。蜂蜜廠商還特別針對麥盧卡蜂蜜的效力強弱開發了名為「獨特麥盧卡因子」（Unique Manuka factor, UMF）的標示系統。UMF等級表示蜂蜜的抗菌因子程度。有療效的蜂蜜至少要達到10 UMF，然後才能用UMF麥盧卡蜂蜜或活性麥盧卡蜂蜜在

市面上銷售。

麥盧卡蜂蜜很好吃，但也極為昂貴。請注意，蜂蜜的抗菌性用在醫療，只能外用，也就是塗抹在傷口或燒傷部位。雖然麥盧卡蜂蜜廠商經常宣稱它能治療其他疾病（從糖尿病到癌症），但我們沒有足夠的證據來支持或反對這些用途。若只為了營養保健，只要選購質優、冷壓、有機，以及當地生產的蜂蜜即可。雖然還是比小熊瓶裝的加工產品貴一些，但遠不及麥盧卡來得高貴。

黑帶糖蜜

我常被問到，究竟有沒有健康的甜味劑。我的回答一概是糖蜜和未過濾生蜂蜜（參見第374頁）。黑帶糖蜜是如假包換的食物，而且可說是超級營養庫！

糖蜜是蔗糖煉製後的副產品，含甘蔗所有原始營養素。甘蔗的根部通常長得很深，可以在地底下吸收表土所缺乏的各種礦物質與微量元素。在煉製蔗糖時，先將甘蔗煮出糖漿，從中分離萃取出結晶，接著再煮兩次，每次都會有糖蜜產生。第三次也是最後一次糖漿熬煮分離出的剩餘物，就是黑帶糖蜜（blackstrap molasses）。有一次，某個網站天真地認為黑帶糖蜜只是三次熬煮剩下來的糖渣，只有餵牛的商業價值。

黑帶糖蜜顏色非常深，很濃稠，帶點苦味，可做為甜味劑與著色劑，用來烘烤各種食品，特別是肉類和蔬菜。它也被視為健康食品，用途很廣，不管是做薑餅、醬油、甘草糖、豆子罐頭，或用來發酵都非常適合。

黑帶糖蜜甜度低、營養價值高

我喜歡黑帶糖蜜的原因之一，在於它含糖量低、營養素豐富。它本身即是第三道也是最後一道煉製後的副產品，所以含糖程度最少，不過甘蔗當中許多維生素、礦物質還有微量元素都留下來了，使黑帶糖蜜的營養價值勝過其他所有的甜味劑。

黑帶糖蜜是補充鐵、鉀、鈣、

鎂、錳和銅很好的來源，也有少量的抗癌礦物質硒。據說每天吃2大匙（40克）糖蜜做爲營養補充品，可以帶來各式各樣的健康功效。雖然有些感覺很誇張，不過糖蜜絕不是浪得虛名，那些好處不全然是空穴來風。我個人認爲黑帶糖蜜好吃極了。如果看到有機糖做的非琉化黑帶糖蜜，必買！

小常識

傳統上，黑帶糖蜜一直被視爲健康食品，也是治百病的良藥。流傳最廣的是讓白髮轉黑。這是很有趣的用途，不過我還沒找到科學文獻證實其有效性。但人如果缺銅，可能會早生白髮，而黑帶糖蜜正好富含銅質，所以也不無道理。
黑帶糖蜜在各種糖蜜產品中營養成分最高，包括鐵、維生素B群、鈣與鉀。

好的、不好的、醜陋的代糖

在蜂蜜和糖蜜之外，還有其他代糖可供選擇，有人工和非人工的，像是善品（Splenda）、怡口（Equal）、甜菊（Stevia），醋磺內酯鉀（Sunett與Sweet One）和木糖醇（Xylitol）。以下是我對每一種產品的評價：

☒ 蔗糖素（善品） SUCRALOSE

這種黃色小包，絕對不能說它無害。一篇刊登在《毒理學與環境健康期刊》（*Journal of Toxicology and Environmental Health*）的研究論文，在B部分的批判性回顧，指出善品會在體內引發多種有害的生物效應。它還會改變腸道好菌的數量和品質，徹底破壞體內的微生物群系。我從不用這種東西。

☑ 甜菊 STEVIA

甜菊是一種原產於南美洲的植物，幾千年來一直被當成天然甜味劑。它比糖甜二百倍，卻不會升高血糖。我很喜歡Pyure的甜菊糖，因爲它沒有甘草餘味，更是有機、非基改的。我的網站上有一段教大家製作美味又健康的鮮奶油教學影片，只用新鮮有機奶油和Pyure甜菊糖。這種增甜劑很棒！

☑ 羅漢果　MONK FRUIT a.k.a. LO HAN

羅漢果在中國的使用歷史已長達數世紀，用於治療喉嚨痛，感冒和充血。在中國南方則被視為延年益壽的「長壽果」。由於羅漢果低卡和低升糖的特性，可添加在飲料和食品中做為甜味劑。使用羅漢果應該是安全無虞。

☑ 赤藻糖醇　ERYTHRITOL

赤藻糖醇與木糖醇一樣都是糖醇。糖醇是天然物質，來自蔬果的纖維部分，西洋梨和瓜類都有。人體無法分解這種物質，所以是零卡路里，也不升糖。我多年來都用赤藻糖醇，從來沒聽過任何負面訊息，所以用它絕對沒問題！

☑ 木糖醇　XYLITOL

木糖醇是糖醇，但有一種非常特別的優點：防止細菌入侵牙齒。這就是為什麼護齒產品都用它，而牙醫也會推薦的原因。此外，它還能強健牙齦，幫助牙齒再礦化。我一直都很喜歡木糖醇，也已經用了超過十年。唯一需要注意的，就是糖醇類增甜劑可能會使部分使用者出現腹瀉和腹脹。糖尿病患者可以放心使用！

☒ 阿斯巴甜（怡口）　ASPARTAME

阿斯巴甜是人工甜味劑，有關它的安全性已經辯論好幾十年。美國食品藥物管理局的公共調查委員會在1980年證實它「可能誘發腦瘤」。雖然被禁用，但政治上的暗盤運作還是讓這個東西在疑雲重重當中取得許可。神經外科醫師羅素·布雷洛（Russell Blaylock）視阿斯巴甜為神經毒素。有些人是「阿斯巴甜反應者」，表示他們攝入阿斯巴甜後會感到頭疼（利普頓〔Lipton〕，1989年）。我從不用阿斯巴甜（怡口），也建議大家別用。

☒ 龍舌蘭糖漿　AGAVE NECTAR SYRUP

龍舌蘭糖漿含有高達92%的果糖，比例遠勝於對身體有負面影響的高果糖玉米糖漿（含果糖55%）。它之所以被誤以為健康的甜味劑，得歸功於高明的行銷手法。極少的攝取量也許還不會造成危害，但龍舌蘭糖漿卻被包裝成健康的代糖，這不是事實。不買為妙。

☐ 糖精（不確定……或許可以）　SACCHARIN

糖精會導致膀胱癌是我過去的認知，這是基於1970年代一些非常具有說服力的大

鼠研究結果。不過後來的研究並未發現癌症和糖精之間存在相關性，而國家癌症研究所也指出糖精導致大鼠膀胱癌的機轉並不存在人類當中。

2000年之前糖精仍需要標註警示，但之後這項規定遭到廢止。雖然沒有致癌實證，但公共利益科學中心（Center for Science in the Public Interest，一個消費者權益組織）還是認為糖精可能帶來風險。如果是我，會選擇避免使用。

☒ 醋磺內酯鉀（Sunett, Sweet one） ACESULFAME POTASSIUM

二氯甲烷（methylene chloride）是醋磺內酯鉀（Ace-K）當中的化學成分之一，是一種已知的致癌物質，與人類視覺障礙、頭痛、憂鬱、肝臟問題、精神錯亂和癌症有關。然而美國食品藥物管理局判定Ace-K中的二氯甲烷含量極低，不致帶來危害。這我不太相信，反正我是不會用這種人工代糖。

傑夫‧佛勒克博士（Jeff Volek, R.D., Ph.D., F.A.C.N.）

佛勒克博士是世界上備受尊崇的低醣飲食科學家，現職為俄亥俄州立大學人類科學系教授。他有5本著作，包括登上《紐約時報》暢銷書榜的《低醣生活的藝術與科學》（*The Art and Science of Low-Carb Living*），此外還發表了超過280篇經同儕審查的學術論文。

❶全雞蛋 單位養分最高的食品之一，每卡所含的必需營養素比例，相對來說比其他的食品高。蛋黃含有膽鹼，這是油脂分解、人體所有細胞的細胞膜，以及製造神經傳導物質生成所需的重要成分。

❷鮭魚 蛋白質和omega-3脂肪酸的優質來源。

❸優格 為高品質、易吸收的蛋白質來源，具有牛乳所有的營養價值，有乳糖不耐症的人也能接受。優格會提升免疫系統，維持腸道健康，也具有抗癌功效。購買優格時盡量選擇糖分最少的產品。

❹堅果 多攝取堅果會降低罹患心臟病的風險。每盎司堅果含有2至3克的膳食纖維，以及數種維生素與礦物質，包含維生素E。

❺牛肉 是生物可利用性非常高的蛋白質來源，並含大量必需維生素與礦物質，比如菸鹼酸、硫胺素、核黃素、吡哆醇（pyridoxine），生物素、葉酸與維生素B_{12}。牛肉也是血鐵質與鋅的良好來源。

❻橄欖油 其油脂主要是單元不飽和脂肪，是地中海地區居民的主要飲食項目，當地的慢性病發生率非常低。如果橄欖油成為油脂的主要供應源，即使佔總攝取熱量四成以上，身體依然能維持健康，沒有不良影響。

❼水 是僅次於氧氣的維持生命必需品。即使體內水分比例發生微小的改變，也會影響我們的表現。

❽地瓜 一塊烤地瓜就能提供超過8,800 IU的維生素A，但熱量只有141卡。營養豐富的地瓜可提供五成身體所需的維生素C，另外還有少量的鈣、鐵與硫胺素。它的鈉含量低，是纖維與其他重要維生素和礦物質的良好補充來源。

❾葡萄 葡萄最珍貴的部分，也許就

是它豐富的抗氧化物含量，可以幫助人體對抗自由基。除此之外，葡萄也是數種抗氧化物的良好來源，包括維生素C、植物化學物質和類黃酮。這些營養素對預防心臟病與癌症很有幫助。

❿**咖啡**　具有大量促進健康的植物營養素。雖然大家意見不一致，但也有大量研究指出適量飲用咖啡和攝取咖啡因，不會對健康帶來負面影響。

謝辭

我最愛寫謝辭了！這是寫作最好玩的部分，每每書寫之前我都滿心期待。

看官一定會問，為什麼？

因為感謝的話會讓大家聽了心情愉快，包括（也特別是）自己。每個人都喜歡被肯定，而且我也很榮幸能夠藉此感謝生命中一直支持我，讓我的存在更有價值的所有朋友。

有些人為這本書盡心盡力，有些人讓我的每一天過得快樂。（有些人兩者都做到了。）

不管是好是壞，他們造就了今日的我。也因此……

——我要感謝我親愛的哥哥傑弗瑞（Jeffrey）、大嫂南茜（Nancy），和心愛的姪女凱登斯（Cadence）和她的好夫婿傑瑞（Jared），還有天才洋溢的姪兒佩斯（Pace）。

——我的經紀人，艾倫歐喜文學經紀公司（Allen O'Shea Literary Agency）的柯琳·歐喜（Coleen O'Shea）忠誠地為我護持十五餘年。

——我的好友麥克·丹尼森（Mike Danielson）和媒體關係經紀公司（Media Relations Agency）全體成員：

傑尼斯·強生（Genesis Johnson）

海瑟·亞爾（Heather Aarre）

哲令·揚千（Tsering Yangchen）

赫瑟·夏潘（Heather Champaigne）

羅賓·米勒（Robin Miller）

克里莎·維果（Krisa Wigall）

蓋兒·布蘭特（Gail Brandt）

莎莉·克羅伊（Sallie Crowe）

安·卡隆（Anne Caron）。

——我的好友狄恩·卓寧（Dean Draznin）和卓寧傳播公司（Draznin Communications）的泰莉·史萊特（Terri Slater）與黛安·邱紀諾斯基（Diane Chojinowski）。健康媒體集團（Wellness Media Group）聰明慷慨的卡爾·克魯馬克（Karl Krummacher）；還有在火山之星公司（Volcanic Star, Inc.）同樣聰明慷慨的凱莉·白斯特（Kelly Bakst）與安娜·湯德（Anna Van Tonder）。黑三角媒體（Black Triangle Media）的詹姆斯·古溫（James Goodwin）。丹尼與艾蜜莉·布萊德

383

（Danny and Emily Bradey）。當然還有傑傑・維珍（J.J. Virgin），以及我在年度心靈市佔率高峰會（Mindshare Summit）中結識的所有好友及同事。

——我的編輯群：
更營養出版社（Better Nutrition）的妮可・布里加（Nicole Brecha）、神奇健康出版社（Amazing Wellness）的安・尼克斯（Ann Nix）和乾淨飲食出版社（Clean Eating）的艾里莎・泰勒（Alicia Tyler）。也要感謝美好風潮出版社（Fair Winds）的團隊：潔絲・哈柏曼（Jess Haberman），可愛的卡拉・康諾斯（Cara Connors），她是這本書和很多本書的編輯。令我嘆為觀止的珍娜・帕頓博士（Jenna Patton），為本書做了必要的查證和編輯，絕對是大材小用。

——我要感謝與我親如家人的朋友，給我無盡的支持與滋養：
安佳・克麗斯堤（Anja Christy）
安德瑞・戴維斯（Andre Davis）
比利・史崔奇（Billy Stritch）
布蘭豆・史基那（Brandon Skinner）
克里斯多弗・柯萊柏（Christopher Crabb）
克里斯多弗・鄧肯（Christopher Duncan）
丹尼・楚伯（Danny Troob）
狄恩與史蒂凡妮・萊弗洛夫夫婦（Dean and Stephanie Raffelock）
德克斯特・弗萊契（Dexter Fletcher）
道格・摩那斯（Doug Monas））
葛藍・戴普克（Glen Depke）
金涅・白心哲（Jeannette Bessinger）
凱文・何根（Kevin Hogan）
洛莉・戴許（Lauree Dash）
羅倫・特洛（Lauren Trotter）
里茲・內伯倫（Liz Neporent）
瑪麗安娜・麗姬（Marianna Ricci）
妮琪・亞桂卓妮-吉兒（Nikki Arguinzoni-Gill）
奧利弗・白坎（Oliver Beaucamp）
歐茲・格西亞（Oz Garcia）
彼德・布雷哲（Peter Breger）
蘭蒂・葛拉芙（Randy Graff）
史高・埃利斯（Scott Ellis）
史凱・朗敦（Sky London）
蘇珊・伍德（Susan Wood）
塔琳・塞娜・杜尼凡（Taryn Sena Dunivant）
柴克與布姬・葛拉卡爾夫婦（Zack and Bootsie Grakal），還有已故的哈蘭・克蘭曼（Harlan Kleiman）。

除了四條腿的寵物，我從來沒有孩子。但命運的機緣巧遇，讓我在某種程度上幸運地擁有生命中八個小孩。

——感謝祖·克里斯帝（Drew Christy）的父母，讓我獲得兩個世界中最美好的部分！路克與薩奇·葛拉卡爾（Luke and Sage Grakal）；查理·安（Charlie Ann），邁爾斯和布洛克·鄧肯（Miles and Brock Duncan）；特別是杰德和柔伊·賀察那德（Jade and Zoe Hochanadel），比親生的更讓我疼愛。我希望有一天你們都讀到這本書，碰巧注意到不會有人看的致謝辭，請牢記你們對我非凡的意義。

——也感謝麥克·史多曼（Mark Stockman）與傑夫·雷迪區（Jeff Radich）所做的一切，你們的信賴與坦誠。當然，我沒忘記熱水浴缸。

——特別要對黛娜·卡朋德（Dana Carpender）致意，以及理察·路易醫師（Richard Lewis）和貝斯·崔勒醫師（Beth Traylor）。

——謝謝我個人專屬的大師集團：杰德·泰塔醫師（Jade Teta）和埃瑟·布倫醫師（Esther Blum），我對你們

的崇拜簡直到了可笑的地步！還有你，馬克·大衛（Mark David）。

——給我不辭辛勞的萬能助理布魯克·白爾（Brooke Baird），我無法想像沒有你幫忙的任何一天。每件事一經你的手，馬上處理得妥妥當當。是你讓我重新看到何謂無條件的支持。謝謝你。

——偉大的已故營養學家羅伯·克雷洪（Robert Crayhon），他是位良師、作家，以及人道主義者。

——所有帶給我歡樂的寵物伴侶：麥克斯、鬈毛、伍士多、亞麗格拉、艾美、露西，還有布巴。

——艾倫·史東（Allen Stone）、邁爾斯·大衛（Miles Davis）和蘿拉·奈洛（Laura Nyro），沒有你們的配樂，電影就不成電影了。

——威廉·戈德曼（William Goldman）、艾德·麥可班恩/伊凡·亨特（Ed McBain / Evan Hunter）以及羅伯特·薩波斯基醫師（Robert Sapolsky），這三位偉大作家深深影響了我。

——也許恩尼斯‧范登‧哈格醫師（Ernest van den Haag）被世人遺忘，但我永遠不會。

——安佳‧克麗斯堤是我的文學女神，協助我完成十五本書和數不清的文章。我對她的欣賞與喜愛難以用言語形容。

——維爾納‧厄哈德（Werner Erhard）爲許許多多的人，包括我在內，啓動了這項計畫。

——蜜雪兒‧歐巴馬（Michelle Obama）讓我們知道什麼是「大自然更珍貴的天使」。

——聖馬汀島，感謝有你的存在。

——感恩整個宇宙，讓我（在63歲時）能與此生之愛蜜雪爾‧伊蘭‧莫雪（Michelle Elaine Mosher）在歷經艱難後能夠在一起。我願以世界上最深、最熱切、最眞摯的心，全心全意地永遠愛著她。

詞彙表

17 β-雌二醇（17 beta-estradiol）
效力最強的哺乳動物雌激素，是荷爾
蒙相關癌症的致癌物質。

ACE抑制劑（ACE inhibitors）
乳清蛋白成分之一，可降血壓、促進
心血管健康。

C-反應蛋白（C-reactive protein）
透過血中蛋白質測知發炎程度的指標。

L-麥角硫因（L-ergothioneine）
菇類內含的強效抗氧化物質，可中和
對人體危害甚鉅的自由基，也會使抗
氧化酵素增加。

Omega-3脂肪（omega-3 fats）
α-次亞麻油酸（alpha-linolenic acid,
ALA），存在於亞麻籽當中；DHA與
EPA，存在魚類如野生鮭魚當中。可
使細胞膜維持良好的液體狀態。

ORAC值（ORAC value）
氧自由基吸收能力（oxygen radical
absorbance capacity），抗氧化作用的
排名系統。

P-香豆酸（p-coumaric acid）
因其抗氧化能力而常被研究的多酚類
物質，也具抗癌潛力。

zera-胡蘿蔔素（zera-carotene）
多種蔬果中所含的抗氧化物質，番茄
裡也有；與八氫茄紅素和六氫茄紅素
三者被視為具備超級抗病潛力。

α-次亞麻油酸（alpha-linolenic acid）
有消炎功效的omega-3脂肪酸。

α-乳白蛋白（alpha-lactalbumin）
蛋白質成分之一，具有重要的抗病功

效，存在於乳清蛋白中。

α-胡蘿蔔素（alpha-carotene）
可在體內轉化為維生素A的類胡蘿蔔
素。

β-乳球蛋白（beta-lactoglobulin）
蛋白質成分之一，具有重要的抗疾病
功能，存在於乳清蛋白中。

β-胡蘿蔔素（beta-carotene）
可在體內轉化為維生素A的類胡蘿蔔
素。

β-葡聚糖（beta-glucans）
可刺激免疫系統的多醣類物質，如
β-1,6葡聚糖與β-1,3葡聚糖。

β-穀固醇（beta-sitosterol）
植物性化合物，可顯著降低血中膽固
醇，具有保護攝護腺的功效。

β-隱黃質（beta-cryptoxanthin）
橘黃色類胡蘿蔔素，可降低肺癌罹患
風險。

γ-生育酚（gamma-tocopherol）
維生素E成分之一，可中和亞硝酸基
破壞內皮細胞膜的影響。

γ-次亞麻油酸（gamma-linolenic acid, GLA）
存在於大麻、月見草與琉璃苣油當中
的優質omega-6，又稱GLA。

一氧化氮（nitric oxide）
人體內有助血管舒張，使血流順暢的
成分。由精胺酸合成產生。

乙醯膽鹼（acetylcholine）
人體主要的神經傳導物質，記憶力與
腦功能所需之營養素。

丁香酚（eugenol）
　　具抗微生物功效的植化物，可中止細
　　菌與黴菌繼續生長。

丁酸（butyric acid）
　　又稱酪酸，具有抗病毒與抗癌功效的
　　脂肪酸，可提高體內的干擾素濃度。

二十八醇（octacosanol）
　　小麥胚芽油的成分之一，有助於提升
　　體能表現。

二丙烯硫（diallyl sulfide）
　　洋蔥成分之一，可增加重要抗癌酵素
　　的形成數目。

二氫睾固酮（dihydrotestosterone）
　　睾固酮代謝物，造成落髮和良性攝護
　　腺腫大的部分肇因。

二烯丙基二硫（diallyl disulfide）
　　大蒜成分之一，在試管實驗中具有抑
　　制血癌細胞的功效。

二硫雜茂硫酮衍生物（dithiolethiones）
　　高麗菜中的抗氧化植化物。

二萜類（diterpenes）
　　迷迭香的健康植物成分。

八氫茄紅素（phytoene）
　　存在於多種蔬果（包括番茄）中的抗
　　氧化物，跟 zera- 胡蘿蔔素與六氫茄紅
　　素三者被視爲具備超級抗病潛力。

三萜類（triterpenoids）
　　靈芝當中有益健康的成分。

三酸甘油酯（triglyceride）
　　血脂，心臟病危險因子之一。

大豆異黃酮（isoflavones）
　　大豆類食品中的植化物成分，能紓解
　　更年期不適症狀。

中鏈三酸甘油酯（medium-chain triglyceride,
MCT）
　　健康脂肪酸，月桂酸即屬此類。

六氫茄紅素（phytofluene）
　　存在於多種蔬果（包括番茄）中的抗
　　氧化物，跟 zera- 胡蘿蔔素與八氫茄紅
　　素三者被視爲具備超級抗病潛力。

升糖指數（glycemic index）
　　測量每項食物（如水果）使血糖濃度
　　上升的程度。

升糖負荷（glycemic load）
　　測量每份食物使血糖濃度上升的程
　　度。

反式脂肪（trans fat）
　　被視爲代謝毒藥，唯一例外是 CLA；
　　部分氫化油脂。

月桂酸（lauric acid）
　　具有抗病毒、抗微生物與增強免疫功
　　能的油脂，存在於椰子油當中。

木瓜酵素（papain）
　　一種蛋白質分解酵素，可將蛋白質分
　　解或消化。從木瓜中萃取出，是消化
　　酵素補充品與止痛藥經常添加的成
　　分。

木酚素（lignans）
　　具有預防荷爾蒙性癌症（如乳癌、子
　　宮癌與攝護腺癌）的植物性化合物。

木犀草素（luteolin）
　　朝鮮薊中的類黃酮，可預防壞膽固醇
　　氧化。

止吐劑（antiemetic）
　　可預防噁心與嘔吐的物質。

水飛薊素（silymarin）
　　保肝與強肝的植物性化合物，乳薊和
　　朝鮮薊皆含此成分。

代謝物（metabolite）
　　人體代謝過程產生的副產品。

可溶性纖維（soluble fiber）
　　纖維在經過消化道時，分解形成膠狀

物質，吸附使膽固醇升高的物質；由於延緩胃部清空，使糖分進入血液的速度減緩，故有助血糖控制。

巨噬細胞（macrophages）
可吞滅外來入侵物質（如黴菌、細菌）的白血球。

必需脂肪酸（essential fatty acids）
必須從膳食中攝取的「好」油脂，可支持體內各項運作，維持身體健康。

玉米黃質（zeaxanthin）
對眼部健康很重要的類胡蘿蔔素。

甘草甜素（glycyrrhizin）
甘草當中的皂苷類活性成分。

生育三烯酚（tocotrienol）
強效抗氧化物，有益心臟健康的物質，存在於棕櫚果實製成的棕櫚油當中，是一種維生素 E。

生育酚（tocopherols）
存在於橄欖當中，有益健康的植物性化合物；一種維生素 E。

甲狀腺腫素（goitrogens）
自然形成的甲狀腺功能抑制劑。

甲基氫氧青銅聚合體
（methylhydroxychalcone polymer, MHCP）
肉桂當中的活性成分，具有仿胰島素功能，可使細胞增加血糖攝入量，並釋出訊息，使細胞將葡萄糖轉為肝醣儲存。

甲殼類動物（crustacean）
唯一生長於海中的節肢動物類。

白藜蘆醇（resveratrol）
葡萄與藍莓中的植物防禦素，具有抗老效果，可降低心血管疾病發生率與罹患癌症的風險。

皮質醇（cortisol）
具抗發炎功效的腎上腺荷爾蒙。

共軛亞麻油酸（conjugated linoleic acid, CLA）
食草動物乳製品與肉品當中的天然反式脂肪。

多元不飽和脂肪（polyunsaturated fats）
成員眾多的脂肪酸家族，包括 omega-3 與 omega-6，存在於蔬菜油、堅果與魚肉當中。

多巴胺（dopamine）
負責腦部「愉快感」的神經傳導物質。

多酚（polyphenols）
強效抗氧化物，有多種多酚類物質也具備抗癌作用，包括類黃酮、花青素與大豆異黃酮，可保護細胞不受氧化壓力之害。

多氯聯苯（polychlorinated biphenyl, PCB）
有時會在養殖鮭魚中發現的毒素。

多醣（polysaccharide）
長鏈的葡萄糖分子。

有機硫化合物（organosulfur compounds）
存在羽衣甘藍中的抗癌物質。

百里酚（thymol）
具有強效抗菌（包括黴菌、細菌、寄生蟲）的功效，存在於奧勒崗葉與百里香當中。

肉豆蔻醚（myristicin）
巴西里內含的揮發性油，可能具有抑制腫瘤的功能。

自由基（free radicals）
人體內專門損害細胞與 DNA 的破壞部隊。

血清素（serotonin）
負責愉悅感的神經傳導物質；可提振精神並降低嗜糖慾望。

血球凝集素（haemagglutinin）
存在於大豆中，使紅血球聚集凝塊的物質。

免疫球蛋白（immunoglobulin）
蛋白質成分之一，具有重要的抗病功效，存在於乳清當中。

卵磷脂（lecithin）
營養補充品，約含 10% 至 20% 的磷脂膽鹼。

吲哚素（indoles）
植化物吲哚 -3- 甲醇與 DIM；具有保護人體抵抗攝護腺癌、胃癌、皮膚癌與乳癌功效。

呋喃香豆素（furocoumarins）
葡萄柚成分之一，會抑制某些藥品中專司代謝與調節的酵素，故藥品不宜與葡萄柚汁併服。

抗性澱粉（resistant starch）
可供腸道益菌食用的纖維。

抗突變劑（antimutagen）
阻礙細胞突變為癌細胞的物質。

抗氧化物（antioxidants）
食物中有助於抵抗氧化過程或氧化壓力（所有退化性疾病的因子）的化合物。

抗凝血作用（antiplatelet activity）
預防血液中的血小板黏聚，不會引發心臟病或中風的作用。

皂苷（saponin）
蔬菜與豆類中可促進健康的成分，具有強大的生物作用，包括抗生素，以及潛在的抗癌功效。

亞麻油酸（linoleic acid）
具抗癌功效的必需脂肪酸，又稱 omega-6 脂肪酸。

兒茶素（catechins）
效力強大的多酚物質；存在於綠茶與肉桂中。

咖啡酸（caffeic acid）
存在於咖啡與迷迭香的強效抗氧化物，也具抗發炎功效。

咖啡酸苯乙酯（caffeic acid phenethyl ester, CAPE）
蜂花粉中的活性化合物，據信有抗癌、抗發炎與免疫調節作用。

固醇（sterols）
人體內重要荷爾蒙（如性荷爾蒙）的基本分子。

性荷爾蒙結合球蛋白
（sex-hormone binding globulin, SHBG）
可吸收雌激素並將之排出體外的化合物。

果寡醣（fructooligosaccharides）
腸道好菌的滋養品，有助於維持健康的腸道生態；又稱為益菌生。

果膠（pectin）
可減輕便祕症狀、降膽固醇與調節血糖的一種纖維質，是蘋果與木梨的成分之一。

油酸（oleic acid）
大量存在於橄欖油、夏威夷核果油與其他堅果當中的 omega-9 脂肪，可提升 omega-3 脂肪酸被細胞膜吸收的程度。

法國矛盾（French paradox）
指法國人比美國人常吃高油脂食物，卻少患心臟病的現象。

泛酸（pantothenic acid）
存在於花生中的維生素 B5，有釋放壓力的功效。

炔類化合物（acetylenics）
芹菜成分之一，能抑制癌細胞生長。

物質P（substance P）
將疼痛訊息傳達至腦部的化學物質。

矽（silicon）

強化骨骼健康的營養素，芹菜的成分之一。

芝麻林素（sesamolin）
存在於芝麻籽中的一種木酚素。

芝麻素（sesamin）
一種木酚素，存在於芝麻當中；具有抑制身體製造發炎物質的功效。

芝麻酚（sesamol）
芝麻油與烤芝麻油中所含的強效抗氧化物。

芥酸（erucic acid）
一種脂肪酸，有可能導致凱氏症（Keshan disease）。

花青素（anthocyanins）
使藍莓呈藍色、紫色高麗菜與櫻桃呈紫紅色的色素分子，可改善視力與腦部功能，預防視網膜黃斑部病變，以及減輕發炎。

芸香苷（rutin）
蘆筍內含的生物類黃酮，可保護血管。

表沒食子兒茶素沒食子酸酯
（epigallocatechin gallate, EGCG）
一種兒茶素，綠茶的抗癌成分。

非可溶性纖維（insoluble fiber）
食物中無法被消化的物質，可促進排便。

保泰松（phenylbutazone）
抗發炎藥，功效類似薑黃素。

前列腺素（prostaglandins）
控制體內代謝的物質，又稱類二十烷酸（eicosanoids）。

查耳酮聚合物（chalcone polymers）
肉桂的植化物成分，可加速細胞內葡萄糖新陳代謝。

珍珠母（nacre）
牡蠣用分泌物將掉進牡蠣殼中的沙粒層層包裹起來，為鈣質與蛋白質混合物。

癸酸（capric acid）
椰子成分之一。在體內形成癸酸單甘油酯的中鏈三酸甘油酯。

癸酸單甘油酯（monocaprin）
來自癸酸的副產品，具有抗病毒功效。

胚芽（germ）
穀類當中最小單位的蛋白質成分，富含維生素、礦物質與纖維。

苦瓜苷（charantin）
苦瓜成分之一，據信有抗糖尿病功效。

苯酞（phthalides）
芹菜內含的植化物，可增加血液流動，減少壓力荷爾蒙的濃度。

茄紅素（lycopene）
番茄當中所含與降低攝護腺癌風險有關的類胡蘿蔔素。

茄黃酮苷（nasunin）
茄子當中具有強效抗氧化作用的花青素成分。

茄鹼（solanine）
茄子與其他茄屬植物的成分之一，可能會惡化骨關節炎病情。

香芹酚（carvacrol）
具有抗黴菌、抗細菌與抗寄生蟲功效的化合物，存在於奧勒崗葉與百里香中。

香葉醇（geraniol）
具有抗微生物功效的植化物，可中止細菌與黴菌繼續生長。

原花青素（proanthocyanidins）
植物性化合物，有助預防退化性疾病

的發生，爲強效抗氧化物，抗氧化能力是維生素 C 與 E 的數倍之多，保護人體抵抗內在與環境的壓力（如吸菸與汙染）。

根皮苷（phloridzin）
蘋果的植化物成分，是使蘋果具有抗氧化能力的成分之一。

根莖（rhizome）
薑黃可食的部分。

氧化（oxidize）
自由基破壞細胞的過程。

益生菌（probiotics）
有益消化系統的好菌，存在於優格與自然發酵食品當中。

納豆激酶（nattokinase）
納豆中可減少並預防血塊的蛋白質分解酵素。

胰島素（insulin）
能快速儲存能量的荷爾蒙，若胰島素濃度經常過高，易導致糖尿病、心臟病與老化。

胺基酸（amino acids）
構成蛋白質的分子。

脂質過氧化作用（lipid peroxidation）
指油脂腐壞的過程。

茴香腦（anethole）
使茴香帶甘草香味的成分。

茶紅素（thearubigins）
紅茶中的抗氧化物質。

茶胺酸（theanine）
綠茶成分之一，有助於改善情緒，使身心放鬆；會誘發身體釋放鎮定腦部的神經傳導物質，也會刺激多巴胺的釋放。

茶黃素（theaflavins）
紅茶中的抗氧化物質。

草酸鹽（oxalate）
抑制鈣質吸收的物質。

迷迭香酸（rosmarinic acid）
存在於奧勒崗葉與迷迭香的多酚酸，具有抗突變與抗致癌性的功效。

酒石酸（tartaric acid）
醋的成分之一，可對抗體內毒質並抑制壞菌。

骨鈣素（osteocalcin）
由維生素 K 刺激活化，使鈣分子留在骨基質內的化合物。

高半胱胺酸（homocysteine）
自然形成、對血管有害的胺基酸，可引發心臟病、中風、失智症與周邊血管疾病。

側柏酮（thujone）
鼠尾草油當中的強效抗沙門氏菌與念珠菌成分。

動脈粥狀硬化（atherosclerosis）
指動脈厚度增加。

宿主防禦增強物（host defenses potentiator, HDP）
菇類細胞成分，在亞洲常用來做爲輔助癌症治療的補充品。

氫氧自由基（hydroxyl radicals）
有害健康的自由基。

甜菜青素（betacyanin）
使甜菜呈紅色的化合物。

甜菜鹼（betaine）
與葉酸協同作用的代謝物，具有減低高半胱胺酸毒性的潛在功效；又稱爲三甲基甘胺酸（trimethylglycine）。

異硫氰酸苯乙酯（phenethyl isothiocyanate）
十字花科蔬菜的成分之一，具有潛在的抗癌功效。

異硫氰酸烯丙酯（allyl isothiocyanate）
　　黑芥子硫苷酸鉀分解後的產物，據信可預防腫瘤並抑制腫瘤生長。

異硫氰酸鹽（isothiocyanate）
　　可中和致癌物，使毒性降低，並刺激體內釋出抗癌成分的植物營養素。

硒（selenium）
　　具抗癌功效的必需微量營養素。

硫化物（sulfide）
　　使洋蔥味道強烈的硫化合物之一，可降血脂與血壓。

硫代亞硫酸鹽（thiosulfinate）
　　洋蔥中味道強烈的硫化合物。

硫代葡萄糖苷（glucosinolate，又稱硫配醣體）
　　一種植物營養素，有助於提升人體對癌症的抵抗力。

硫氧化物（sulfoxides）
　　洋蔥內含的硫化合物。

第二型環氧化酶抑制劑
（COX-2 inhibitors）
　　阻斷體內疼痛與發炎訊息傳導的藥品。

第二相酵素（phase-2 enzymes）
　　使危害人體的自由基失去攻擊能力的物質，也有助對抗致癌物質。

細胞凋亡（apoptosis）
　　癌細胞的自然死亡。

蛋白酶抑制劑（protease inhibitors）
　　豆類的植化物成分，可減緩癌細胞的分化增生。

蛋白質分解酵素（proteolytic enzymes）
　　將組成蛋白質的胺基酸分解成片段的酵素。

酚類（phenols）
　　植物性化學物質，是效力強大的抗氧化物與抗發炎劑，也稱多酚酸。

酚類化合物（phenolic compounds）
　　天然抗氧化物質，有助於中和體內有害自由基的影響。許多慢性疾病都跟自由基的作用相關，包括癌症、心臟病和糖尿病。大部分酚類化合物都屬於類黃酮。

單元不飽和脂肪（monounsaturated fats）
　　地中海飲食攝取的主要脂肪類型，與較低的心臟病發生率有關；多存在於堅果類與橄欖油當中，也稱omega-9。

單寧（tannins）
　　又稱鞣酸，存在於紅酒與茶中，一種會產生澀味的化學物質。

單萜類（monoterpenes）
　　迷迭香的植物成分。

普林（purine）
　　分解體內尿酸的物質。

普林化合物（eritadenine）
　　香菇的活性成分，可降低血中膽固醇。

棕櫚酸（palmitic acid）
　　巧克力當中的油脂，不宜大量食用。

植物防禦素（phytoalexin）
　　植物性化學物質，可抵禦致病微生物。

植物固醇（phytosterol）
　　植物性化學物質，具有包括降膽固醇等多項健康功效，也稱為 plant sterol。

植物固醇（plant sterol）
　　植物性化學物質，具有包括降膽固醇等多項健康功效，也稱為 phytosterol。

植物雌激素（phytoestrogen）
　　來自植物，效力溫和的雌激素。

植物凝集素（lectin）
　　豆類與穀類的成分之一，可抵禦蟲害
　　的自然保護物質。但其中某些成分會
　　與體內組織集結，引發健康風險。

植物營養素（phytonutrients）
　　植物的營養成分。

植酸（phytic acid）
　　豆類當中的植化物，可保護細胞不因
　　基因受損而轉成癌性。

植酸鹽（phytates）
　　阻礙礦物質吸收的物質，是穀類與大
　　豆食品的成分之一。

無醣基之芝麻木酚素（sesaminol）
　　芝麻籽榨油時形成的酚類抗氧化物。

發炎（inflammation）
　　所有退化性疾病的重要特徵。

硬脂酸（stearic acid）
　　黑巧克力內含的油脂，在人體內可發
　　揮中和的效果。

紫檀芪（pterostilbene）
　　強效抗氧化物，具有降膽固醇與抗癌
　　功效。

紫蘇醇（perillyl alcohol）
　　可能抑制腫瘤生長的化合物。

菊醣（inulin）
　　自然形成的可溶性纖維，是腸道好菌
　　的滋養品，能促進腸胃健康。

視紫質（rhodopsin）
　　眼睛內的紫色素，使眼睛在光線昏暗
　　中維持正常視力的物質。

超氧化物岐化酶（superoxide dismutase,
SOD）
　　存在於禾草中的重要抗氧化酵素。

黃酮醇（flavonol）
　　可可當中的類黃酮，可預防血中脂類
　　物質堵住動脈血管並調節硝酸濃度。

黑芥子硫苷酸鉀（sinigrin）
　　球芽甘藍的化學成分之一，可抑制癌
　　症形成。

新喋呤（neopterin）
　　人體免疫系統中的重要物質，可從蜂
　　王乳中分離出。

新黃質（neoxanthin）
　　菠菜中的類胡蘿蔔素，可導致攝護腺
　　癌細胞自我毀滅。

新綠原酸（neochlorogenic acid）
　　存在於洋李乾中的植物營養素，強效
　　抗氧化物，對抗會傷害人體、摧毀細
　　胞的超氧陰離子自由基特別有效。

楊梅黃酮（myricetin）
　　常見的類黃酮，具有抗發炎、抗腫瘤
　　和抗氧化功效，存在於葡萄乾當中。

硼（boron）
　　可能影響骨骼與關節健康的重要礦物
　　質，女性特別需要。

腸二醇（enterodiol）
　　木酚素在腸道分解後的產物，可干擾
　　雌激素的致癌作用。

腸內酯（enterolactone）
　　木酚素在腸道分解後的產物，可干擾
　　雌激素的致癌作用。

葉黃素（lutein）
　　天然形成，具抗氧化作用的類胡蘿蔔
　　素，維持眼部與皮膚健康。

葉綠素（chlorophyll）
　　使植物呈綠色的物質，天然清血劑。

葉酸（folate）
　　一種維生素 B，可預防神經管缺陷，
　　亦有助於降低高半胱胺酸濃度。

葫蘆素（cucurbitacin）
　　南瓜子成分之一，可能會干擾睪
　　固酮代謝物 DHT（二氫睪固酮，

dihydrotestosterone）的生成。

酪胺酸（tyrosine）
牡蠣中的胺基酸，經腦部轉化後成為多巴胺。

鉬（molybdenum）
在紅腰豆中，可強化酵素作用的重要礦物質。

飽和脂肪（saturated fats）
椰子油中的好油脂；速食（如炸薯條）中的壞油脂。

漆酚（urushiol）
導致接觸性皮膚炎的樹脂毒素，通常存在芒果當中。

端粒酶（telomerase）
維持腫瘤細胞染色體尾端長度，使癌細胞「得永生」的酵素。

精胺酸（arginine）
一種胺基酸，可保護冠狀動脈血管內壁，使血管壁更具彈性，不致形成動脈硬化。

綠原酸（chlorogenic acid）
對抗破壞力強大的自由基特別有效的抗氧化物，存在於地瓜、蘋果與咖啡中。

聚乙炔（polyacetylene）
有助抗癌的植物化合物，歐洲防風草的成分之一。

聚麩胺酸（polyglutamic acid）
使納豆變黏稠的成分，是皮膚天然保溼劑。

萜類（terpenoid）
甘草成分之一。

蒜苷酶（allinase）
大蒜中的酵素，與蒜胺酸產生交互作用時會製造蒜素。

蒜素（allicin）
大蒜的活性成分；可促使蒜胺酸與蒜苷酶產生交互作用。

蒜胺酸（alliin）
大蒜中的胺基酸。

蒲公英甾醇（taraxasterol）
蒲公英內可平衡荷爾蒙的成分。

蒲公英賽醇（taraxerol）
蒲公英內可平衡荷爾蒙的成分。

辣椒素（capsaicin）
辣椒的活性成分，止痛軟膏常用成分，血管擴張劑。

鉻（chromium）
輔助胰島素運作正常的微量礦物質。

鳳梨酵素（bromelain）
可分解胺基酸的蛋白質分解酵素，治療消化不良，通常由鳳梨萃取。

槲黃素（quercetin）
自然生成，具有消炎與抗癌效果的類黃酮。

穀胱甘肽（glutathione）
人體內主要抗氧化物，是淋巴免疫細胞複製所需的營養素。

穀胱甘肽轉化酶（glutathione-S-transferase）
重要的抗癌酵素。

穀殼（husk）
穀粒外層，不可食，也稱粗糠。

穀維素（oryzanol）
糙米成分之一，可降膽固醇。

蒽肽（anthraquinone）
諾麗果成分之一，可激化膠原的合成，具有潛在抗皺功效。

蝦紅素（astaxanthin）
天然的類胡蘿蔔素，可預防脂質氧化，並協助修補 DNA 分解的產物；鮭魚肉的成分之一。

褐藻酸鈉（sodium alginate）
褐藻成分之一，可降低骨骼吸收輻射性粒子的數量。

褐藻糖膠（fucoidan）
被認為具抗癌功效的多醣類物質，存在於昆布與海帶芽之中。

鄰氨基苯甲酸醯胺（avenanthramides）
燕麥片特有的多酚物質，被認為具有抗發炎與心臟保健功效。

醋蜜（oxymel）
蘋果醋和蜂蜜混合而成，用來溶解令人疼痛的體內結石。

麩皮（bran）
全穀類中主要的纖維所在，含有營養素。

橙皮苷（hesperidin）
柳橙當中的主要類黃酮，可強化微血管功能，具有抗發炎、抗過敏、保護血管與抗癌的功效。

錳（manganese）
降血壓礦物質。

環氧化酶（cyclooxygenase）
人體自行生成的化合物質，分為COX-1 與 COX-2 兩種。

磷脂膽鹼（phosphatidylcholine）
磷脂與膽鹼的化合物；雞蛋成分之一，有助於預防油脂與膽固醇累積在肝臟內。

膽鹼（choline）
雞蛋營養素之一，維持腦部與肝臟功能，以及脂肪分解的必需物質。膽鹼會在體內形成甜菜鹼。

薑二酮類（gingerdiones）
薑的抗氧化活性成分。

薑油酮（zingerone）
薑的活性抗氧化成分，具抗發炎功效，可做為關節炎或筋膜炎患者的膳食營養補充品。

薑烯酚（shogaol）
薑的活性抗氧化成分，具有抗發炎功效。

薑酚（gingerol）
使薑具有辛辣味的成分。

薑黃（turmeric）
抗發炎香料。

薑黃素（curcumin）
具抗氧化作用的類薑黃素，具有抗發炎與抗腫瘤功效，對膽固醇控制有正面的效果。

薯蕷皂素（diosgenin）
存在於豆類的植化物，似有抑制癌細胞繁殖增生的能力。

醛固酮（aldosterone）
使血壓上升的腎上腺荷爾蒙。

醣脂質（glycolipid）
奶油成分之一，具有抗感染功效。

鎂（magnesium）
有助於降低高血壓的礦物質。

黏多醣類（mucopolysaccharides）
形成螺旋藻細胞壁的成分，是連結胺基酸、單糖，有時還包括蛋白質的複合糖類。

檸檬油精（limonene）
可刺激人體生成抗氧化酵素並協助排毒的植化物，存在於柑橘類水果皮當中。

檸檬苦素（limonin）
檸檬中的類檸檬素，似可降低膽固醇。

檸檬酸鹽（citrate）
對抗腎結石的物質。

繖狀花科（umbelliferous）

美國國家癌症研究院認定具有抗癌功效的蔬菜類，包括歐洲防風草與巴西里。

離胺酸（lysine）

藜麥中所含的一種胺基酸，在大部分蔬菜的含量均非常稀少。

鞣花酸（ellagic acid）

自然形成的酚類物質，有抗致癌性與抗突變特質，存在櫻桃與覆盆子當中，似可抑制腫瘤生長。

類二十烷酸（eicosanoids）

控制體內代謝的物質，又稱前列腺素（prostaglandins）。

類固醇醣苷（steroidal glycosides）

蘆筍根部的成分，會影響荷爾蒙生成與情緒變化。

類胡蘿蔔素（carotenoid）

植物中的抗氧化物質，具有多種健康功效。

類黃酮（flavonoids）

具有抗氧化、抗癌與抗過敏功效的植物化合物；目前已發現四千多種類黃酮。

類薑黃素（curcuminoids）

使薑黃具有療效並呈鮮黃色的化合物。

類檸檬素（limonoids）

柑橘類水果中含量豐富的植化物，也是使此類水果具有新鮮柑橘果皮香味的成分。

藻青素（phycocyanin）

螺旋藻的色素成分，具有抗氧化與抗發炎功效，也能抑制癌細胞集群的形成。

蘋果酸（malic acid）

醋的成分之一，是對抗體內毒素、抑制有害細菌的重要物質。

驅風劑（carminative）

將腸胃氣體導出體外的物質。

纖維（fiber）

食物中不能為人體消化的化合物；纖維的存在常伴隨著心臟病、糖尿病、肥胖症與癌症風險的降低。

纖維蛋白（fibrin）

體內自行製造的黏性網狀纖維，其特殊結構可預防血液過量流失。

纖維蛋白分解酵素（plasmin）

人體內可溶解並分解纖維蛋白，預防血凝塊的酵素。

纖維蛋白原（fibrinogen）

可導致血管阻塞與中風的物質。

蘿蔔硫素（sulforaphane）

異硫氰酸鹽類物質，可預防攝護腺癌、胃癌、皮膚癌和乳癌。

靈芝酸（ganodermic acid）

靈芝成分之一，可降血壓並維持肝臟與腎上腺功能。

國家圖書館出版品預行編目(CIP)資料

地球上最健康的150種食材：「該吃什麼？為什麼
吃？」的驚人真相（暢銷增修版）/強尼‧包登
Jonny Bowden著，曾育慧譯. -- 初版. -- 臺北市：
商周出版：英屬蓋曼群島商家庭傳媒股份有限公
司城邦分公司發行, 2024.05
　面；　公分. -- (商周養生館；60)
　譯自：The 150 Healthiest Foods on Earth, Revised
Edition: The Surprising, Unbiased Truth about What
You Should Eat and Why
　ISBN 978-986-477-554-5(平裝)

1.營養 2.食物3.食品分析 4.通俗作品

411.3   107016839

商周養生館 60X

地球上最健康的150種食材：「該吃什麼？為什麼吃？」的驚人真相【暢銷增修版】

The 150 Healthiest Foods on Earth, Revised Edition: The Surprising, Unbiased Truth about What You Should Eat and Why

作　　　者／強尼‧包登（Jonny Bowden）
譯　　　者／曾育慧
企 畫 選 書／彭之琬
責 任 編 輯／彭子宸

版　　　權／吳亭儀、林易萱、江欣瑜
行 銷 業 務／周佑潔、賴玉嵐、林詩富
總 編 輯／黃靖卉
總 經 理／彭之琬
第一事業群總經理／黃淑貞
發 行 人／何飛鵬
法 律 顧 問／元禾法律事務所王子文律師
出　　　版／商周出版
　　　　　　台北市 115 南港區昆陽街 16 號 4 樓
　　　　　　電話：(02) 25007008　傳真：(02)25007759
　　　　　　E-mail：bwp.service@cite.com.tw
發　　　行／英屬蓋曼群島商家庭傳媒股份有限公司城邦分公司
　　　　　　台北市 115 南港區昆陽街 16 號 8 樓
　　　　　　書虫客服服務專線：02-25007718；25007719
　　　　　　24 小時傳真專線：02-25001990；25001991
　　　　　　服務時間：週一至週五上午09:30-12:00；下午 13:30-17:00
　　　　　　劃撥帳號：19863813；戶名：書虫股份有限公司
　　　　　　讀者服務信箱：service@readingclub.com.tw
　　　　　　城邦讀書花園 www.cite.com.tw
香港發行所／城邦（香港）出版集團
　　　　　　香港九龍土瓜灣道86號順聯工業大廈6樓A室　E-mail：hkcite@biznetvigator.com
　　　　　　電話：(852) 2508623　傳真：(852) 25789337
馬新發行所／城邦（馬新）出版集團【Cite (M) Sdn Bhd】
　　　　　　41, Jalan Radin Anum, Bandar Baru Sri Petaling, 57000 Kuala Lumpur, Malaysia.
　　　　　　電話：(603) 90578822　傳真：(603) 90576622　Email: services@cite.my

封 面 設 計／行者創意
內 頁 排 版／林曉涵
印　　　刷／中原造像股份有限公司
經 銷 商／聯合發行股份有限公司　新北市231新店區寶橋路235巷6弄6號2樓
　　　　　　電話：(02) 29178022　傳真：(02) 29110053

■2018年10月16日 增修一版
■2024年05月28日 增修二版1刷

定價520元

Printed in Taiwan

城邦讀書花園
www.cite.com.tw
版權所有，翻印必究 ISBN 978-986-477-554-5
eISBN 9786263901476（EPUB）